大国医经典医案诠解（病症篇）

心律失常

主编

邓小英

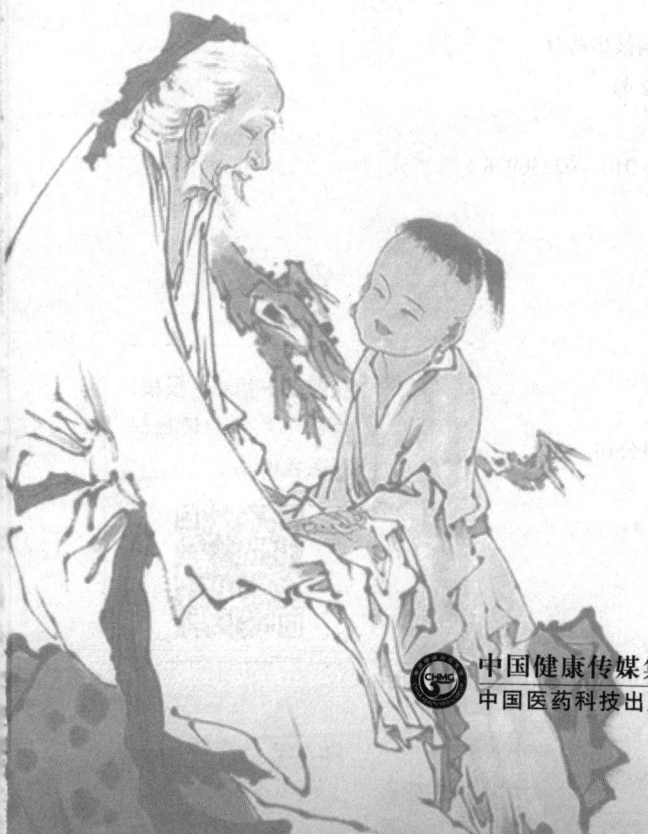

中国健康传媒集团
中国医药科技出版社

内 容 提 要

　　本书从部分古籍、名老中医传承著作及近现代期刊杂志上选取古今名医诊治心律失常（心悸、怔忡）的临床有效验案，结合各个医家关于心律失常的证治经验，从理、法、方、药等方面详细阐述医案。全书内容丰富，资料翔实，为中医界提供了一份极其珍贵的临床文献资料，具有很高的临床应用价值和文献参考价值，能够帮助读者开阔视野，增长知识。

图书在版编目（CIP）数据

　　心律失常/邓小英主编.—北京：中国医药科技出版社，2016.4（2024.11 重印）.
（大国医经典医案诠解. 病症篇）
　　ISBN 978 - 7 - 5067 - 7980 - 7

　　Ⅰ. ①心…　　Ⅱ. ①邓…　　Ⅲ. ①心律失常 - 中医学 - 医案 - 研究
　　Ⅳ. ①R256. 21

　　中国版本图书馆 CIP 数据核字（2015）第 291315 号

美术编辑　陈君杞
版式设计　郭小平

出版　**中国健康传媒集团**｜**中国医药科技出版社**
地址　北京市海淀区文慧园北路甲 22 号
邮编　100082
电话　发行：010 - 62227427　邮购：010 - 62236938
网址　www. cmstp. com
规格　710 × 1000mm $^1/_{16}$
印张　17 $^3/_4$
字数　249 千字
版次　2016 年 4 月第 1 版
印次　2024 年 11 月第 3 次印刷
印刷　大厂回族自治县彩虹印刷有限公司
经销　全国各地新华书店
书号　ISBN 978 - 7 - 5067 - 7980 - 7
定价　**38. 00 元**

获取新书信息、投稿、
为图书纠错，请扫码
联系我们。

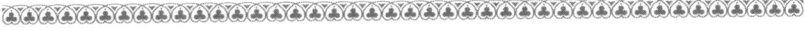

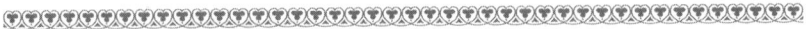

前　言

一、本书从部分古籍、名老中医传承著作及近现代期刊杂志上选取古今名医诊治心律失常（心悸、怔忡）的临床有效验案，结合各个医家关于心律失常的证治经验，从理、法、方、药等方面详细阐述医案，汇编成书。

二、大凡名医，莫不学验俱丰。因此，本书原则上选取对心律失常确有阐发，充分体现医家证治经验而确有临床疗效的医案。旨在体现中医整体观念、辨证施治的精髓，从而突出理法方药的一体性，诚如清代名医吴昆所言，"匪徒苟然志方而已"。

三、体例上，将所阐发医案按中医证名分为心悸和怔忡，列为上下两篇，以证型细分为纲，以各位名家医案为目。每篇下接该篇所分证型，此分型并非教科书上的分型，亦非颁布的标准分型，实质上是对各医家典型验案的总结概括。同一证型下设不同医家的不同案例，每一证型下的不同医家后，均用一两句精炼的话对相关病例简单概括，使目录尽可能多地提供案例信息，让读者一目了然。

四、所引用参考文献的医家验案中，古代文献中的计量单位（钱、两、分）仍保持原貌，悉遵古制；当代医家文献则以法定计量单位（如克）。医案若出于古籍者，只注明书名；若出于现代图书者，则注明作者、书名、出版社、出版年；若出于杂志者，按照作者、题名、杂志名、年、卷期、页注明。

五、医案后所附诠解，为编者重新编写，以理清医家的辨证思路、用药特色和精妙之处，以期对临床医务工作者提供参考。

六、目录及书中每位医家后的相关病例概括，则为编者所撰，力图点出该病例的主要特点，而非该医家学术思想的全面概括，所归纳或有不当之处，当以医家本人所论为准。

七、书中按语所引典籍，有的标明书名，如《备急千金要方》；有的用到二级标题，如《素问·痹论》。本书所选各家验案，注重临床实用性，直录文字，均详著出处，以供进一步研究。

由于知识面、水平及时间所限，疏漏在所难免，诚盼同道不吝指正，以便再版时承纳。

编者
2016 年 2 月

目 录

心 悸 篇

怔 忡 篇

心悸篇

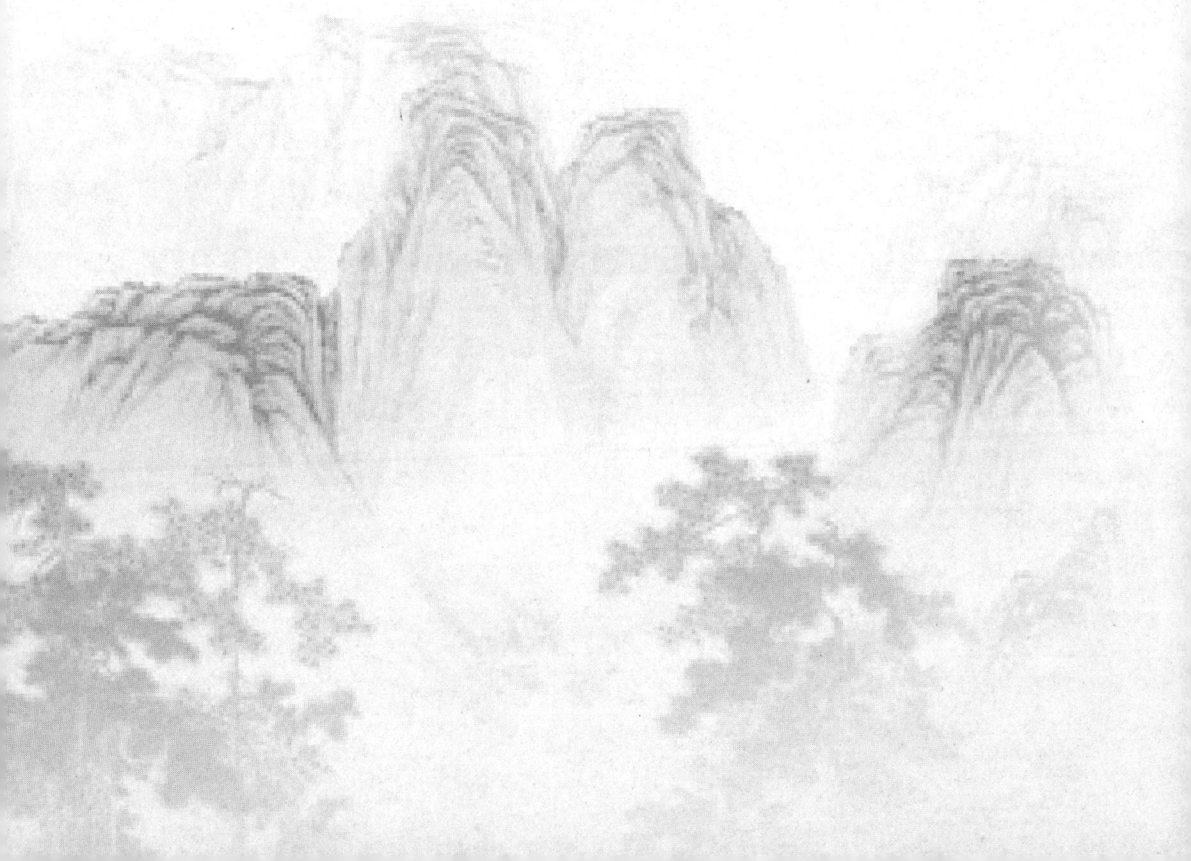

阴虚阳亢

王士雄医案

（阴虚阳越假寒证，养阴潜阳收奇功）

太仓陆竹琴之令正，陡患心悸，肢冷如冰。其子惶惶，浼吴江程勉耘恳援于孟英。察其脉浮弦而数，视其舌尖赤无苔，乃阴虚阳越，煎厥根萌，予元参、二至、三甲、龙齿、石英、生地、牛膝、茯神、莲子心而愈。

（《王氏医案续编》）

【诠解】 此例为阴虚阳越之证。舌尖赤无苔为阴液亏虚；心悸为阴液不足，心失所养，搏动紊乱；肢冷如冰为阴虚不制阳，虚阳外越之象。这是病情发展到严重阶段的假象，与阴液亏损的本质表现不一致。假象的出现多在四肢、皮表或面色方面，辨证时应以脉象、舌苔为诊断的依据。手少阴之别系舌本，心开窍于舌，舌尖赤乃心阴内虚而热，无苔当属气阴两虚。《素问·阴阳应象大论》曰："阳在外，阴之使也；阴在内，阳之守也。"一则心之气阴两亏，二则虚热内扰阳浮于外。故以生地、玄参、二至丸养血滋阴，并与收敛镇心定惊之三甲、龙齿合用而达潜阳滋阴定悸之功。《本草纲目》载紫石英曰："心主血，肝藏血，其性暖而补，故心神不安，肝血不足及女子虚寒不孕者宜之。"故用之可镇心定惊、养血温阳；茯神宁心安神而化痰，莲子心益肾固精、养心安神，尤妙再配以牛膝引外浮之阳归位。诸药合用，阴血得充，浮阳归位，则虚热与痰浊自去而病安。

本案体现了《素问·至真要大论》"从者反治"的治法，就是所从的证候是假象，施予"反治"，实质上还是正治，是在治病求本法则指导下，针对疾病内在本质而治的方法。

张乃修医案

医案1（壮水涵木化肝热，滋肾熄肝降胆膏）

某　上年眩晕心跳，甚至心气昏糊，经壮水涵木而化肝热，诸恙较前大退，惟心悸仍未霍全，时觉胆怯。肝胆皆木也，肝木上升，胆木下降，是为和平。惟肝升太过，则胆降不及，胆木漂拔，自然气馁，胆病，实肝病也。经云：虚则补其母。木之母，水也。所以降胆必先熄肝，熄肝必先滋肾。

炙龟板十二两，炒枣仁三两，朱茯神三两，丹皮二两，石决明五两，女贞子（酒蒸）三两，潼沙苑（酒炒）三两，白归身（酒炒）二两，炒萸肉一两五钱，炙鳖甲十两，生山药三两，柏子霜三两，奎党参五两，远志肉六钱，大生地六两，熟地二两，煅磁石四两，肥玉竹三两，杭白芍（酒炒）三两，生於术一两五钱，木香二钱，煎汁收入，辰天冬二两，辰麦冬三两，杜仲三两，西洋参一两，生甘草七钱，干橘叶一两，龙眼肉三两。

以清阿胶四两，酒化收膏。每晨服一调羹，开水冲化。

（《张聿青医案》）

【诠解】　肝左升又为藏血之海，而木性升泄，肝升则化为心血；胆主右降，胆降则化为相火。肝虚升性失常则心血无以生长，胆降不及则相火不济。故患者先发眩晕心跳，虽经滋水涵木并清肝治疗后仍余心悸，时胆怯，此乃阴血虽补而未充，相火得济而仍弱。治宜滋养肝脾肾，补养心神。乃以归脾汤、大定风珠合六味地黄丸化裁，滋阴养血，补心安神。重用生地一则滋肾水制火，二则养血润燥；脾胃为后天之本，气血生化之源，乃加党参益气生津，且与白术、当归、熟地合用健脾养血；以归脾汤升清降浊之法升脾，以调畅气机之法运脾；以大定风珠合六味等甘润之药滋肾阴，易泽泻、茯苓、丹皮等伤阴之品而入玉竹、西洋参益气养阴清心；再佐以磁石、女贞子、杜仲甘温之药助肾阳，滋补肾阴以摄肾气。诸药合用，肝木得肾水之滋养，肝木得升而胆木得降，则心血得生而相火以济，诸症自消。

医案2（心肝阴虚阳上扰，养心柔肝兼熄风）

严右　风阳不平，心悸多恐。乙木过升，甲木不降也。

阿胶珠二钱，辰麦冬三钱，炒枣仁二钱，酒炒杭白芍一钱五分，女贞子（酒蒸）三钱，钩藤三钱，辰茯神三钱，黑豆衣三钱，柏子霜三钱。

（《张聿青医案》）

【诠解】《素问·五运行大论》曰："上者右行，下者左行"，肝为乙木居左而主升，藏血舍魂之所，肝升方能血有所藏，魂有所安；胆为甲木居右而主降，胆降则相火化生。《素问·阴阳应象大论》曰："左右者，阴阳之道路也"，若乙木升发太过，则甲木降之不及，故见风阳上扰清窍而见诸证。实乃阴虚不能制阳，风生于内而开泄于上。治宜补益肝肾，熄风安神。以酒炒白芍、黑豆衣、阿胶珠合用滋阴养血；炒枣仁、柏子霜、茯神共用补心益肝而安神；麦冬、女贞子滋阴助肝肾，钩藤平肝熄风。群药共用，乃开阴阳运行之道路，气机得复，则诸证安有不去之理？

丁泽周医案

（血虚风动肝阳扰，养阴熄风化痰宜）

鲍　右　牙关拘紧偏右，头痛且胀，心悸少寐，脉象弦细。血虚肝阳上扰，肝风袭于阳明之络。宜养阴熄风，祛风化痰。

全当归二钱，紫丹参三钱，煅石决六钱，明天麻八分，朱茯神三钱，苍耳子钱半，薄荷炭八分，象贝母三钱，炒荆芥一钱，炒杭菊钱半，黑豆衣三钱，炙僵蚕三钱，茵陈散（包）三钱。

（丁甘仁著，吴中泰整理　丁甘仁医案续编．上海：上海科学技术出版社．1989）

【诠解】《素问·至真要大论》云："诸风掉眩，皆属于肝"，且足厥阴肝经目系分支从目系走向面颊的深层，下行环绕口唇之内。患者牙关拘急偏右，乃机体阴血亏虚而肝经受邪之中经络证，诚如《金匮要略·中风历节病脉证并治篇》所言"……贼邪不泻，或左或右；邪气反缓，正气即急，正气引邪，喎僻不遂……"。脉象弦细，心悸少寐乃阴血亏虚，心神失养之征；头痛且胀乃阴虚阳亢，疏泄不及所致。证属肝阴血亏虚，阳亢化风上扰清窍。治当滋阴熄风，兼以安神化痰。药用当归、丹参、薄荷炭补血活血且理气；炒荆芥、天麻、炙僵蚕合用平肝潜阳，熄风止痛；再佐以炒杭菊、煅石决增强平肝镇肝之功；象贝母润肺化痰；朱茯神安神定悸；苍耳子入太阴经，驱邪治头痛；黑豆补肾以达滋水涵木之效；茵陈散调肝助肝。诸药合用，气血同治，攻补兼施，阴得助而风自息。

柳宝诒医案

医案1（肝肾阴虚阳升扰，滋阴息风膏方良）

刁。阴气内虚，肝阳升扰。晚热少寐，鸣眩心悸，皆肝肾阴亏之证。惟木气升，则气机易于逆窒，故兼有脘闷络痛之候。调治之法，总以养阴为主，而清肝火、和肝气，随时增损可也。兹因脉象左虚，右手稍带浮数，先拟煎方，兼清气火。

小生地、西洋参、瓦楞子（盐水煅）、白芍、丹皮（炒）、黑山栀（姜汁炒）、橘白（盐水炒）、刺蒺藜、枣仁（猪胆汁炒）、枳实、夜交藤。

膏方，用滋阴熄肝法：

大生地、白芍、潼沙苑、刺蒺藜、制首乌、甘杞子、菟丝子、甜菊花、石决明、明天麻、牡蛎、麦冬、西洋参、龙眼肉拌蒸、制女贞、砂仁（盐水炒），上药煎取浓汁滤净，加入阿胶三两，酌加白蜜收膏。

（《柳宝诒医案》）

【诠解】《灵枢·本神》曰："肝藏血，血舍魂"，又心藏神主血脉，神藉血养而安，血因气行而达，故二者关系甚密。五行论之，肝乃心之母也，肾之子也，母病及子，母虚子亦虚；子病累母，子乱母亦乱。心悸日久，忧思太过，久之肝失疏泄则心脉不畅，阴血暗耗既令心失濡养，又致虚热内生、阳亢上扰清窍。"阳入于阴谓之寐，阳出于阴谓之寤"，肝心之阴虚不能敛阳入内，而浮于外故夜热少寐；阴血亏虚，心失所养，阳亢于上故见心悸耳鸣、脉象左虚；肝失疏泄，气机不畅致胃失和降，且虚热内扰，胃气上逆而见脘闷络痛及右脉浮数之候。证属心肝阴血亏虚，虚热内扰兼气机不畅。治宜滋阴安神定悸，清热疏肝止痛。生地、西洋参益气兼养肝肾之阴;《本草纲目》曰:"咸走血而软坚,故瓦楞子能消血块,散癥积。"故以盐水煅瓦楞子散癥积,制酸止痛;《本草便读》曰:"橘白,(橘皮)去外一层红皮。其味带甘,其功固不如橘皮,而补脾胃药中用之,自无燥散之咎。"用盐水炒之可养阴和胃。枳实芍药散调肝理气和血;姜汁炒栀子与丹皮合用清泄血分邪热,与盐水煅瓦楞子合用和胃行气。刺蒺藜入肝肾下气行血,引上亢之阳气下行;夜交藤、猪胆汁、炒枣仁合用养血安神,以猪胆汁苦寒,入肝、胆经,使之引阳入阴,以达滋阴清热养液之功。

膏方是传统中药剂型之一,始于明代,注重血肉有情之品,其作用持久、疗效确切、携带及服用方便,能调体及祛病延年,为虚赢不足者辟一新途径。宝诒先生在杂病治疗中用膏方药时每注意患者的体质状态,重视滋养阴液。针对患者阴气内虚,肝阳上扰之病机,故选含有滋阴熄肝、养心健脾益肾之品制膏缓图。案中共18味药,大生地、麦冬合用滋阴养液,白芍、潼沙苑、制首乌、制女贞、甘杞子、菟丝子及阿胶合用则增强补益肝肾之功,刺蒺藜、甜菊花、石决明、明天麻、牡蛎相伍则清肝平肝,固护阴精;西洋参益气养阴,白蜜、龙眼肉、砂仁(盐水炒)合用则健脾养心。诸药合用,而以滋养阴液为其大法,并以补养肝肾辅之,随其体质、病情需要稍作损益。

医案 2(肝肾阴虚木气升,滋阴熄风法膏方)

黄。阴气内虚,肝阳升扰。晚热少寐,鸣眩心悸,皆肝肾阴亏之证。惟木气升,则气机易于塞窒,故兼有脘闷络痛之候。调治之法,总以养阴为主,而清肝火、和肝气,随时增损可也。兹因脉象左虚,右手稍带浮数,先拟煎方,兼清气火。

洋参、生地、白芍、麦冬(川连入内,扎好)、丹皮炭、枳实、软白薇、黑山栀、橘白、枣仁(猪胆汁拌炒)、瓦楞子、刺蒺藜、夜交藤、竹二青。服后如仍然脘闷,加首乌;火甚,加羚羊角。

膏方,用滋阴熄风法:

大生地、东白芍、制首乌、甘杞子、菟丝饼、潼沙苑(炒)、刺蒺藜、滁菊花、明天麻、石决明、左牡蛎、麦冬肉、西洋参、龙眼肉,拌蒸煎取浓汁,加入阿胶，再酌加白蜜收膏。

（《柳宝诒医案》）

【诠解】 肝属木，为藏血之所，必籍水以涵之，遂得生长之息；肾属水，为封藏之本，必赖肝阴以滋之，方能制肝阳。若肝阴亏虚，肾水不足，则阴不制阳可致肝阳上扰而见诸证。《素问·五脏生成论》曰："故人卧，则血归于肝，肝受血而能视……"，患者肝之阴血亏虚，故卧则血不归于肝，则肝亦不能受血，又不能助肾阴制上亢之肝阳，则见晚热少寐，鸣眩心悸。肝肾之阴亏致肝气上冲，横逆犯胃而见脘闷络痛。证属肝肾阴亏，热扰心神。治当滋养肝肾，宁心安神。汤者，荡也，急则先以汤剂疗之，以洋参、生地、白芍、麦冬、软白薇、刺蒺藜滋养肝肾之阴，丹皮炭、黑山栀、黄连合用清热泻火，枣仁（猪胆汁拌炒）、夜交藤合用养肝安神，枳实、竹茹、瓦楞子、橘白理气化痰以和肝气。药后仍脘闷则加首乌增强滋阴之力；火甚则入羚羊角以清肝平肝。

古人有云："病来如山倒，病去如抽丝。"尤其对心悸等慢性内伤性疾病，在缓解病情后当据病情选择膏或丸剂以巩固疗效。患者肝肾阴虚为主，且膏剂药力弱但药效持久、携带及服用均方便，故以汤方为基础化裁制膏巩固疗效。

朱良春医案

（阴虚火旺心动速，滋阴降火诸证愈）

患者，男，28 岁。患者素日工作劳累，兼之睡眠不足，经常头眩、耳鸣、心悸怔忡，近日心悸加剧。现症：心率 150 次/分钟，口干，心烦，夜眠不宁，舌质红，苔薄，脉细疾数。心电图检查提示：室上性心动过速。

西医诊断：室上性心动过速。

中医诊断：心悸，证属肝肾阴虚，水不济火，君火妄动，上扰心神。

治宜：滋阴降火，宁心安神。

处方：苦参 20g，生地黄 20g，黄连 5g，丹参 15g，功劳叶 15g，玉竹 12g，麦冬 10g，生牡蛎 30g（先煎），炒枣仁 30g，炙甘草 8g。

服药 5 剂，诸症皆有好转，心悸明显缓解，心率 94 次/分钟，自觉安适，舌质略淡，苔薄，脉细数。效不更方，继服5剂，心率降至80次/分钟。嘱患者注意劳逸结合，并以杞菊地黄丸善后之。

[周玲凤.国医大师朱良春教授治疗心悸经验，中医研究，2011，24（7）：64-65]

【诠解】 患者素日工作劳累，思虑过度且睡眠不足，阴血暗耗，形神俱伤，故常头晕耳鸣、心悸怔忡；初诊时心悸口干、心烦且夜眠不宁，结合舌脉，当辨属阴血亏虚，心神失养；虚火上扰，心神不宁。治当滋阴养血，清热安神。药用生地、麦冬、炙甘草、玉竹与炒枣仁合用养阴生津，清热宁神；黄连与功劳叶合用清热补虚；重用生牡蛎镇肝潜阳，重镇安神；并佐以苦参，《本草正义》虽载之曰："大苦大寒，退热泄降，荡涤湿火"，其"苦愈甚，其燥尤烈……较之芩、连力量益烈。近人乃不敢以入煎剂，盖不特畏其苦味难服，亦嫌其峻厉而避之也。"但朱老认为张氏此说诚是，但善用药者，当扬长而避短，否则良药之功泯灭，可惜哉！现代研究亦发现，苦参对多种快速性心律失常有效，且有实验表明苦参可降低心肌收缩力、减慢心搏等。故在治疗本例患者时，朱老根据以上理论，结合多年临床经验，在辨证用药的同时，重用之而获良效。药后诸症皆有好转，效不更方续服，并佐以杞菊地黄丸以资养肝肾之阴，而固根本。

孙朝宗医案

（肾心病虚阳上越，灵枢饮加味调之）

李某某，女，59岁，1996年4月4日初诊。

心绞痛病史6年，断续发作，服硝酸甘油等维持治疗。刻下：胸痛憋气不时发作，痛时窜及肩臂，不时心烦，精神萎靡，夜寐盗汗，咽干，动则心悸乏力，头晕，舌质偏红，舌苔薄黄，脉细数，重按无力。血压157/97mmHg，EKG示：窦性心动过速，冠状动脉供血不足。综合脉症分析，证属心肾阴虚，虚阳上越，心血暗耗，治以滋补肾阴，潜纳浮阳，养血益气，安神定志，方以灵枢饮加味调之。

处方：生地黄30g，熟地黄30g，当归10g，丹参30g，川芎10g，白芍20g，生龙骨20g，生牡蛎20g，怀牛膝20g，生龟甲20g，淫羊藿10g，甘草10g。上药水煎2遍，取汁300ml，日分2次温服。

连服9剂，胸闷减轻，心绞痛及心烦、眩晕、盗汗均减大半，精神转佳，脉来不若前甚。续进7剂，心绞痛渐渐消失，他症亦随之减轻。原方减量，隔日服药1剂，继续治疗1个月，诸症消失，EKG示大致正常。

（孙松生、刘政．孙朝宗临证方药心得．北京：人民卫生出版社．2006）

【诠解】《素问·平人气象论》曰："胃之大络名曰虚里，贯膈络肺，出于左乳下，其动应衣，脉宗气也。盛喘数绝者，则病在中；结而横，有积矣，绝不至曰死。乳之下其动应衣，宗气泄也"。"虚里"虽是胃之大络（人身十五大络，并虚里为十六，十二经和任、督各一，其中脾、胃则各有二），上贯膈膜而络于肺，可见也是心肺气血循环的重要组成部分。

本案以心肾阴虚，虚阳上越为辨证要点，方药以滋补肾阴，潜纳浮阳，养血安神为法，生地黄、熟地黄、当归、龟甲养血滋阴；丹参、川芎活血祛瘀；生龙骨、生牡蛎为重镇之品，可镇静安神潜阳；淫羊藿有温振心肾阳气的作用，在甘寒温润的滋阴养血药中加入，有阴得阳以相生，阳得阴以相养之意。患者体质阴虚，"泄者敛之、镇之、复之"之法，更为确切，所以有效。本龙骨、牡蛎属于敛法、镇法，其余补气血、养心之药均是复法。

高体三医案

（心肝阴虚火旺扰，小柴胡汤兼滋阴）

崔某，女，12岁。2009年6月23日初诊。

主诉：胸闷4天。

初诊：发病因于感冒后出现胸闷心烦，伴口干渴，喜冷饮，到某医院治疗。心脏彩超提示：右心室扩大，收缩期三尖瓣房侧有中量反流，反流面积8.13cm^2。血常规：WBC1.5×10^9/L。腹部B超提示：盆腔积液。因患者情绪烦躁、易怒，给予改善心脏功能及镇静药物，未见明显效果，不能正常生活、学习，经人介绍遂来诊。现心烦，胸闷，烦躁易怒，渴喜冷饮，少腹疼痛。舌红，苔白腻，脉弦数。

中医诊断：心悸（心肝阴虚火旺）。

西医诊断：盆腔积液。

治法：清心泻火，疏肝健脾。

处方：小柴胡汤加减。

党参10g，麦冬6g，五味子6g，茯苓20g，杏仁9g，陈皮15g，柴胡12g，黄芩10g，桂枝12g，白芍12g，炙甘草6g，丹皮12g，栀子12g，生地15g，竹叶12g，淡豆豉9g。3剂，水煎服。

二诊：2009年6月26日。服上方，心烦消失，偶发胸闷，自述时作腹痛8年，劳累后胸闷气短。加黄连6g，半夏10g，干姜6g。6剂，水煎服。

[高天旭，赵玉瑶主编.高体三（中国现代百名中医临床家丛书）.北京：中国中医药出版社.2010]

【诠解】 现今大多医家认为心悸的发生多由体质虚弱、饮食劳倦、七情所伤、药食不当及感受外邪等因素所致，或心之气血阴阳亏虚，心神失养，或痰、饮、火阻滞血脉，扰乱心神，其临床治疗亦大多从瘀、虚、痰入手。但用之临床，其疗效或有或无，高老指出当辨证与辨病相结合，并认为心悸虽病位在胸中，可从心从肺论治，但不要忽略肝之经脉布于胸胁，论治时也可从肝论治。

本案患者心烦、急躁、易怒、喜冷饮，为少阳枢机不利，郁滞痞塞而化火；母（肝）病及子（心），肝阴虚波及心阴亦虚，而致心神失养；乙木郁而乘己土，痛在脐腹，故患者少腹疼痛。证属心肝脾三脏阴虚，郁而化火。治宜滋阴益气，疏肝健脾兼清热。方选小柴胡汤加减。方中党参、麦冬、五味子滋阴益气；柴胡、黄芩清解少阳郁热；白芍与生地合用滋阴柔肝止腹痛，与桂枝合用调和营卫；栀子、淡豆豉与竹叶、丹皮合用，清宣上焦无形郁热而除烦；杏仁、陈皮、茯苓降气利水。药后心烦消失，偶发胸闷，复诊时遂加黄连、干姜、半夏平调寒热，调达气机，散结消痞。诸药合用，阴血得养，肝脾和调，气机畅达，则诸症自除。

刘志明医案

（阴液亏虚心悸发，补心丹法宁心神）

赵某，女，40岁。1993年6月10日初诊。

主诉：阵发性心慌5年，加重1月。

病史：患者5年前因心情抑郁，突然出现心慌，经休息服药后病情好转，后又反复发作。多次查心电图示为窦性心动过速，查T3、T4正常，长期间断服用普萘洛尔病情无明显好转，每遇情绪抑郁时病情加重；近一月由于工作遭受挫折，心悸频发，伴头晕失眠，四肢麻木，劳累后加重。起病以来口干，腰酸腿软，食欲不佳，大便干，小便正常；月经量少，周期正常。诊查：慢性病容，精神欠佳，面色稍黑，形体偏瘦，气急；舌质暗红，舌苔少，脉细弦数。甲状腺未见肿大，无突眼征，无血管杂音，心率120次/分，期前收缩2～3次/分，心音正常，双肺听诊阴性。辅助检查：心电图示窦性心动过速，偶发室性期前收缩。

中医诊断：心悸。

西医诊断：窦性心动过速，偶发室性期前收缩。

辨证：心阴亏虚。

治法：滋阴清火，宁心安神。

处方：天王补心丹加减，党参9g，茯苓9g，生地9g，当归9g，丹参9g，枣仁9g，柏子仁9g，远志9g，天冬9g，麦冬9g，五味子6g，玄参9g，桔梗9g。水煎服，日1剂，7剂。

1993年6月18日二诊：患者服用7剂后，心悸、头晕明显好转，继续服用上方10剂后，患者不适症状悉除，查心电图为窦性心律，心率80次/分，未见期前收缩。

（刘如秀. 刘志明医案精解. 北京：人民卫生出版社.2010）

【诠解】 天王补心丹出自《校注妇人良方·卷六》，原书载之主治"妇人热劳，心经血虚，心神烦躁，颊赤头痛，眼涩唇干，口舌生疮，神思昏倦，四肢壮热，食欲无味，肢体酸疼，心悸盗汗，肌肤日瘦，或寒热往来。"全方以滋阴养血之品与补心安神之品相伍，生地用量独重，且与二冬、玄参为伍，滋阴清热力宏，主治阴虚血亏所致神志不安之证。临床应用以心悸失眠，手足心热，舌红少苔，脉细数为辨证要点。案中患者形体偏瘦，瘦人多阴虚，气血本身不足；每因不堪工作重负，气机不畅而情志抑郁即发心悸失眠，可知平素思虑过甚，而思则气结、思则耗血伤阴，故变生诸症。心肝阴血亏虚，不能濡养心神、四肢，故心悸易惊、四肢麻木且月经量少；阴血亏虚，虚火上扰心神故心烦失眠，伤津耗液则口渴，阴精亏虚不能濡润故大便干；舌红少苔，脉细或弦数，为阴虚内热之象。《景岳全书》曰："阳统乎阴，心本乎肾，所以上不宁者，未有不由乎下，心气虚者，未有不因乎精。"明确指出本病与肾关系密切，患者腰膝酸软，大便干燥等即可为之佐证。刘老用天王补心丹加减以滋阴清火，宁心安神，兼补肾阴。方中生地"下足少阴以滋水主，水盛可以伏火，此非补心之阳，补心之神耳！"，《古今名医方论·卷四》录柯琴之言："凡果仁之有核，犹心之有神也。清气无如柏子仁也，补血无如酸枣仁，其神存耳！参、苓甘以补心气，五味之酸以收心气，二冬之寒以清气分之火，心气和而神自归矣；当归之甘以生心血，玄参之咸以补心血，丹参之寒以清血中之火，心血足而神自藏矣；更假桔梗为舟楫，远志为向导，和诸药入心而安神明。"方证相应，滋阴养血以治本，养心安神以治标，标本兼治，而收全功。

刘老同时指出，柏子养心丸和天王补心丹均可治阴血亏虚之心悸，然使用有别：前者柏子仁配枸杞，滋阴清热力弱，适用内热较轻者；后者玄参、二冬、生地合用，滋阴清热力强，适用阴亏内热较重者，临床使用不可不辨。

李振华医案

（阴虚火旺心动速，生脉散合阿胶汤）

侯某，男，32 岁。于 2005 年 5 月 24 日来诊。

主诉：心悸、气短、胸闷、头晕半年余。

病史：半年前突然心悸、胸闷，经心电图检查为心律不齐，在当地服心律平等西药后症状消失。于 2004 年 11 月再次出现心慌、气短、头晕，在当地乡村诊所服用中药（具体药物不详）治疗，症状无改善。现心悸不宁，气短，胸闷，头晕，神疲乏力，饮食尚可，二便正常。心率 104 次/分，心电图检查为窦性心动过速。舌红，边尖红甚，少苔，脉沉细数。

中医诊断：心悸（心肾阴虚，心肝火盛）。

西医诊断：窦性心动过速。

治法：滋补心肾，清火平肝。

处方：生脉散合黄连阿胶汤加味：白干参 15g，麦冬 15g，元参 12g，生地 15g，蒸首乌 18g，枸杞子 15g，黄精 15g，茯神 15g，炒枣仁 15g，节菖蒲 10g，栀子 10g，黄连 5g，阿胶 10g，龙齿 15g，天麻 10g，炒杜仲 10g，钩藤 12g，菊花 12g，甘草 3g，鸡子黄 1 枚（药汁冲服）。10 剂，水煎服。

医嘱：情志舒畅，避免劳累。

二诊：2005 年 6 月 4 日。心慌有所减轻，胸闷好转，仍头晕，神疲乏力，饮食、二便正常。舌红，边尖红甚，苔少，脉沉细数。加山茱萸 15g、珍珠母 30g，增强滋阴平肝之力以巩固疗效。10 剂，水煎服。

三诊：2005 年 6 月 14 日。心慌基本消失，脉率 85 次/分。头晕亦轻，但头有紧箍感，神疲乏力，白天思睡，夜寐正常。舌质红，苔少，脉沉细数。病症有所减轻，但尚有气虚不足、清阳不升之象，继用上方滋补心肾、清火平肝法治疗巩固疗效，加细辛 5g 以通阳。10 剂，水煎服。

患者心悸、胸闷、气短、头晕等症状消失。

［郭淑云、李郑生．李振华（中国百年百名中医临床家丛书）．北京：中国中医药出版社．2011］

【诠解】《伤寒论》黄连阿胶汤，有滋阴降火，清热除烦之功，主治阴虚火旺证，本方有明显的镇静作用。本例患者临床主要表现为心悸、气短、胸闷、头晕、舌质红、边尖红甚、少苔、脉沉细数等，辨证为阴虚火旺证。病位在心肾肝，由心肾阴虚、心肝火旺所致。治疗以滋补心肾之阴为主，清心肝之火为辅，并安神定悸。用生脉散合黄连阿胶汤加减治之，白干参、麦冬、元参、生地、首乌、枸杞子、黄精、阿胶滋补心肾之阴，扶助正气；黄连、栀子、天麻、杜仲、钩藤、菊花清火平肝；茯神、炒枣仁、龙齿、节菖蒲安神定悸。

痰湿内蕴

王士雄医案

医案 1 （痰热体实误补剂，清热涤痰有殊功）

王雪山令媳，患心悸眩晕，广服补剂，初若甚效，继乃日剧，时时出汗，肢冷息微，气逆欲脱。灌以参汤，稍有把握。延逾半载，大费不资。庄芝阶舍人令延孟英诊视。脉沉弦且滑，舌绛而有黄腻之苔，口苦溲热，汛事仍行，病属痰热轇轕，误补则气机壅塞。与大剂清热涤痰药，吞当归龙荟丸（痰热体实者，此丸颇有殊功），服之渐以向安。仲夏即受孕，次年二月诞一子。惜其娠后停药，去疾未尽，娩后复患悸晕不眠，气短不饥。或作产后血虚治不效。仍请孟英视之，脉极滑数，曰："病根未刈也。"与蠲痰清气法果应。

（录自《王氏医案续编》）

【诠解】 心悸之病机不外乎气血阴阳亏虚而致心神失养，或实邪内扰而致心神不宁。患者初起心悸眩晕，乃广服补剂，甚效继之日剧，反证前用补法治之不当。观其脉沉弦且滑，舌绛而有黄腻之苔，当知为痰湿内蕴成化热之势，气机郁闭而不得外达。然其人时时汗出，肢冷息微，气逆欲脱，此与舌脉完全相悖。《医宗必读》曰："大实有羸状，误补益疾……。"当舍证从脉，紧扣痰热内蕴阻遏气机之病机，治当清热涤痰，理气宁神，服之渐安而孕，然驱邪未尽致娩后复燃，视其脉极滑数，复以清热涤痰理气治之而愈。

医案 2 （痰热体实久温补，错失良机而荼毗）

比丘尼心能体厚蹒跚，偶患眩悸，医以为虚，久服温补，渐至发肿不饥。仲夏延孟英视之，脉甚弦滑，舌色光绛。主清痰热，尽撤补药。彼不之信，仍服八味等方。至季夏再屈孟英诊之，脉数七至，眠食尽废，不可救药矣。果及秋而荼毗。

（《王氏医案续编》）

【诠解】《伤寒论》曰："观其脉证，知犯何逆，随证治之。"病家体厚，乃属肥胖痰湿体质，偶患眩悸，虽有"肥人多气虚"之说，亦应当四诊合参，而不可臆断为虚施以温补之法，何况更有"肥人多痰湿"、"肥人多中风"之说。肥人脾胃运化不及，乃至痰湿内蕴，加之患者久服温补则更火上浇油，而致痰热内扰且有伤阴之虞，故予以清热涤痰，理气养阴之品。《素问·汤液醪醴论篇》曰："今良工皆得其法，守其数，……而病不愈者，亦何暇不早乎？岐伯曰：病为本，工为标，标本不得，邪气不服，此之谓也。"即使医家辨证准确，然病家甚为疑惑，不配合治疗，仍自行服用八味补之而铸终生憾事。

何任医案

医案 1（湿热内蕴多法治，七味白术散收功）

韩某某，女，67 岁。初诊，1976 年 8 月 23 日。

心悸胸闷，耳鸣腰酸，血压略高，苔腻而糙，以疏理为治。

夏枯草 9g，郁金 6g，丹参 9g，制香附 9g，佩兰 6g，厚朴 4.5g，焦六曲 12g，苡仁 12g，藿香 6g，苍白术各 6g，鸡苏散 12g（包煎）。四剂。

复诊（8 月 28 日），药后诸症见瘥，腰酸耳鸣，自感有烘热，仍宜疏渗清解。

夏枯草 12g，连翘 9g，丝瓜络 9g，苡米仁 12g，黄芩 9g，杏仁 6g，焦六曲 9g，蔻仁 2.4g，藿香 6g，桑叶枝各 6g，六一散 12g（包），佩兰 6g。5 剂。

三诊（9 月 7 日），寒热净后诸症解，惟腰乏耳鸣尚见，以渗解并益理。

夏枯草 12g，杏仁 6g，平地木 12g，焦六曲 9g，藿香 6g，蔻仁 1.5g，桑叶枝各 9g，川断 6g，佩兰 6g，杜仲叶 12g，六一散 12g（包）。7 剂。

四诊（10 月 8 日），诸症瘥解，以五味异功散善其后。

（浙江中医学院老中医经验整理研究小组．何任医案．浙江中医学院，1978）

【诠解】 病家年高心悸胸闷，耳鸣腰酸，一般多从肾阴不足，肝阳上扰辨证。本案着眼点在苔腻薄黄，则病机属于湿热内蕴；虽在高龄，当作实治，不作虚治，特别是夏末秋初湿热郁蒸之际。初诊方夏枯草清肝火，散郁结；藿香、佩兰、苍术、白术、厚朴化湿滞；香附、郁金解肝郁；丹参活血；焦六曲健脾消食助运化。切中病机，药四剂而病情得到控制。复诊以芳香化浊、苦寒清热、佐淡渗利湿。五剂后，湿温渐解。三诊方仍以疏化余湿为主，佐桑枝、川断、杜仲、平地木以疏滞健腰，最后以五味异功散扶脾化湿收功。

医案 2（气虚痰浊脉结代，化痰通阳养气血）

卢某某，男，43岁。

初诊，1976年2月8日。

近二年多来，时感胸闷心悸，胸部隐痛，发作时面呈紫色，其痛放射至背部，数日不解，寐不安，心电图示频发室性早搏呈三联或五联律，心率74次/分，血压偏低，脉有结代。以通阳滋益为治。

姜半夏9g，薤白9g，珍珠母30g，炙甘草6g，桂枝6g，干地黄24g，焦枣仁12g，麦冬12g，党参、丹参各12g，全瓜蒌9g（杵），煅龙牡各9g。7剂。

复诊，2月22日。上方连服十四帖，胸闷见瘥，心悸胸痛少见，寐况好转，脉结代之象已解，大便较前为润，惟偶有心慌，苔微黄。以原旨续治。原方去珍珠母、龙骨，加辰茯神9g，柏子仁9g，地黄改为15g。7剂。

三诊，诸症好转，脉象已平，血压正常，心电图基本正常，纳展寐安，再巩固之。

丹参12g，瓜蒌皮6g，炙甘草9g，党参9g，干地黄15g，煅牡蛎12g，当归9g，珍珠母30g，红枣15g，薤白6g，桂枝4.5g，麦冬9g。7剂。

（浙江中医学院老中医经验整理研究小组．何任医案．浙江中医学院，1978）

【诠解】 心律失常是心血管疾病最为常见的一种病症，引起的病因多种多样，值得细细推究。心脏室性早搏的治疗，从气阴亏虚、痰湿阻滞、气滞血瘀辨证论治。本例脉有结代，面色发绀，心胸闷痛，属"胸痹证"。然患者体质较虚，不可纯用宣痹法，故选用瓜蒌薤白汤合炙甘草汤蠲化痰浊、益气养心为治。

方中瓜蒌皮、薤白理气宽胸化痰；龙牡、珍珠母安神定悸；地黄、当归、红枣补血；加入丹参增强行瘀之力；枣仁安心神，使得痰浊蠲除胸痹解，气血充足结脉愈。药后症即好转，后二诊均以原法随证灵活加减巩固治之，使病情稳步好转而趋康复。

魏雅君医案

（胃热心肾不交证，清热养阴交心肾）

罗某，男，58岁，河南省郑州市人，首诊1998年8月2日。

主诉：心慌，遇声响惊恐尤甚，伴有消谷善饥3个月，加重7天。

现病史：该患者3个月前因突受惊吓而出现惊悸，闻响则惊，遇夜则恐。继而消谷善饥，头晕耳鸣，心烦，睡眠欠佳，多梦，腰膝酸软。近7日自感上述症状加重，现稍有响声则心慌不能自主，烦躁，头晕耳鸣，夜卧不安，日食饭数碗，旋食旋饥，溲黄，大便干结。舌质红少苔，脉细数。

诊疗经过：曾在当地医院就诊，给予镇静安神药效果不佳，又自服天王补心丸，症状不减反而加剧。

病机治则：心肾不交，胃热阴虚；治宜滋阴清热，养心安神。

方药：玉女煎加减。

生石膏30g（先煎），知母10g，怀牛膝10g，炒栀子10g，藿香10g，防风8g，生甘草6g，麦冬15g，酒大黄6g，生地黄15g，玄参12g。7剂，水煎服，日2次。

二诊：1998年8月9日，患者服上方后，大便通畅，心烦减轻，惊悸稍好，能食但不易饥，余症如前。已见效宗上方加减继服之。

生石膏30g（先煎），知母10g，怀牛膝10g，炒栀子10g，藿香10g，防风8g，生甘草6g，麦冬15g，熟地黄20g，玄参12g，枸杞子15g，怀山药20g，山萸肉15g，柏子仁20g，炒枣仁20g，远志12g，黄连6g。7剂，水煎服，日2次。

三诊：1998年8月16日，患者服药后，惊悸减轻，饮食正常，睡眠好转，仍多梦、腰膝酸软，舌质偏红，脉略数。故改六味地黄汤加减。

熟地黄30g，怀山药15g，山萸肉15g，茯苓15g，丹皮12g，炒枣仁20g，柏子仁 10g，麦冬 15g，玄参 12g，枸杞子 15g，女贞子 15g，何首乌 15g，灵磁石 30g（先煎），远志 12g，黄连 6g，当归 15g。10 剂，水煎服，日 2 次。

四诊：1998 年 8 月 26 日，服上方 10 剂后，患者感觉惊悸大减，夜寐亦安，腰膝酸软好转。按上方继服 5 剂，以观其效。

五诊：1998 年 8 月 31 日，患者告知诸症悉失，嘱其继服六味地黄丸及柏子养心丸半月余，早晚各 1 丸，以巩固疗效。

（魏雅君．魏雅君医案．北京：中国中医药出版社，2009）

【诠解】 心属阳，位居于上，其性属火；肾属阴，位居于下，其性属水。心火必须下降于肾，使肾水不寒；肾水亦须上济于心，使心阳不亢。这是"心肾相交"的关系。患者得病日久，皆因由肾水亏虚，虚热犯胃。肾阴耗伤，不能上奉于心，水不济火，以致心火内炽，不能下交于肾。心肾失交，阳不交阴，心火充盛，热扰神明，心之无主，故心烦、多梦、寐而不佳。头晕耳鸣，腰膝酸软多与肾水亏虚有关。胃热则消食易饥。舌质红少苔，脉细数，为阴虚之候。玉女煎有清阳明胃热，滋少阴肾之阴之功，治疗胃热阴伤之证。一诊方中生石膏辛甘大寒清胃火；大黄、生地黄、怀牛膝通便泻热；玄参、麦冬、知母养阴清热。二诊患者大便通畅，守原方去大黄，随证施治。后予六味地黄汤加减徐治其本。

路志正医案

医案 1（阳明湿热蕴结证，清湿热调气和血）

李某，男，81 岁。

患胸闷，心悸 3 年余，加重 6 个月而收入院。1985 年 7 月，在无明显饮食不洁史的情况下，出现腹痛腹泻，里急后重，伴黏液血便，每日 10 余次，即到某院就诊，经血培养为沙门菌感染，给予黄连素等药，服后效果欠佳。1 月后开始发热，T 39℃ 左右，寒战，伴皮肤红疹，心慌，气短，乏力，而住院治疗。检查发现频发性室性早搏，检验 GPT 偏高，先后在省级以上多家医院治疗，症状缓解出院。1988 年 4 月突然胸闷，左侧胸背剧烈疼痛，伴窒息感，确诊为左侧胸膜炎，少量胸水。经用雷米封、链霉素治疗，2 个月后，出现头晕如坐舟车，手足麻木，耳鸣等毒副作用。此时胸水已消，胸膜稍肥厚，右上肺有三个钙化点，遂停用抗结核药，而用肌苷等静滴，以营养心肌，中和链霉素的毒性反应。10天后又现心慌，恐惧感，以夜间为甚，频发室早，呈二联律，服心律平等药效果不显。又因饮食不谨慎，而见右下腹疼痛，剧烈腹泻，伴黏液血便，里急后重，寒战，查大便有红、白细胞，曾用庆大霉素、黄连素等药。现主要症状：胸闷心悸，头晕乏力，盗汗，四肢厥冷，口干纳呆，腹胀腹泻，日3~4行，且伴有里急后重，舌暗有瘀斑，苔白腻，形体消瘦，脉细弱。诊为心悸（心阳不足）、泄泻（脾肾阳虚），治以温阳益气、健脾通络之剂。治疗多日，大便仍日行3~4次，伴有黏液，心悸频发，请路氏会诊。

患者形体瘦削，面萎黄不泽，舌质暗，两侧有紫斑，苔薄黄而腻，大便日泻3~4次，里急后重，夹有黏液，为阳明湿热蕴结，气血失和所致。病程虽久，腑滞未除，仍宜清理大肠湿热，调气和血导滞。

药用：葛根、秦皮各10g，白头翁15g，败酱草12g，大黄炭、乌梅各6g，炒白芍药15g，广木香9g，炮姜、甘草各6g。每日1剂，水煎服。7付。

药后大便成形，小腹及脐周作痛虽减，仍有微痛，精神不振，早搏每于午饭后增多，舌体胖，苔白厚而黏腻，舌质两侧瘀斑稍退，脉细涩。为病久体虚，正气不足，脾胃为湿邪所困而运化无权所致。治宗前法，佐入益气健脾之品。

药用：太子参12g，炒苍术、厚朴各10g，葛根12g，秦皮10g，薏米18g，乌梅12g，炮姜6g，鸦胆子16粒（另包），桂圆肉6g（另包）分2次包鸦胆子吞服。水煎服。

经此方为主，稍事加减，并配合中药灌肠。诸症好转，精神见振，室早除，别无不适，于1988年3月25日出院。

［李锡涛，路喜素．路志正重视湿阻学术思想初探．辽宁中医杂志，1993（10）：1-3］

【诠解】 路老认为心悸多与中焦相关，脾胃位居中焦，为后天之本，气血生化之源，且足阳明之经别"散之脾，上通于心"，若中焦运化失司，蕴湿成痰，痰湿阻滞经脉，或上逆于心，可致心悸不宁，即阳明湿热也是导致心悸的重要病因。治心悸者必调中焦。本例患者年过八旬，因胸闷、心悸3年，加重6个月入院，入院后不断出现腹痛腹胀、腹泻赤白相兼伴里急后重等，经多方治疗均不效，随请路老会诊。刻诊见形体消瘦，面萎黄不泽，心悸、泄泻时发，伴里急后重，且夹有黏液，似属虚寒性泄泻。然则"至虚有盛候，大实有羸状"，况且其舌质黯淡，边有紫斑，苔薄黄而腻，综合考虑当为湿热蕴结，气血不畅，上扰心神。遂治从中焦入手，施以清利湿热，和调气血之法。药选白头翁、秦皮、败酱草清热利湿；甘草与炒白芍、广木香合用柔肝健脾，行气止痛；大黄炭清泻湿热，活血止血；炮姜与葛根相伍温中升阳，与酸敛之乌梅合用既可止泻，又可生津止渴。药后上症减，而现脾胃虚弱之象，宗前法佐以健脾益气之品，随证处方而终获痊愈。

本案可归属湿邪阻滞心脾，气机不畅之心律失常。临床当遵循整体观念，谨守病机，求其所属，不囿于西医病名，不被众多的症象迷惑，从中找出湿邪引发心律失常之规律：①湿为阴邪，易伤阳气；②湿为标，心脾气虚为本；③湿邪侵淫心脉，阻滞气机，症见胸闷、心悸（心律失常，以频发早搏为多），兼见脘痞腹胀、纳呆、口黏、口干不欲饮、大便溏薄不爽、分泌物量多质稠、脉濡等症；④湿性重浊粘滞，察其色"如油入面"，其病情缠绵迁延不愈。

医案 2（湿蕴化热胃脘胀，黄连温胆消毒丹）

男，43 岁，2001 年 11 月 21 日初诊。

7 年前，患者夏季受凉后出现胸闷、心悸，于某医院就诊，经心电图等检查提示为频发室性早搏，Holter 示：室性早搏＞万次/24 小时。因无其他阳性发现，被诊为"功能性心律失常"，予心律平等西药口服未效，遂停服。现胸闷，心悸，伴胃脘胀满不适，嗳气，口苦口黏，纳谷不馨，腹胀，舌胖、质红，苔黄厚腻，脉濡滑。辨证为湿阻气机，胆失宁谧，治以清化湿热，调畅气机。

处方：紫苏叶（后下）10g，黄连 5g，竹茹 12g，姜半夏 10g，茯苓 18g，胆南星 9g，炒枳实 15g，石菖蒲 10g，郁金 10g，炒山楂、炒神曲、炒麦芽各 10g，六一散（包）20g，金钱草 15g。每日 1 剂，水煎服。患者连续服用 30 剂后，室性早搏明显减少，后迭经数诊，随证加减继服 60 剂，室性早搏偶发。

为巩固疗效于 2002 年 4 月 26 日再诊：已无特殊不适，偶觉心悸，舌质红，苔黄腻，脉濡。

处方：紫苏梗（后下）、荷叶梗（后下）各10g，苦参6g，胆南星8g，竹茹12g，姜半夏10g，茯苓20g，郁金10g，茵陈12g，石菖蒲10g，炒山楂、炒神曲、炒麦芽各10g，炒枳实15g，旋覆花（包）10g，六一散（包）20g。继服14剂。后随访，患者诉诸症悉除。

[王秋风，边永君，张华东，路洁. 路志正从湿论治内科杂病验案举隅. 中国中医药信息杂志，2010，17（9）：84-85]

【诠解】路老认为，湿本为水，天地四方，无处不有，养育人间万物。人生其间，时刻不离，润泽机体，为维持人体生命活动的重要物质。若伤人则为邪气，外湿因感天地之湿邪而发，内湿是脏腑功能紊乱或虚衰而生。无论是"外感六淫"或"内生五邪"，兼挟湿邪伤人最多。湿为阴邪，积而为水，聚而成饮，凝则为痰，化生百病，四肢百骸、经络府俞，无处不到。在临证辨治中亦特别重视湿邪为患的多元性，对顽疾沉病，从湿痰入手论治。主张治湿不唯温、燥、化、宣、通、渗，还应兼顾调理脏腑气机；对于湿邪侵袭在肌表、经络、脏腑的任何部位，亦用相应的治法，灵活权变，其上者因而越之，其下者引而竭之，驱邪于近途，或从汗解，或从便泄，或从中化。

本例患者年轻，身体强壮，经检查无特殊阳性发现，然追溯病史，患者素体偏胖，喜食肥甘厚腻，日久脾虚失运，湿浊内生。湿郁化热，湿热搏结，而发诸症。湿热之邪阻滞气机，致血脉运行不畅，而见心悸、胸闷；湿热之邪蕴于中焦，则脘腹胀满不适、嗳气、纳差；口苦口黏乃湿性粘滞，日久化热之象；舌脉亦充分为之佐证。路老认为，湿邪所引发的心律失常以早搏最为多见，病机为湿热内蕴，阻滞气机，内犯心脉。治宜清热利湿、调畅气机。本例以黄连温胆汤及甘露消毒丹化裁，消其热、化其湿；并少佐健脾运胃之品，使湿热去、气机畅、血脉通，其证自愈。

郭子光医案

（外感湿热心肌炎，先用黄连温胆汤）

周某某，女，50岁，工人。1993年6月22日初诊。

病史：3 月前因感冒发热、心悸住本市某医院，诊断为"病毒性心肌炎"，经治愈出院已 1 月余。昨日又感冒引起头晕、心悸、胸闷等症状，仍去原医院诊治，给服肌苷、维生素等未效而来求治。诊见：自诉头眩晕、心悸、心烦、胸闷塞、心前区隐痛，全身乏力，手足心热，时时干呕，厌食，小便黄，大便正常。察其舌质红，苔薄黄滑，脉疾而细滑无力。辨证：气阴两虚，中焦湿热。治分两步，先用黄连温胆汤，清化湿热，和胃止呕，待胃气和后再议第二步治疗。

处方：黄连 6g，竹茹 10g，枳实 10g，姜制半夏 15g，陈皮 10g，茯苓 15g，甘草 3g，生姜 10g。服 2 剂。每日 1 剂，水煎服。

二诊（6 月 25 日）：胃和呕止，但出现频繁的过早搏动，心悸，气短，感到胸闷塞，心前区隐痛，舌红、苔薄白少津，脉促细无力。湿热已去，气阴两虚，心火亢夹瘀滞比较突出，用生脉散加味。

太子参 30g，五味子 15g，麦门冬 30g，炙甘草 10g，丹参 20g，郁金 15g，苦参 20g。每日 1 剂，水煎服。4 剂。

三诊（6 月 30 日）：诸症缓解，偶因劳累、情绪激动，感到短暂的心悸，患者自摸脉搏有间歇现象。仍以上方减炙甘草为 5g，苦参为 15g，服 3 剂调治。随访半年余未见复发。

[郭子光.心律失常的凭脉辨治.成都中医药大学学报，1996，19（1）：8-13]

【诠解】 病毒性心肌炎是因病毒引起的心肌炎性改变，临床表现轻者可无症状，一般有轻重不同的心慌、胸闷、气短乏力，重危者可发生心力衰竭、心源性休克。中医认为该病病机为内外合邪，外因六淫时邪，内因正气不足，多起于劳累，"劳则气耗"。因为体质不同，病候也多种。病位在心，与肺、脾、肾相关，证属本虚标实者多。"温邪上受，首先犯肺，逆传心包"，心悸者当注重辨表里、虚实。《丹溪心法》指出本病"责之虚与痰"。虚者指脏腑气血阴阳亏虚，实者多痰饮、瘀血、火邪上扰于心所见。

患者年过七七，气血渐弱，不荣清窍，见头晕乏力；脾胃气虚，痰湿内生，郁久化热致瘀，则见厌食、胸闷、便黄、干呕。因外感发为心悸，合舌脉，辨为气阴两虚、中焦湿热证，本虚标实，虚实夹杂，标证明显，"急则治其标"，先清化湿热、和胃止呕，守心安神，首诊方用黄连温胆汤。方中黄连苦寒泻火，清热除烦，陈皮、姜半夏、生姜燥湿化痰；茯苓健脾祛湿，枳实降气破痰，竹茹清化热痰、止呕，为治痰热心烦、胃热呕吐佳品。二诊，患者胃和呕止，湿热已去，而现气阴两虚、心火亢夹瘀之症，故用生脉散加味。生脉散益气养阴，加郁金解郁疏滞，炙草、丹参益气养血活血化瘀，苦参峻补阴气、降泄心火、除湿热、抗心律失常，故郭老在治疗热象湿热存在的心律失常方中多加苦参或黄连。

王锡章医案

（脾虚痰湿病症多，温胆加味诸症除）

皮某，男，32 岁。初诊：1956 年 7 月 12 日。

阵发性眩晕耳鸣、耳聋，胸闷纳差、心悸痰多，体倦乏力；舌苔白腻滑，脉象缓濡。

辨证：脾胃虚弱，脾虚生湿，法当健脾利水、祛湿化痰，拟用温胆汤加味。

处方：茯苓 12g，法半夏 10g，陈皮 12g，白术 15g，枳实 10g，竹茹 10g，党参 12g，胆南星、泽泻各 9g，甘草 6g。水煎服，3 剂。

7 月 17 日复诊：病势减半，药中病机，因势利导，宗原方再进 2 剂续治。

7 月 20 日来诊：药后诸症悉除。

方解：党参、白术、茯苓、甘草健脾和胃为君；泽泻利水渗湿为臣；法半夏、胆南星、竹茹化痰祛湿为佐；枳实、陈皮顺气化湿为使。

王老曰：脾胃虚弱，运化失司，以致水谷不化精微，聚湿生痰，痰湿阻滞，则清阳不升，浊阴不降，产生眩晕、耳鸣、耳聋、胸闷纳差、心悸痰多、体倦乏力等症；舌苔白腻滑，脉象缓濡均系脾胃虚弱，脾虚生湿之故。

（王清国. 王锡章医案. 贵阳：贵州科技出版社，2001）

【诠解】《灵枢·经脉》云："胆足少阳之脉，起于目锐眦，上抵头角，下耳后，循颈……其支者从耳后入耳中，出走耳前，至目锐眦后。"而患者阵发性眩晕耳鸣、耳聋、心悸诸证均位胆经循行之处，故此病可责之胆；中焦脾胃为枢，司机体水火、气血、阴阳之升降，主运化水液与水谷精微。脾胃本脏虚弱或他脏传病于脾胃致脾胃运化不及，则水液停聚为湿为痰，精微不化而气血虚亏，故见眩晕、胸闷纳差、心悸痰多、体倦乏力等症；气机升降乖戾，故见眩晕、耳鸣、耳聋；舌苔白腻滑，脉缓濡均示脾胃虚弱，痰湿内生。当辨属脾胃虚弱，痰湿阻滞。治当健脾化痰，和胃利胆。方用温胆汤合六君子汤加味。药用党参、白术、茯苓、甘草健脾益气；枳实与陈皮、法半夏合用燥湿化痰，行气消积，和胃通滞；泽泻、胆南星、竹茹清肝利胆，化痰和胃。诸药合用，脾胃得健，痰湿自除，故诸症尽愈。

魏执真医案

（心动过速湿化热，清凉化湿调脉汤）

某女，57 岁，退休工人。

初诊日期：2002 年 2 月 22 日。

患者近 1 个月出现心悸、胸闷、气短，自测心率常在 90～100 次/分，活动时达到 120 次/分。曾查心电图示窦性心动过速，超声心动图检查心内结构正常。服西药治疗，未见明显缓解。现症见心悸，气短，胸闷，乏力，伴口苦口干，心烦易急，腹时有胀满，大便黏腻不畅，睡眠欠安。发现糖尿病 5 年，一直口服降糖药治疗。查体：血压 120/80mmHg。神清，精神可。双肺未闻及干湿性啰音。心率 100 次/分，心律齐，各瓣膜听诊区未闻病理性杂音，腹软，肝脾未及，双下肢不肿。舌质暗红，苔厚腻、白黄相兼，脉数细弦。心电图示：窦性心动过速（心率 120 次/分）。

西医诊断：心律失常，窦性心动过速。

中医诊断：心悸。

辨证：心脾不足，湿停阻脉，瘀而化热。

立法：健脾化湿，理气通脉，凉血清热。方用自拟清凉化湿调脉汤。

处方：苏梗 10g，陈皮 10g，半夏 10g，白术 30g，茯苓 15g，川朴 10g，香附 10g，乌药 10g，太子参 30g，川芎 15g，丹参 30g，丹皮 15g，赤芍 15g，黄连 10g。水煎服，日 1 剂。

服药 1 周后，患者心悸、胸闷、气短、乏力明显减轻，心率快有所下降，自测一般心率为 90 次/分左右，活动后 110 次/分左右，大便不畅好转，睡眠欠安。舌质暗红，苔白厚略黄，脉弦数。上方加菖蒲 10g、远志 10g。2 周后，心率快无明显改变，大便通畅，睡眠仍欠安，舌脉如前。前方加胆草 3g、莲子心 1.5g，1 个半月后，患者心悸未发，睡眠转安，自测心率 80 次/分。半年后随访无复发。

［魏执真、易京红、周燕青. 魏执真（中国现代百名中医临床家丛书）. 中国中医药出版社，2011］

【诠解】 患者为窦性心动过速，脉属数脉。数脉主热。心悸、气短，胸闷，乏力，口苦口干，腹时有胀满，大便黏腻不畅，舌质暗红，苔厚腻、白黄相兼，脉数细弦等为心脾不足、脾失健运、湿邪停聚化热、湿热阻脉之象。该患者之热的产生乃因中土受伤，湿邪阻脉，致使心脉瘀阻，瘀而化热所致。选用健脾理气化湿、活血通脉、凉血清热之法。方中白术、茯苓健脾化湿；陈皮、半夏温化痰湿；苏梗、川朴、香附、乌药理气宽胸，以助湿化；川芎、丹参活血通脉；丹皮、赤芍凉血清热；太子参补益心脾；黄连厚肠为佐药。全方共用使心脾气充足，停湿消退，心脉通畅，瘀热化解而数脉得以恢复正常，心悸病愈。

李振华医案

（冠心病室性早搏，李氏豁痰宁心方）

患者，男，46 岁，2003 年 3 月 25 日初诊。

主诉：心慌胸闷 1 年余。

现病史：1999 年 3 月，患者因劳累感心慌、胸闷，经某省级医院确诊为冠状动脉粥样硬化性心脏病，服西药效果不佳，于 2000 年 3 月前来就诊。现症：心悸，胸闷痛，气短喘促，脘腹不适，下肢沉困，头晕，便溏，舌质暗淡，舌体胖大，边有齿痕，脉弦滑。体格检查：体温正常，心率 88 次/分，血压 120/70mmHg，心界向左下扩大，心尖部有 2/6 级收缩期杂音，血常规、血红蛋白沉降率、抗链球菌溶血素 O 试验均正常，早搏 12 次/分。心电图诊断为频发室性早搏，有时呈二联律；下壁心肌缺血。

中医诊断：心悸（痰湿阻滞）。

西医诊断：冠心病。

治法：健脾益气、豁痰化瘀。

处方：党参 15g，白术 10g，茯苓 15g，橘红 10g，半夏 10g，节菖蒲 10g，远志 10g，炒枣仁 15g，枳壳 10g，厚朴 10g，砂仁 8g，桂枝 6g，当归 10g，丹参 15g，甘草 3g。

服上方 10 剂，胸闷痛、心悸、气短头晕、下肢沉困等症状均减轻，早搏减少，1 次/分。守方继服 10 天，自觉症状及早搏消失，心电图检查未提示心肌缺血。随访 3 个月，未复发。

[李郑生.李振华教授治疗室性早搏经验.中医研究，2009，22（11）：45-47]

【诠解】 本例患者冠心病多年，主要临床表现为心悸、胸痛、气短喘促，脘腹不适，下肢沉困，头晕，便溏，舌质暗淡，舌体胖大，边有齿痕，脉弦滑。四诊合参，辨证为痰湿阻滞，治宜健脾益气、豁痰定悸，予李氏豁痰宁心汤加减。方中党参、白术、茯苓益气健脾利湿；枳壳、厚朴、砂仁醒脾理气，燥湿化浊；橘红、半夏降逆豁痰；桂枝通阳利水，配白术、茯苓增强脾之运化功能；节菖蒲、炒枣仁化湿透窍，安神定悸。诸药合用，共奏健脾化湿、通阳宁心之效。

刘渡舟医案

（胃中停饮中阳虚，温中化饮建奇功）

闫某某，男，26 岁。

患心下筑筑然动悸不安，腹诊有振水音与上腹悸动。三五日必发作一次腹泻，泻下如水，清冷无臭味，泻后心下之悸动减轻。问其饮食、小便，尚可。古苔白滑少津，脉象弦。辨为胃中水饮不化，与气相搏的心悸病证。若胃中水饮顺流而下趋于肠道，则作腹泻，泻后胃饮稍减，故心下悸动随之减轻。然去而旋生，转日又见悸动。当温中化饮为治，疏方：

茯苓 24g，生姜 24g，桂枝 10g，炙甘草 6g。

药服三剂，小便增多，而心下之悸明显减少。再进三剂，诸症得安。自此之后，未再复发。

（陈明、刘燕华、李方．刘渡舟验案精选．北京：学苑出版社，2006）

【诠解】《伤寒论·辨太阳病脉证并治中第六》第73条曰："伤寒，汗出而渴者，五苓散主之；不渴者，茯苓甘草汤主之。"同篇第127条又说"太阳病，小便利者，以饮水多，必心下悸"；《伤寒论·辨厥阴病脉证并治篇》中第356条亦说"伤寒，厥而心下悸，宜先制水，当服茯苓甘草汤"。联系此三条，即说明胃虚水停一证，祸起外感寒邪正气抗邪于表，里气相对虚弱，或久病体虚之脾胃虚弱，复因饮水过多，运化失司而致水邪停留心下。内停之水液为阴邪，变动不居，可随气之运动随处为患，或与胃阳相搏上冲，或下渗浸渍肠道。故临床可见汗出不烦不渴，心下悸，四肢不温，或见下利，舌苔水滑，脉象滑或弦。而治当以茯苓甘草汤温胃化饮。

本案脉证，主胃虚停饮无疑，遵仲景治水之法，处以茯苓甘草汤温胃化饮，刘老用之治疗"水心病"而获全功。茯苓甘草汤或称苓桂姜甘汤，为仲景治水之系列方"苓桂剂"重要组成部分，可视为苓桂术甘汤去白术加生姜而成。本案患者腹诊有振水声与上腹悸动，时泻下如水，清冷无臭，提示水邪深重，故重用生姜、茯苓温养脾胃以助化饮消水，切中要害；桂枝辛温，通阳化气，平冲定悸；炙甘草调药和中，共成温胃化饮之剂。生姜为本方君药，功在温中阳以助健运，故剂量一定要大，起码是15g以上，洗净连皮入药为佳。

沈仲理医案

（痰热内恋肺心病，养肺顺气安神法）

谢某某，女，72岁。

初诊：1994年6月14日。素有肺心病，心悸早搏，咳嗽气促，精神疲乏，苔黄腻，舌边红，脉细数，伴结代。心阳偏亢，肺气失肃。治拟养肺降气，清心宁神。

南北沙参（各）10g，麦冬12g，山海螺30g，薜菜30g，川贝母10g，茶树根20g，毛冬青15g，带心连翘12g，淮小麦30g，紫丹参30g，生白芍20g，生甘草 10g，代赭石（先煎）30g，花龙骨（先煎）30g，玉竹 15g，石韦 20g。7 帖。

二诊：6 月 21 日。心悸早搏频繁未平，咳喘不平，胸闷嗳气，大便质软，日 2～3 次，苔厚垢腻，舌质红，脉结代而数。肺心同病，挟痰热内恋。再拟养肺顺气，宁心安神。

南北沙参（各）10g，山海螺 20g，黄芩 10g，川贝母 10g，黄芪 20g，紫丹参 30g，茶树根 20g，毛冬青 15g，代赭石（先煎）30g，灵磁石（先煎）30g，玉竹 15g，生甘草 10g，花龙骨（先煎）30g，石韦 20g，薜菜 30g。14 帖。

三诊：7 月 5 日。心悸早搏频繁，胸闷气短，咳喘已平，大便基本成形，舌质红，苔白腻，脉结代。肺心同病。再拟养肺顺气，补血宁心，佐以清热之品。

南北沙参（各）10g，黄芩 10g，带心连翘 12g，黄芪 20g，丹参 30g，鸡血藤 30g，黄精 20g，茶树根 20g，毛冬青 15g，代赭石（先煎）30g，花龙骨（先煎）30g，玉竹 15g，生甘草 10g，薜菜 30g，川贝母 20g，野荞麦根 30g。14 帖。

四诊：7 月 19 日。心悸早搏减轻，胸闷气短，咳喘见平，大便成形，苔薄黄，脉弦，伴结代。再拟养血宁心，清肺化痰。

北沙参 15g，麦冬 12g，丹参 30g，黄芩 10g，茶树根 20g，毛冬青 15g，玉竹 15g，花龙骨（先煎）30g，薜菜 30g，川贝母 10g，粉葛根 15g，生白术 6g，生甘草 10g，广郁金 15g，石韦 20g，野荞麦根 30g，石菖蒲 10g。14 帖。

五诊：8 月 3 日。心悸早搏减轻，胸闷气短，咳喘轻而未平，口内干燥，舌质红，苔薄黄，脉细滑。再拟补益气阴，养血宁心，佐以清肺止咳。

南北沙参（各）9g，麦冬 12g，丹参 30g，黄芩 10g，茶树根 20g，毛冬青 15g，玉竹 15g，野荞麦根 30g，生白术 10g，天花粉 15g，川贝母 10g，花龙骨（先煎）30g，水炙远志 5g，夜交藤 15g，生甘草 10g，广郁金 15g，石韦 30g。14 帖。

（沈春晖．沈仲理临证医集．上海：上海中医药大学出版社，2001）

【诠解】 肺心病是常见病，严重危害人体健康，病情迁延易发展至心律失常。在中医学中虽无具体病名，但相关症状分述于肺胀、喘症、心悸、水肿诸篇。

本例心悸病人素有肺心病，由于久咳久喘等肺系疾病，导致肺朝百脉功能下降，肺病及心，而致心悸。肺气不足，则咳嗽气促；心血不足，不能养心，故而心悸；血气亏虚，则精神疲乏；心阴不足，势必心阳偏亢，肺气失肃，肺心同病，又挟痰热内恋。本案取南北沙参、麦冬、玉竹补益肺阴；紫丹参、夜交藤、黄精活血养血；茶树根、带心连翘、生甘草清热宁心；毛冬青、粉葛根活血通脉；代赭石、灵磁石、生龙骨重镇宁心；川贝母清化热痰止咳，共奏滋阴清热，宁心安神之效。

周仲瑛医案

（冠心病室性早搏，温胆汤和丹参饮）

高某，女，55岁，科研人员。1997年9月22日初诊。

患者患心脏病，频发室性早搏，动态心电图查有二联律、三联律，多发于白天，常服中药及西药慢心律等，疗效不显。去年9月曾住院治疗2个月。拟诊为：①室性早搏（频发）；②左心室高电压；③甲状腺功能减退；④冠心病。刻诊：自觉心慌，心脏有沉坠感，时有胸闷，心烦，烘热，口干，脘痞噫气，稍有怕冷，舌质嫩红，舌苔薄，脉小弦滑，时结。证属阴阳失调，气滞络瘀，心营不畅。治以温阳益气，养阴清热，理气活血，安神宁心。

药用：炙桂枝10g，炙甘草5g，党参15g，大麦门冬12g，生地黄10g，黄连3g，苦参10g，十大功劳叶10g，苏罗子10g，川芎10g，甘松10g，石菖蒲10g，龙骨20g（先煎），牡蛎25g（先煎）。14剂。

二诊（1997年10月6日）：诉仍心慌不宁，胸闷有阻塞感，心电图查为频发室早，噫气不适，时有烘热，易汗，舌苔淡黄腻，脉细滑。转从心胃同病，痰热中阻，气阴两虚治疗。药用：

太子参12g，麦门冬10g，茯苓10g，陈皮6g，竹茹6g，甘松10g，砂仁3g（后下），丹参10g，白檀香3g，石菖蒲6g，黄连3g，十大功劳叶10g。14剂。每日1剂，水煎服。

三诊（1997年10月16日）：早搏明显减少，午后稍有发作，胸闷，噫气为舒，烘热易汗，口干不显，舌苔薄，脉细滑。仍当心胃同治，益气养阴，清热化痰。1997 年 10 月 6 日方加苏罗子 10g，龙骨 20g（先煎），牡蛎 20g（先煎），改黄连 4g。14 剂。每日 1 剂，水煎服。

四诊（1997 年 10 月 30 日）：早搏基本控制，胸闷不显，嗳气，烘热，虚烦寐差，舌质暗红，苔薄黄腻，脉细滑。上方加养心安神药。

药用：太子参 12g，麦门冬 10g，法半夏 10g，茯苓 10g，陈皮 6g，炒玉竹 6g，甘松 10g，苏罗子 10g，砂仁 3g（后下），蔻仁 3g（后下），丹参 10g，白檀香 3g，石菖蒲 6g，黄连 4g，龙骨 20g（先煎），牡蛎 20g（先煎），熟枣仁 15g，夜交藤 15g。14 剂。每日 1 剂，水煎服。

五诊（1997 年 11 月 4 日）：早搏基本消除，胸闷改善，脘痞嗳气不多，烦躁不显，夜寐尚可，汗出亦少，但有时头部昏重，麻感，耳鸣，舌苔薄黄，质偏暗，脉细弦。仍守原法巩固治疗。

药用：太子参 12g，麦冬 10g，丹参 15g，法半夏 10g，陈皮 6g，黄连 4g，苦参 10g，十大功劳叶 10g，甘松 10g，苏罗子 10g，砂仁 3g（后下），蔻仁 3g（后下），石菖蒲 6g，天麻 10g，川芎 10g。每日 1 剂，水煎服。

[刘英姿，过伟峰，袁园．周仲瑛教授从脏腑相关辨治心悸的经验．深圳中西医结合杂志，2009，19（1）：52 - 54]

【诠解】 丹参饮为理气宽胸、活血通脉之剂；温胆汤为理气化痰，益气养心之方。本案首诊以阴阳失调，气滞络瘀为辨证，以炙甘草汤、桂甘龙牡汤滋阴通阳复脉治疗，疗效不佳。二诊以后，根据患者心慌，时有脘痞嗳气，胸闷阻塞感，烘热，苔淡黄腻之临床特征，辨证为心胃同病，痰热中阻，气阴两虚。拟清化痰热、益气养阴法治疗。药用太子参、麦冬益气养阴；法半夏、陈皮、竹茹、茯苓等健脾和胃，理气降逆；丹参饮为治疗心胃同病之主方，故以丹参活血化瘀通脉，白檀香、砂仁合甘松行气和中；石菖蒲化痰宁神；黄连、功劳叶、苦参清热宁心。服药数周，早搏控制。

营卫不和

王士雄医案

（气虚咳嗽误滋阴，健脾补气固虚汗）

钱氏妇患嗽数月，多医莫治，渐至废寝忘餐，凛寒乍热，经停形瘦，心悸耳鸣。滋补填阴，转兼便泄。孟英视脉，虚弦缓大，而气短懒言，卧榻不支，动即自汗。曰："固虚也，然非滋阴药所宜。"予参、芪、龙、牡、桂、苓、甘、芍、冬虫夏草、饴糖。大剂服，旬日而安。继去龙、牡，加归、杞，服二十剂，汛至而康。病者欲常服补药，孟英止之曰："病瘥体健，何以药为？吾先慈尝云：人如欹器，虚则欹，中则正，满则覆。世之过服补剂，致招盈满之灾者比比焉，可不鉴哉。"

（《王氏医案三编》）

【诠解】 凡有痰无声谓之嗽，患者嗽数月必伤肺脾肾之阳气，故见废寝忘餐诸症。然"五脏六腑皆令人咳，非独肺也。"且脉虚弦缓大，虚弦为气血运行鼓动乏力而见涩滞，缓大亦为缓而散漫无力。加之病家气短懒言、动则汗出为气虚之征；汗为心之液，汗出过多又伤心阳，沈金鳌在《杂病源流犀烛·怔忡》中云："悸者……或汗吐下后，正气虚而悸不得卧。"故见心下悸、卧榻不支。证属心之阳气亏虚，脾肾亏虚。治当温补心阳，健脾补肾。用桂枝甘草龙骨牡蛎汤温通心阳，敛心神定悸，桂与甘、饴糖合用亦可辛甘化阳而助心阳；参、芪合用健脾益气兼固表止汗，与苓合用则健脾利水而化痰止咳，与冬虫夏草合用则收补肾纳气止咳之功，且桂枝与芍合用可调和营卫。诸药合用则心阳得补，脾肾得固，痰去而营卫和调故诸症自去而安。后去龙、牡减轻收敛固涩之力，更益归补血活血，杞滋补肝肾、平补阴阳而利月水。

《素问·生气通天论》："阴平阳秘，精神乃治；阴阳离决，精气乃绝。"阴阳平衡则身安体健，失衡则为病。现患者阴阳既已平衡，仍欲常服补药，实为扰乱阴阳平衡之格局，孟英慈父正是引用《荀子宥坐》之事示人以法，邪去正安不可再滥用药物，否则致阴阳失衡而招病，警示医家当治疗得当，不可过度；病家亦当配合医者治疗，不可肆意用药。只有医患合作密切配合方能达到治病保身的效果。

赵冠英医案

（风心病营卫失和，桂枝龙骨牡蛎汤）

王某，男，40岁，工人。1996年7月17日初诊。

患者既往有关节肿痛史，又于1985年3月患风寒感冒后，出现心悸、多汗、畏风、伴身痛，肘、膝关节疼痛，两肩酸楚，眠差，易患感冒，逐渐体虚力弱，不能坚持正常工作，常休病假。5月在海淀某医院检查发现心尖部有2～3级吹风样杂音；胸部X片示肺动脉段稍突出，其他正常；ESR、ASO升高，心电图示广泛性心肌损伤。初步诊断为风心病伴广泛性心肌损伤。经中西医治疗一段时间，病情略有好转。入夏后，天气闷热，冒雨涉水，病情又加重，胸闷，心悸气短，行抗风湿治疗收效不大。

遂来我院中医科诊治。诊见：心慌心悸，胸闷气短，多汗，常汗湿衣被，怕风，易着凉，周身疼痛，面肿，过劳即发，发则卧床不起，舌淡，苔薄白，脉沉细无力。病为心悸，证属气阴两亏，营卫失和。治当调营卫，敛虚汗，益心血，扶心阳。方取桂枝龙骨牡蛎汤加味：桂枝10g，白芍、党参、丹参、煅龙骨、煅牡蛎各15g，黄芪20g，炙甘草8g，熟附片6g，姜枣为引。

二诊（1996年7月23日）：上方6剂，汗止，胸闷气短减轻，心悸面肿好转。此营卫已和，气阴得复之象。宜气阴兼补，活血化瘀。方用生脉散加味：人参10g，麦冬、丹参、煅龙骨、煅牡蛎各15g，五味子8g，熟附片6g，红花12g。

三诊（1996年7月29日）：又服6剂，诸症基本消失，惟时有心悸，上方去附片，巩固疗效。

再服 10 剂，身体健康如常。不再怕冷，更不易感冒，眠食俱佳。此后凡有病情反复，服上方数剂则安。

（杨明会、窦永起、吴整军，等 . 赵冠英验案精选 . 北京：学苑出版社，2003）

【诠解】 本案患者日久体弱，因过用阿司匹林发汗，致卫气受伤，腠理不固，汗出过多。汗为心之液，汗多则营阴耗损，致营卫气血俱虚，心阴心阳俱亏。本案辨病为心悸，辨证为气阴两亏，营卫失和，方用桂枝加龙骨牡蛎汤加减。桂枝加龙骨牡蛎汤出自《金匮要略·血痹虚劳病脉证并治》，原文主治阴阳两虚的失精家，即"夫失精家，少腹弦急，阴头寒，目眩，发落，脉极虚芤迟，为亡血失精。脉得诸芤动微紧，男子失精，女子梦交，桂枝加龙骨牡蛎汤主之"。《难经》云："损其心者，调其营卫"，意即心气不足的疾患需要通过调和营卫来治疗。方中用桂枝汤调和营卫，生龙骨、生牡蛎可以镇静、安神、定悸、敛汗。本方可以调和营卫，安神定悸。本案先用桂枝龙牡汤调营卫、止汗泄；丹参活血补血，芪、参、附益心气、扶心阳。后用生脉散益气养阴；参、附扶心阳；麦、味敛心阴；加龙牡重镇安神，丹参、红花活血化瘀。

气 阴 两 虚

陈莲舫医案

（三阴皆虚不受补，间用发病调理方）

熊太太　就述证情，大致肝病为多。经言：诸气之升，皆属于肝。肝体阴而用阳，侮犯中焦，烁灼上冲。苦主火，酸主肝，其为肝火无疑。甚至上蒙清空之部；为头眩，逼近宫城之处，为心悸。考诸脏附于背，营枯不能受热；冲脉镇于下，血损不能高枕。女科本以肝为先天，由悲伤起因，由肝而及心脾，总之。虚不受补，肝病拒补也。愈虚而愈者，所以前能受补而今不能受也。发时若形外脱，其亏损可知。拟上两方，一为发病服，一为调理服，进退其间，服无不效。

病发时如热升上冲，吞酸口苦，若欲脱象诸证，服三五剂不等，服之应效，多服亦无不可。

西洋参、法半夏、玉蝴蝶、真獭肝、石龙齿、北橘叶、竹二青、左金丸、生白芍、佛手花、辰茯神、制丹参、炒远志、红皮枣。受补可加吉林须五分。

调理方：大约十月、十一月天寒，必能受补，不计帖数。

生白芍、抱茯神、炒归身、佛手花、橘叶、法半夏、煅龙齿、制女贞、玉蝴蝶、竹茹、盐水炒杜仲、蛤粉炒阿胶、吉林参须、潼蒺藜、白蒺藜、煎入龙眼肉三枚，内包黄连二分，外滚金箔一张。

（《陈莲舫医案秘钞》）

【诠解】　女子以肝为先天，以血为用。肝属木，乃生气所寓，为藏血之所，其性刚介而喜条达，即所谓"肝体阴而用阳"，必籍土以培之，遂得生长之息。心为君主之官，乃肝木之子。若肝失疏泄，则脾失健运，而母（肝）病及子（心）。心肝脾三藏不调，阴血亏虚而心神失养，气机不畅则津液停聚，而变生乱象。患者如热升上冲，口酸苦乃阴血不足，虚热内生之征。妇人极其细腻，多有情志不遂，暗耗阴血之弊，如若听之任之必将难治，而成愈虚而愈不受补者，亦不可急于求成而重剂猛进，当识时缓而图之。

发病阶段宜滋阴益气，化痰安神兼调理肝脾。故用西洋参益气养阴，能受补者亦可再加吉林参增强益气之功；玉蝴蝶清肺养阴；法半夏、北橘叶、竹二青合用化痰理气；左金丸清肝和胃，真獭肝、生白芍、佛手花、红皮枣合用调肝理脾；辰茯神、石龙齿、制丹参、炒远志合用则活血养心而安神定悸。诸药寒温并用，攻补兼施，而达和调心肝脾三脏，滋阴益气而定悸。适外和秋收冬藏之时，遂施以顺天时，培本固原而健脾养心，疏肝滋肾之法。故用生白芍、炒归身、佛手花入肝滋阴理气；煅龙齿、抱茯神敛心安神，黄连清热宁心，再用金箔外裹增强其镇心安神之功；玉蝴蝶、橘叶、法半夏、竹茹化痰理气而利咽喉；肝木欲调达，必籍水以涵之，乃以制女贞、盐水炒杜仲、蛤粉炒阿胶合用滋补肝肾，盐水炒杜仲更能入肾经而益药力，蛤粉炒阿胶既去腥味，亦可增强利湿清热而达补肝肾之功；吉林参本为益气生津安神之品，功专而力雄，恐有补而不受之虞，故仅用参须缓而图之；白蒺藜甘而温，加用增强补肾固精之功；潼蒺藜苦辛温，用之则下气行血，龙眼肉补养心脾。诸药共进，补而不滞，温而不燥，且无益疾之弊。

王锡章医案

（久病心衰脉结代，炙甘草汤以复脉）

杨某，男，51岁。初诊：1957年7月20日。

心悸水肿，气喘，头眩失眠，面色无华，咳嗽乏力，舌质淡红，脉象结代。

辨证：久病体虚，心阴耗散，心力衰竭，终至阴阳气血俱虚。治宜阴阳并调，养血益气，拟用炙甘草汤加减。

处方：党参15g，熟地黄12g，附片10g（先煎），桂枝12g，火麻仁10g（炒研），远志9g，麦门冬10g，酸枣仁12g（炒），阿胶15g（烊化对服），炙甘草10g，大枣12g，生姜10g。

上方连进 8 剂，心悸水肿、气喘、病势减半。药中病机，因势利导，仍守原意，按原方继续调治，以期生血复脉，通调营卫之功。连服上方 10 剂后，诸症一并痊愈。后来，追踪观察 8 年，未见复发。

方解：熟地黄、阿胶、麦门冬补心阴；桂枝、附片强心阳；党参、炙甘草益气；火麻仁养血生津；酸枣仁、远志补心益智；生姜、大枣调和营卫。诸药共奏生血复脉、通调营卫之效。

（王清国．王锡章医案．贵阳：贵州科技出版社，2001）

【诠解】《伤寒论·辨太阳病脉证并治下第七》篇曰："伤寒，脉结代，心动悸，炙甘草汤主之。"在原书中用于治疗平素阴阳气血两虚，患伤寒后，正气不支之心脏失养。而本方现代临床多用于治疗各种心脏病所导致的心律失常，辨属阴阳气血亏虚，心脏失养者。而此案患者头晕失眠、面色无华、心悸、舌质淡红均为气血虚弱，机体失养之征；水肿、气喘、咳嗽乏力乃下焦阳虚、摄纳失职、温化失司之故；脉结代当属阴阳气血两虚，血脉不充，脉道不续所致。故甚合本方病机，方证相应，则用之滋阴养血，通阳复脉。

所选药物炙甘草补益中气，畅经脉，行气血；党参、大枣配合甘草补益中焦，以壮气血生化之源；以熟地易生地，与阿胶、麦冬、麻子仁等养阴药合用，增强滋阴养血之功；阴无阳则不生，阳无阴则不长，故在滋阴养血药中加入生姜、桂枝二味，通阳气、行血脉，以促进滋阴养血药物的运化吸收；更加附子温肾阳以利水消肿，补肾纳气；远志、酸枣仁养肝宁心安神。本方酸甘寒养阴，辛甘温助阳，滋阴养血而不凝滞，通阳行血而不伤阴，故诸证竟瘳。尤为一提的是方中桂枝与甘草合用，辛甘化阳，乃仲景温补心阳之基本方，亦即药对。

黄文东医案

（气阴虚心阳不振，炙甘草汤合麦枣）

孔某某，男，职员。初诊：1975 年 2 月 6 日。

二年来心悸时作时休，胸闷善太息，气短，大便干结。舌质淡红，苔薄。脉小弦结代。1972 年心电图示频发早搏。证属气血亏耗，心失所养，以致心阳不振，气血失于调畅。治当补益心气，调养阴血，兼通心阳，佐以理气活血之法。

党参四钱，炙甘草三钱，桂枝二钱，赤芍四钱，当归四钱，淮小麦一两，佛手一钱半，郁金四钱，香橼皮三钱，茶树根一两，红枣五枚。七剂。

二诊：2月20日。药后心悸略减轻，胸闷已瘥。舌苔薄，脉小弦结代。再拟前法。原方去淮小麦，加磁石一两。七剂。

三诊：2月27日。心悸续减，每于上午出现胸闷一次，时间较短。仍守原方。七剂。

四诊：3月13日。心悸胸闷较前轻减，自觉神疲。舌质淡，苔薄白。脉小弦，结代已少见。最近回单位工作已20天。仍予前法。原方。七剂。

五诊：4月3日。心悸续见减轻，偶有胸闷，精神渐振。苔薄腻，脉弦，偶见结代。再予益气养心，活血通阳。

党参三钱，炙甘草三钱，桂枝二钱，赤芍四钱，当归四钱，丹参四钱，郁金三钱，茶树根一两。六剂。

六诊：4月17日。诸症基本消失，纳香。诊脉未见结代。再守前法。原方七剂以巩固疗效。

（上海中医药大学附属龙华医院. 黄文东医案. 上海：上海人民出版社，1977）

【诠解】 黄老认为，心悸不外由于胸阳痹阻，气失宣通，心气亏虚，血流不畅等因素所致。依据阴血赖阳气以推动之原理，重点在于补心气、通心阳。心阳通，心气复，则脉结代可以消失；合补养心血药以充盈血脉，使阳气有所依附而不致浮越，则心悸亦自止。

本案患者2年来心悸时作时休，气短，舌淡苔白乃气血亏耗，心失所养；胸闷善太息，脉小弦结代亦气血亏虚鼓动乏力，肝之疏泄不及所致。证属气血亏虚，心阳不振。治宜补益气血，温通心阳兼调理气血。方投炙甘草汤合甘麦大枣汤化裁。于临证之时，黄老主张时时顾护脾胃，切忌大剂腻补或妄施苦寒克伐，且认为"初病在气，久病入血"，故炙甘草汤去生地、麻子仁、阿胶等滋腻之品，并佐以理气行血之品。药以党参、炙甘草、桂枝补益心气，温通心阳；"气为血之帅，血为气之母"，故佐当归、赤芍、丹参补血活血，与茶树根合用以除结代之脉，佐以佛手、郁金、香橼理气开郁而宣痹；淮小麦、大枣养心润燥而安神。诸药合用，则阴血得养，阳复而脉通，连续 4 诊，均以此为基础，随证稍作化裁而诸症竟减。至第五诊心悸徐见减轻，偶有胸闷，苔薄腻，脉弦而结代。故仍予前法，益气温阳，理气活血。药投桂枝、甘草、党参益心气，温通心阳；赤芍、当归、丹参与郁金、茶树根合用共奏行气活血，安神定悸之功，嘱患者续服两周，以固疗效，后终愈诸症。此案患者胸闷太息，乃气血亏虚，心阳不振，非属湿阻气滞一类，虚实悬殊，须加以鉴别。

高辉远医案

医案 1（气阴虚心阳不振，养心定志汤加减）

李某，男，60 岁，干部。1985 年 11 月 8 日初诊。

心悸反复发作 4 年余，劳累后辄甚，胸中憋闷，心痛时作，心烦少寐，畏寒怕冷。

西医诊为："冠心病、房颤。"屡用西药治疗效不显，延请高师会诊，诊查心率 58 次/分，心律不齐，舌质淡红，苔薄白，脉沉缓。辨证为气阴两虚，心阳不振。治拟益气养阴，温阳定悸。

药用：太子参 10g，茯苓 15g，菖蒲 8g，远志 8g，五味子 6g，麦冬 10g，桂枝 8g，丹参 10g，淮小麦 10g，大枣 5 枚，炙甘草 5g。药进 12 剂。

心悸、胸闷、气短显减，房颤发作两次，未用西药而自行缓解。惟夜寐不实，舌淡红，苔薄白，脉沉缓无力。

守原方加珍珠母 15g。再进 12 剂。

诸症悉减，寐况转佳，胸闷痛瘥。劳累后仍感心悸气短，心率 68 次/分，心律齐，脉沉缓较前有力。守原方加减，间断服用 5 年有余（西药全部停用），诸症平稳，面色红润，体力增强。

（王发渭，于有山，薛长连，等 . 高辉远验案精选 . 北京：学苑出版社，2007）

【诠解】 心悸的发生主要以阴阳失调，气血失和，心神失养为主。患者久病致气阴两虚，心失所养，发为心悸。心阳不足，故见畏寒怕冷、胸闷心痛；阴虚故见心烦少寐；再结合脉症，当辨为心悸。证属气阴两虚，心阳不振。治拟益气养阴，温阳定悸。方中太子参益气养阴；菖蒲、远志化痰安神；丹参活血养血；桂枝温经通脉；大枣补养心血安神；甘麦大枣汤养心安神，和中缓急。高老先生自拟的养心定志汤，方中以定志丸益气养心，健脑安神；以生脉散益气养阴；以桂枝甘草汤温通心阳；以甘麦大枣汤悦脾宁心。全方配伍，恰合病机而获良效。

医案2（心气不足血不畅，自拟养心定志汤）

邢某，女，45岁。

1992年7月12日就诊。间断性心前区疼痛6年余，每逢劳累或情绪激动则易屡发。经北京某医院检查，确诊为冠心病，长年口服消心痛、复方丹参片等扩冠、活血化瘀药物，然胸痛时发时止，疗效欠佳。前日与家人发生争执，心绪不顺，病情复发，故请高师诊治。症见心前区疼痛，心悸气短，心烦易怒，惊惕不安，眠差多汗。舌质红暗，苔薄白，脉结代。心电图检查示：Ⅱ、Ⅲ、aVF、V$_4$、V$_5$、V$_6$、ST段下移，Ⅳ、aVF、T波浅倒。证属心阳不振，心气不足，血脉不畅，心神失养之候。治拟益气温阳、养心安神、佐以理气活血之法。

药用：太子参15g，菖蒲10g，远志10g，丹参10g，桂枝8g，炙甘草5g，淮小麦10g，龙骨15g，珍珠母15g，葛根15g，延胡10g，夜交藤10g，大枣5枚。药进6剂。

胸闷憋痛减轻，余症无著变。

前方加丝瓜络10g，再服6剂，病势趋缓。后宗守原方稍微出入，共进20余剂，诸症渐平，脉律转齐，复查心电图示：Ⅱ、Ⅲ、aVF、V$_4$、V$_5$、V$_6$、ST段恢复正常，Ⅳ、aVF、T波浅倒消失。

（王发渭、于有山、薛长连，等.高辉远验案精选.北京：学苑出版社，2007）

【诠解】 心悸多由于心神失养，心神动摇，悸动不安所致。心主血而脾生血，脾主运化而为气血生化之源，脾气健旺，血液化生有源，以保证气血充盈，血脉才能在脉管中运行，节律有序。若思虑劳心，心血暗耗，心脾亏虚，生化乏源，心血不足，心神失养，脉道失充，节律无序。

从本案观之，患者心前区疼痛6年余，每逢劳累或情绪激动则易屡发。劳累或思虑过度，劳伤心脾，心气血暗耗，出现心悸、气短、眠差多汗，再合舌脉，当辨为心悸，证属心阳不振，心气不足，血脉不畅，心神失养，治拟益气温阳、养心安神、佐以理气活血之法。方中太子参益气养阴；菖蒲、远志化痰安神；丹参活血养血；桂枝温经通脉；龙骨、珍珠母镇静安神；延胡索以疏肝和胃；大枣补养心血安神；甘麦大枣汤养心安神，和中缓急；夜交藤除烦安神。

程门雪医案

医案1（元气不足痰湿阻，阴阳并补复方进）

李某某，男，成年。初诊：1971年11月8日。

患者有高血压动脉硬化、冠状动脉供血不足、肾功能不全等病史。近症：胸闷心悸，肢肿臂麻，小溲不多，苔腻白，脉细软。拟益气温肾，阴阳并补，佐化痰。

生黄芪五钱，大生地八钱，炙龟板六钱（先煎），仙灵脾四钱，肉桂心八分，肥知母三钱，川黄柏一钱半，炒瓜蒌三钱，紫丹参三钱，煅牡蛎五钱（先煎），福泽泻三钱，指迷茯苓丸五钱（包煎）。

（上海中医药学院编. 程门雪医案. 上海：上海科学技术出版社，1982）

【诠解】本例患者心悸胸闷，肢肿臂麻，苔白腻乃元气不足，痰湿内停，气机不畅，筋脉失养之故。脉细软，《诊家枢要·脉阴阳类成》曰："细，微妙也，指下寻之，往来如线，盖血冷气虚，不足以充故也。为元气不足……"，气血不足，脉管不充，鼓动乏力故脉细如线而软，乃痰湿内停之证。辨属元气不足，痰湿内停。治当益气温肾，滋阴和阳，化痰理气。方投滋肾通关丸合大补阴丸加减，清热利湿养阴；再佐以大生地、生黄芪、淫羊藿滋阴和阳；指迷茯苓丸燥湿和中，化痰通络；佐以牡蛎、泽泻合用泄水湿滋肾；瓜蒌、丹参合用化痰理气活血。诸药合用，补泻兼施，扶正不碍邪，驱邪不伤正。

胸闷心悸，气滞血瘀、中虚水湿上逆皆可致之，故用大量生地与肉桂为配，有复脉汤之意；并配合蒌皮、丹参以展痹活血；又用牡蛎、泽泻，滋肾通关以泄水利肾。综观本例治法，兼顾心肾两脏，标本同治，滋阴和阳，尤其对有形实邪内蕴的虚实夹杂证，不可一味施以补益之品，当注意驱邪泄利亦即补益。

医案2（素阴虚脏腑失养，《金匮》百合复方进）

吴某某，女，32岁。初诊：1958年6月9日。

心悸惊惕，不安寐，烦热头眩，精神恍惚，汗出，颈项胀，苔薄，脉细弦。拟《金匮》百合病法试进。

野百合四钱，煅牡蛎五钱（先煎），益元散四钱（包煎），抱茯神三钱，黑山栀一钱半，莲子芯一钱，淮小麦一两，夜交藤四钱。四剂。

二诊：心悸不安寐，头眩痛，白带多，苔薄，舌有齿痕，脉象细弦。再从前方加减之。

野百合四钱，细石斛三钱，煅牡蛎四钱（先煎），益元散四钱（包煎），抱茯神三钱，剪芡实四钱，莲子芯一钱，夜交藤四钱，淮小麦四钱，补中益气丸三钱（包煎）。六剂。

三诊：心烦不寐未减，口干而苦，颈项瘿痰结气。拟予黄连阿胶汤加减。

阿胶珠三钱，川雅连三分，炙甘草一钱，酒炒黄芩一钱半，辰茯神三钱，炙远志一钱，炒枣仁三钱，淮小麦五钱，煅牡蛎八钱（先煎），川象贝各二钱，京元参三钱。六剂。

四诊：夜寐已安，颈项瘿痰结气亦减，心烦喜冷饮，口干苦，少腹时痛，带多。再拟原方出入。

阿胶珠三钱，川雅连三分，酒炒黄芩一钱半，炙甘草一钱，煅牡蛎五钱（先煎），京元参三钱，川象贝各二钱，椿皮炭三钱，川柏炭一钱，炒橘叶一钱半，炒橘核四钱。五剂。

五诊：夜寐转安，瘿痰结气已松，心悸未除，脘中痛。再拟安心神，和胃气。

煅牡蛎五钱（先煎），京元参三钱，川象贝各二钱，辰茯神三钱，炙远志一钱，炒枣仁三钱，川楝子一钱半，煅瓦楞四钱，煅白螺蛳四钱，仲景乌梅丸三钱（包煎）。五剂。

六诊：脘中痛，心悸，肢麻。仍宜炙甘草汤、乌梅丸二方加减。

潞党参一钱半，酒洗大生地四钱，炙甘草一钱，阿胶珠三钱，泡麦冬三钱，火麻仁三钱，川桂枝八分，酒炒大白芍二钱，红枣四枚，仲景乌梅丸四钱（包煎）。五剂。

七诊：胃脘痛渐止，颈项瘿瘰结气松而未除，心悸、肢麻已瘥，目胀，脉虚弦。仍拟炙甘草汤加味。

酒洗大生地五钱，炙甘草一钱，阿胶珠三钱，泡麦冬三钱，桂枝五分，炒白芍一钱半，潞党参一钱半，京元参三钱，川象贝各一钱半，煅牡蛎六钱（先煎），海藻三钱，淡昆布四钱。五剂。

八诊：炙甘草汤加味，尚觉合度，仍从原方加减之。

酒洗大生地五钱，阿胶珠三钱，泡麦冬三钱，炙甘草一钱，海藻四钱，淡昆布五钱，煅牡蛎一两（先煎），京元参三钱，川象贝一钱半，夜交藤四钱，煨天麻一钱。

（上海中医药学院编．程门雪医案．上海：上海科学技术出版社，1982）

【诠解】《金匮》百合病乃心肺阴虚而生内热的疾病，其治以养阴清热（润养心肺）为大法，言"以《金匮》百合病法试进"即治以养阴清热。故证候表现有二：一则阴血不足而机体失养及影响神明，可见心悸惊惕、不安寐、精神恍惚、脉细弦而苔薄等症；二则阴虚生内热出现热象，可见心烦发热、汗出、小便赤等。患者初诊诸证与百合病证甚是吻合，遂以百合法润养心肺治之，辨证似属恰当，然连续2诊百合病法与清气火、化湿热及扶胃气合用收效甚微，反证辨证欠妥。

三诊细究其主证为心悸惊惕，不安寐，烦热头眩，口干而苦且颈项瘿瘰结气，可归属"复症多因"范畴，治遵"复方多法"。复拟百合病法与交通心肾法同用，且《灵枢·经脉》曰："肝足厥阴之脉，……上贯膈，布胁肋，循喉咙之后，上入颃颡。"联系患者颈项胀、烦热头眩等症，患者肝经气火有余。综合考虑，当辨属阴虚内热。治当交通心肾，滋阴清热。方投黄连阿胶汤加味。药用黄芩、黄连清上焦火，除炎上之热；阿胶养肝血滋肾阴，以补阴涵阳；淮小麦、炙甘草与玄参合用清养心肺之阴；煅牡蛎与川贝、象贝合用清气化痰、软坚散结，与茯神、炙远志合用重镇收敛、安神益智。诸药合用，共奏育阴清热，交通心肾之功，药后诸症俱减。四诊夜寐已安，心烦喜冷饮，口干苦，少腹时痛而带多，此乃肝经湿热，气血不和之征。故守上方去茯神、远志、炒枣仁，加椿皮炭、川柏炭合用泻火解毒，清热燥湿；炒橘叶、炒橘核合用理气化痰，散结消瘿。五诊药后寐安痰气已松，心悸脘痛，遂专以化痰行气、和胃安神为法。前药减滋阴养液、泻火燥湿之品，而加茯神、炙远志、炒枣仁安神定志，佐以苦寒之川楝子与煅瓦楞子合用行气制酸止痛，并配伍乌梅丸寒热平调，扶正祛邪。药后疗效不显，乃扶正之力不及，故于六诊以炙甘草汤合乌梅丸化裁，但弃辛燥伤阴之品，以滋阴和阳，扶正祛邪为主。待胃痛渐止即撤去乌梅丸，桂枝亦减量，后以炙甘草汤加味，滋阴清气火、化痰散结消瘿、平肝理气安神而善其后。

综观此例，前后八诊，体质以阴虚为主，在治疗过程中不断演变，又先后出现心气不足、肝经气火郁结犯胃，既有基于脏腑相关上的疾病传变，又有治疗后的向愈转化，临证常可见到，程老随证治以养阴液、清气火、化湿热而终愈诸证。

医案 3（气血虚肝脾不调，黄芪五物汤多方进）

胡某某，女，63 岁。

初诊：1969 年 11 月 5 日。

腹痛喜按，心悸少寐，恶寒泛清，大便难。舌质淡，苔薄，脉虚细而弦。治以兼顾。

生黄芪三钱，全当归二钱，川桂枝六分，大白芍三钱，炙甘草一钱，煅瓦楞四钱，淮小麦四钱，火麻仁三钱（研），煨姜一片，红枣四枚。

二诊：诸症均已轻减，治以原法。

（上海中医药学院编 . 程门雪医案 . 上海：上海科学技术出版社，1982）

【诠解】《灵枢·邪气脏腑病形篇》云："阴阳形气俱不足，勿取以针，而调以甘药。"《伤寒论·太阳病脉证并治篇》亦曰："伤寒二三日，心中悸而烦者，小建中汤主之。"即阴阳气血俱不足的证治当温脾以建中气，益气血之源。本例患者腹痛喜按、心悸少寐，恶寒乏清而大便难，舌淡苔薄，脉虚细而弦，乃气血阴阳两虚，肝脾不调之证。治当益气温阳，养血和中。方投小建中汤加味，建中补脾，调养气血，并以煨姜易生姜温中散寒；黄芪、当归与火麻仁合用益气温阳，养血通便；与淮小麦合用温养心脾，定悸安神；煅瓦楞消痰软坚，制酸止痛。诸药合用，温阳滋阴，气血得补，遂方证相应而效如桴鼓。

黄寿人医案

（心绞痛肝肾阴虚，自订三子养阴汤）

金某某，男，60岁。心胸绞痛频作，时觉胸闷气短，头昏眼花，后脑作胀，健忘多梦，心烦口干，入夜难寐。苔薄黄，舌质较黯，脉细数。证属心、肝、肾阴不足，又兼瘀、热，以致脉络不畅。治用补心养肝、益肾通络为法。用三子养阴汤（自订方）加味。

方药：党参24g，沙苑子12g，麦冬12g，生地15g，枸杞12g，女贞子12g，黄连6g，菊花12g，丹参12g，朱枣仁12g，朱远志9g，三七末5g（入煎）。共5剂。

二诊：服上方，心胸绞痛次数减少，心烦不寐，寐则多梦，头仍昏胀，大便尚调。仍守前法为治。

方药：生地15g，沙苑子12g，枸杞12g，菊花9g，黄连6g，女贞子12g，朱柏子仁9g，丹参15g，朱枣仁12g，朱远志9g，三七末3g（入煎）。共5剂。

三诊：心胸绞痛减轻，时觉心慌，有时心烦难寐，口干苦，纳食可。舌赤苔薄黄，脉细数。此阴虚内热，治用补心养肝，益肾清热为法。

方药：生地15g，枸杞12g，沙苑子12g，黄连6g，党参15g，麦冬12g，女贞子12g，枣仁12g，菊花9g，黄芩9g，白芍12g，丹参15g。共5剂。

四诊：服药周余，心慌已止，不烦能寐。惟感头昏，脑后作胀，有时眼花，饮食如常。舌赤苔薄，脉细。治仿前法。

方药：党参15g，生地24g，五味子3g，麦冬12g，枸杞12g，枣仁9g，沙苑子12g，黄连3g，菊花12g，白芍12g，女贞子12g。共5剂。

（武汉市卫生局. 黄寿人医镜. 武汉：湖北人民出版社，1983）

【诠解】《诸病源候论·短气候》曰："……短气，其人气微，常如少气，不足以呼吸。"说明短气乃气微不足以吸。患者心胸绞痛频作，时觉胸闷气短且舌暗乃胸中血行不畅，气机阻滞所致；头晕眼花，后脑作胀，健忘多梦，心烦口干且入夜难寐，苔薄黄，脉细数乃心肝肾三脏阴虚，虚热内扰。此案辨属心肝肾三脏阴虚为本，血阻气滞为标。治当滋阴活血，补养心肝肾。方投黄老自订方三子养阴汤（沙苑子、枸杞子、女贞子、生地、黄连、菊花、朱枣仁、朱远志）加味。以三子养阴汤养肝益肾，清热安神；党参、麦冬合用益气养阴，佐以丹参既凉血除烦安神，又与三七合用活血通络。连续两诊证法不变，守方续服，心胸绞痛渐轻，脉络瘀阻渐有缓解。三诊时故减去三七通络活血，以防祛瘀伤正；又见心慌心烦，口干苦，舌赤苔薄黄，脉细数邪热内盛之象，遂佐以黄芩清上焦邪热而除烦，白芍养血柔肝。四诊时诸症俱减，惟感头晕，脑后作胀，时眼花，依旧舌赤苔薄，脉细等阴液不足之征，故仍以滋阴为大法，荡除余邪。以生脉散益气养阴，三子养阴汤滋补肝肾，须知活血祛瘀存在伤阴之虞，针对血瘀气滞为主的虚实夹杂之证，施治切不可峻药猛攻，亦不可长期运用，当中邪即收。若正气渐强，而脉络瘀阻未除者，活血祛瘀之品则可继用。

李介鸣医案

（肝肾不足脉过缓，杞菊地黄汤加减）

贾某，女性，65岁，农民，病案号：273858。1992年6月11日初诊。

主诉：心跳缓慢25年，加重2个月。

患者于1967年因感乏力、头晕、心悸而自触脉搏37次/分，到当地医院诊为："窦性心动过缓。"间断服用阿托品等药，症状可缓解，心率维持在50~60次/分之间。1987年9月因头晕加重，发现血压高，最高170/100mmHg，曾收住我院内科病房，治疗月余，血压控制在正常高限，出院诊断："窦性心动过缓，高血压病Ⅱ期。"近两月来头晕、心悸气短等症状加重，心率多在45次/分，故于1992年6月9日收入中医病房。入院后查体：血压：150/90mmHg。心率：50次/分，律齐，心脏各瓣膜区未闻及病理性杂音。双肺呼吸音清，肝脾不大，双下肢无浮肿。实验室检查：心电图示：窦性心动过缓，心率50次/分。超声心动图、肝肾功能、血糖、血脂均正常。诊断同内科出院诊断。

现症：头晕心悸，胸闷憋气，心前区刺痛，腰膝酸软，心烦易急，口干舌燥。舌质暗红有瘀点，少苔，脉沉细而缓。

辨证立法：肝肾不足，阴虚血滞。治宜滋补肝肾，活血复脉。方用杞菊地黄汤加减。

处方：枸杞子10g，菊花10g，茯苓20g，生熟地各12g，山萸肉10g，泽泻15g，丹皮12g，灵磁石20g（先入），炙甘草6g，细辛5g，红花12g，三七粉3g（分冲）。7剂。

治疗经过：二诊（1992年6月18日）服药后心率最快可达55次/分，腰酸腿软减轻，血压：150/80mmHg，舌暗有瘀点，苔薄白，脉细缓。守方改细辛9g，7剂，水煎服。

三诊（1992年6月25日）药后患者最快心率可达66次/分，白天心率一般在55次/分以上，自觉以上诸症减轻，舌红暗，脉细。前方去炙甘草，加女贞子12g，7剂，水煎服。

四诊（1992年7月2日）药后心率较前无变化，血压多在140~170/75~80mmHg之间，舌脉同前。守方加桂枝10g，赤白芍各12g，7剂。

五诊（1992年7月9日）服药近一个月，自觉症状基本消失。心率最慢56次/分，白天多在60次/分左右。复查心电图为窦性心律，心率：60次/分，血压恢复正常135/75mmHg。舌淡暗苔薄白，脉细弦。守方改细辛10g，加仙灵脾12g。日一剂。

（范爱平，曲家珍，李琏. 李介鸣临证验案精选. 北京：学苑出版社，1999）

【诠解】本例除心率慢所引起的头晕、心悸、胸闷憋气等常见症状外，还有心烦易急，口干舌燥，腰膝酸软，心前区刺疼等肝肾不足，肝阳上亢，津亏液少，阴虚血滞之象。杞菊地黄汤是六味地黄汤加枸杞子、菊花，有滋养肝肾的作用，主治肝肾阴虚之症。方中加磁石平肝潜阳；三七、红花活血化瘀而通瘀滞；细辛温通心肾之阳，可提高心率，虽其性偏温，有伤阴之弊，但因始量较小，又有甚多滋阴药共伍，并无多碍；甘草调和诸药，药后患者心率提高。后又在密切观察患者血压、心率情况下，逐渐加大细辛用量，并加桂枝、仙灵脾等温肾阳以助心阳提高心率之品，辅以女贞子、白芍等益阴敛阴清热之药，即可防止温阳药之辛燥，又可补肾养血，温凉并用，相得益彰。

张乃修医案

（熄肝宁神养心阴，天王补心丹先服）

杨媪　心悸跳荡，时为不寐，偏左头痛，腰股作酸，脉弦尺涩。阳升不熄。拟熄肝宁神。

朱茯神三钱，煅龙齿三钱，酒炒杭白芍一钱五分，黑豆衣三钱，炒枣仁二钱，夜交藤三钱，柏子霜三钱，滁菊花三钱，天王补心丹三钱先服，另五钱包煎。

（《张聿青医案》）

【诠解】《灵枢·经脉》曰："胆足少阳之脉，起于目锐眦，上抵头角，下耳后……入耳中，出走耳前，至目锐眦后……循胸，过季胁，下合髀厌中。以下循髀阳，出膝外廉，下外辅骨之前，直下抵绝骨之端……"。颞侧属足少阳胆经循行之处，且过胸、腹、腰、膝等部。患者偏左头痛，心悸不寐，且腰股作酸等不适均位胆经循行部位，胆与肝互为表里，结合脉弦尺涩，运用经络辨证并结合脏腑辨证，此乃心肾阴虚，风阳上扰。治宜滋阴熄风，养血安神。选用天王补心丹滋阴养血以安神，佐以酒炒白芍、黑豆衣、菊花滋阴清热、养血活血，朱茯神、夜交藤、柏子霜合用养血安神，再伍以煅龙齿平肝潜阳兼安神。诸药均以入心、肝、肾滋阴清热、活血熄风为要，功专而力雄，方奏养血安神，滋阴熄风之功而诸症自除。

祝谌予医案

（心律不齐心停跳，养阴益气温阳法）

白某，女性，36岁，干部。门诊病历。1994年2月3日初诊。

主诉：心悸伴头晕、胸闷2年。

患者1992年春不慎感冒，以后经常心悸，心律不齐，严重时每分钟可停跳十几次，伴头晕、目昏、胸闷憋气，劳累或生气后易发。曾在北京医院内科查心电图示：室性早搏频发，二度Ⅰ型房室传导阻滞，先后服过数种抗心律失常西药不效，疑诊为心肌炎后遗症，求中医治疗。现症：心悸阵作，有时停跳感，乏力头晕。胸闷憋气，神疲纳差，睡眠不安，颜面晦暗不华。昨日月经来潮，诸症加重，且腰酸膝软，小腹隐痛。舌暗淡，脉沉细无力，脉律不整。

辨证立法：心血亏损，心阳不足，心肾不交。治宜益心气，助心阳，补心血，交通心肾。方以生脉散合桂枝甘草汤加味。

处方：党参10g，麦冬10g，五味子10g，柏子仁10g，桂枝10g，炙甘草6g，生黄芪30g，菖蒲10g，郁金10g，丹皮10g，川断15g，桑寄生20g，菟丝子10g。每日1剂，水煎服。

治疗经过：二诊（2月24日）：服药14剂，心悸减轻，自觉早搏明显减少，月经1周净。昨日因生气，今日早搏又增至每分钟5~6次，伴乏力、气短明显，舌脉同前。守方去川断、桑寄生、菟丝子，加丹参30g，白术10g，白芷10g。再服14剂。

三诊（3月10日）：胸闷憋气告愈，入睡较佳，早搏减少至1~2次/分，口中和，后背畏冷。舌脉同前。

守方去白芷、炙甘草，加羌活10g，菊花10g，炒枣仁15g。再服14剂。

四诊（3月31日）：早搏基本控制，未再心悸胸闷。但3天前月经来潮，每日上午则头晕不能自持，视物旋转，大便溏薄，舌淡，脉细弦。辨证属气血不足，血不上荣，治用补中益气汤加减以补气升阳，养血安神。

处方：生黄芪30g，党参10g，白术10g，升麻5g，柴胡10g，当归10g，陈皮10g，炙甘草6g，川断15g，桑寄生20g，菟丝子10g，菖蒲10g，炒枣仁15g，五味子10g。7剂。

五诊（4月14日）：服药3剂，头晕即愈，精力充沛，未再心悸，复查心电图大致正常。以后每逢月经期前后，即有数天头晕心悸、早搏发作，均用上方控制。

六诊（6月2日）：连服上方20余剂，诸症均愈。舌淡暗，脉沉细。拟配丸药方巩固。

处方：党参 30g，麦冬 30g，五味子 30g，柏子仁 30g，桂枝 30g，生黄芪 90g，当归 30g，川芎 30g，赤芍 30g，葛根 50g，丹参 90g，菊花 30g，白芷 30g，白薇 30g，枸杞子 30g，女贞子 30g，菖蒲 30g，郁金 30g。诸药共研细末，炼蜜为丸，每丸 10g 重，每服 1 丸，每日三次。

1994 年 9 月随诊，一直未发生早搏，精神体力均佳。守方加生山楂 90g，再配蜜丸继服。

（董建华、季元、范爱平，等．祝谌予验案精选．北京：学苑出版社，2005）

【诠解】 病毒性心肌炎是由嗜心肌性病毒感染引起的心肌非特异性间质炎症，为临床常见病、多发病，由于累及心脏的部位不同故临床症状差异较大，可因失治或劳逸失常而留下后遗症，给患者带来生活和精神痛苦而降低生活质量。心肌炎后遗症以心律失常为主要临床表现者，可因劳逸失常、防护不当而外感、情志不遂及饮食不当而诱发。

患者心悸伴头晕、胸闷，曾因感冒而诱发，即《素问·痹论》所云"脉痹不已，复感于邪，内舍于心"是也，即风寒邪气因血脉内侵于心，耗伤心之气阴而发为心悸。且患者系女性干部，以血为用，常过用神思而倍耗阴血。初诊心悸阵作，胸闷憋气，乏力头晕等胸阳不振，气机不畅之征；神疲纳差，睡眠不安，颜面晦暗无华等气血亏虚之象；因月经来潮而诸症加重，且腰酸膝软，小腹隐痛，舌暗淡，脉沉细无力俱为肝肾不足，气血亏虚之征。故辨属阴血不足，阳气失运，肝肾不足。治当滋阴养血，补心益肾而养肝。方投生脉散合桂枝甘草汤化裁。生脉散益心气，养心阴；桂枝甘草汤温通心阳；重用黄芪健脾益气；柏子仁、川断、桑寄生、菟丝子合用补养肝肾；菖蒲化痰开窍安神；郁金疏肝活血；丹皮清泻血分虚热。阴血得养，脏腑得安故连服 14 剂诸症俱减，后连续 2 诊均随证化裁。四诊时未再心悸胸闷，月经来潮，头晕，大便溏薄，舌淡，脉细弦，辨属气血亏虚，清窍失养。治用补中益气汤益气升阳，并佐以川断、寄生、菟丝子加重补益肝肾之功，石菖蒲、炒枣仁与五味子合用化痰开窍安神。以健脾益气升阳之法连服 20 余剂，终愈诸症。后每逢月经期前后均发心悸头晕，此乃经血下行，清窍失养所致，故均以补中益气汤加川断、寄生、菟丝子升阳益气，培补脾肾，属权变之治。至六诊时，观患者平素即阴血亏虚，加之工作繁杂，思虑过度耗伤，遂处以益气养血，滋补肝肾之丸方以巩固疗效。

祝老学术上倡导中西医结合，临证时主张辨病与辨证结合，善于在辨证的基础上，随证处以古方化裁治疗。此案即辨病与辨证相结合，坚持辨证施治的原则性与随证处方的灵活性，根据疾病发展的不同阶段施治，值得参考学习。

邓铁涛医案

医案1（久患心衰水瘀阻，中西结合起沉疴）

梁某，女，65 岁。2003 年 9 月 27 日入院。

反复气促、心悸、肢肿 7 年，加重 3 月。今年 6 月患者自觉小便少（具体量不详），腹胀，气促心悸，胸闷肢肿逐渐加重，服药症状无改善而前来求治。急诊予静脉推注呋塞米 20mg，西地兰 0.4mg，并静脉滴注生脉注射液后，收入本病区。入院体查：T 36.5℃，P 88 次/分，R 22 次/分，BP 13/8.5kPa。神清，消瘦，口唇轻度紫绀，气促胸闷，心悸，不能平卧（以夜间为甚），颈软，颈静脉怒张，肝颈静脉回流征阳性。双肺呼吸音粗，两下肺闻及湿性啰音。心前区无隆起，心尖搏动弥漫，心界向左右扩大，心率 90 次/分，房颤律，心尖部可闻收缩期杂音，吹风样，向左腋下及左肩胛下传导。腹膨隆，未见静脉显露，上腹轻压痛，无反跳痛，肝肋下 3 厘米，质软、触痛，腹水征阳性。口干不欲饮，腹胀，双下肢及腰骶部重度凹陷性水肿，纳差，尿少，大便尚可，无咳嗽、咳痰，舌质暗红、苔黄干，脉结。未发现药物过敏史。患者曾经 3 次行多发性甲状腺瘤部分切除术，末次在 1985 年，否认高血压、糖尿病病史。血常规：WBC 6.4 × 10^9/L，N 0.71，L 0.23，RBC 3.66 × 10^{12}/L，Hb 107g/L，BPC 199 × 10^9/L。心电图示：心房颤动，电轴右偏，频发室早（多源性），短暂阵发性室速，肢体导联低电压，高侧壁异常 q 波，前壁等位性 q 波，ST－T 改变，心脏顺钟向转位。急诊生化检查：Cr 73μmol/L，Na$^+$ 138mmol/L，K$^+$ 3.3mmol/L，Cl$^-$ 103mmol/L，T_{CO_2} 22mmol/L，Glu 9.8mmol/L，Urea 7.7mmol/L。8 月 1 日行肝脏 B 超示：肝脏多发性血管瘤、肝大、肝瘀血、少量腹水。心脏彩超：全心增大，主动脉瓣退行性变并轻度关闭不全，二尖瓣病变并中重度关闭不全，三尖瓣增厚并中重度关闭不全，肺动脉瓣轻度关闭不全。EF（射血指数）33%。

中医诊断：心悸。证属气阴两虚，水停瘀阻。

西医诊断：①冠心病，全心扩大，心律失常，心房纤颤，频发室早，慢性心功能不全，心功能3级；②老年性退行性联合瓣膜病，主动脉瓣轻度关闭不全，二尖瓣中重度关闭不全，三尖瓣中重度关闭不全，肺动脉瓣轻度关闭不全；③多发性甲状腺瘤部分切除术后；④肝脏多发性血管瘤。

入院后发病重通知，低盐饮食，给予心电、血压监护，持续低流量吸氧，西药予呋塞米、安体舒通利尿，鲁南欣康扩冠，蒙诺合倍他乐克抗心衰。同时给予肠溶阿司匹林抗血小板凝集，加强补钾等，因患者长期服用地高辛、呋塞米，见多源性频发室早，为防止洋地黄过量，暂不用地高辛。邓教授初诊以益气养阴，活血利水为法。处方：

黄芪25g，茯苓皮30g，葶苈子、白术各12g，泽泻、党参、大枣、麦门冬各15g，石斛20g，桃仁10g，红花、炙甘草、砂仁（后下）各6g。每天1剂，水煎温服。

次日：复查洋地黄浓度正常，给予地高辛0.125mg，每天1次，口服。1周后患者心悸、气促略好转，但复查洋地黄浓度2.53mg/L，即停用地高辛。10月15日患者突然病情变化，烦躁不安，气促加重，张口抬肩，伴多汗、头晕、胸闷、口唇苍白稍紫绀，颈静脉怒张，心率150次/分，房颤律，并随即出现心跳骤停，经心肺复苏成功，但BP 10/6kPa，尿少，予维持可达龙、多巴胺、多巴酚丁胺泵入，复查生化：Cr 286μmol/L，Na^+ 135mmol/L，K^+ 7.3mmol/L，Cl^- 93mmol/L，T_{CO_2} 14mmol/L，Glu 5.7mmol/L，Urea 28.7mmol/L，血气分析示严重代谢性酸中毒。请肾脏内科会诊，考虑患者血压低，存在严重的心衰，全身状态差，故暂时不行床边CRRT（透析）治疗，给予深静脉插管，予血流动力学监测，并静脉滴注利尿合剂，补碱，以及纠正水电解质平衡等措施，同时静脉滴注参附注射液益气回阳。患者小便增加，但仍气促心悸，腹胀满，大便可，纳差，舌淡，苔白，脉促。

邓教授二诊：以益气温阳，活血利水为法。拟真武汤加减。处方：

黄芪25g，茯苓皮30g，桃仁10g，党参、木香（后下）、泽泻各30g，附子

（先煎）、葶苈子、白术各12g，红花、炙甘草各6g。每天1剂，水煎温服。

患者精神略好转，仍腹胀，大量腹水，气促，咳嗽，痰多，皮肤、巩膜黄染，舌淡、苔少，脉促。考虑患者肝功能异常系由于心力衰竭致肝淤血所致，予以腹穿抽腹水，静脉滴注古拉定护肝。

邓教授三诊：患者已阴损及阳，湿热蕴结，治以益气温阳，利水消肿，佐以清热利湿为主。方以中满分消丸合真武汤加减。处方：

黄芪、益母草、泽泻各30g，制川乌（先煎）8g，蒲黄9g（布包），茯苓、党参各15g，法半夏、厚朴、升麻各12g，木香（后下）、柴胡、干姜、吴茱萸各10g，黄连、炙麻黄、附子（先煎）各6g。每天1剂，水煎服。

患者尿量增多，气促心悸明显减轻，纳食增加，无咳嗽，双下肢水肿明显减轻（仅踝关节附近浮肿），血压波动在（10～13）／（7～8）kPa，心率80～115次/分，继续用多巴胺、多巴酚丁胺维持，并静脉滴注呋塞米利尿、西地兰减慢心率，蒙诺和倍他乐克每2周根据病情变化，调整增加剂量分别至10mg和18.75mg，适当补镁。经治疗患者明显好转，无心慌气促，能自行下地缓慢行走，纳可，无腹胀，二便调，舌淡、苔薄白，脉结。BP 13/8.4kPa，HR 82次/分，房颤律。复查心脏彩超EF46%。全胸片示：双肺纹理及肺门结构较前清晰，心影较前缩小，心衰好转，血气分析和各项生化指标基本正常，病情好转并稳定，于12月12日出院。

［李松，邹旭，刘泽银．邓铁涛教授治疗顽固性心衰验案1则．新中医，2004，36（5）：16－17］

【诠解】 难治性或顽固性心力衰竭一般指经过常规抗心衰治疗但疗效不佳或心衰的临床表现继续恶化者。临床上常有显著水肿，甚至各浆膜腔积液，运用利尿剂效果不明显或无效，对洋地黄类药物耐受性差，极易出现中毒表现。心衰虽病情复杂，病势危重，但邓老认为心衰的总病机是心气虚、心阳虚，以心之阳气（或兼心阴）亏虚为本，瘀血水停为标。心主血脉，血脉运行全赖心中阳气的推动，若心之阳气亏虚，鼓动乏力，则血行滞缓，血脉瘀阻，正如《医学入门》所说"血随气行，气行则行，气止则止，气温则滑，气寒则凝"。邓老辨治心衰主要可以分为心阳虚与心阴虚，故立温心阳和养心阴为治疗原则，而急性期当阴阳分治，温补阳气为主。代表方为暖心方（红参、附子、薏苡仁、橘红等）与养心方（生晒参、麦冬、法半夏、茯苓、三七等）。

本案初诊患者气促胸闷，不能平卧（以夜间为甚）为浊唾涎沫壅滞于肺，气机被遏之故；腹胀，纳差，双下肢及腰骶部重度凹陷性水肿，尿少等症原因有二：一则水之上源肺气壅遏，宣降失司；二则中虚失运，水湿内停。口唇轻度紫绀，心悸，口干不欲饮并结合舌脉，当属水湿瘀血互结于内，心失所养。在坚持西医对症支持治疗的基础上，施以活血利水，益气养阴之法。方投葶苈大枣泻肺汤合四君子汤化裁，降逆肺气而除痰湿，健脾益气，佐以活血利水之品以滋阴。病情得以控制，一周后病情急转直下，烦躁不安，气促加重，张口抬肩，血压低，伴多汗、头晕、胸闷、口唇苍白稍紫绀等严重心衰之症，经静脉滴注利尿、补碱及纠正水电解质等措施处理后仍气促心悸，腹胀满，纳差，舌淡苔白，脉促。邓老遂施以益气温阳，活血利水之法，方投真武汤化裁。然药后精神略好转，诸症依然，又增咳嗽痰多，皮肤、巩膜黄染等症，予以腹穿抽腹水，静脉滴注护肝。思之素有气阴两虚，日久伤及阳气，水湿内停又易阻碍气机，成水停血阻之证。故以《兰室秘藏》之中满分消丸合《伤寒论》之真武汤化裁，益气温阳，清热利湿，攻下逐水。药后诸症俱减，密切观察并随证施治，后病情好转并稳定而出院。

纵观本案治疗始末，虽强调辨证论治，但亦未忽视西医辨病对治疗的重要意义。治疗原则严格遵循西医心衰的国际治疗指南规范，随证使用利尿剂、β－受体阻滞剂、洋地黄、转换酶抑制剂（ACEI），并严格控制水盐摄入。治疗中患者虽多次出现急性左心衰，并数次心跳骤停，但治疗方案坚持根据病情变化和国际指南的要求不断调整，坚持中西医结合治疗，最终疗效颇佳。充分说明临床当切实发挥中西医诊疗的长处，运用中医辨证思维立法处方，而绝不能受西医所限，亦步亦趋。

医案2（气阴两虚痰瘀阻，益气养阴祛痰瘀）

雷某，女，40岁。1997年7月1日入院。

心慌心悸，胸前区郁闷半月，5月1日因受凉感冒，头痛鼻塞，自服康泰克等，上述症状消失，但仍有咽部不适。至半个月前因过度劳累后始出现心慌心悸，胸前区郁闷不适，EKG 示："偶发室性早搏"，服用心血康、肌苷等，症状未见缓解。自述胸闷，心慌心跳，时作时止，疲倦乏力，眠差，纳食一般，二便调，舌淡黯、边有齿印，苔少脉结代。体格检查：心界不大，心率 66 次/分，律欠齐，可闻及早搏 2～3 次/分，未闻及病理性杂音。超声诊断：心肌炎改变。ECT：静态心肌显像示心肌前壁病变。

邓老查房：患者中年妇女，奔波劳累，神清，面色晦滞，准头欠光泽，疲倦乏力，心悸胸闷时作时止，纳一般，眠差，口干，二便调，舌淡黯边有齿印，苔少脉结代。

中医诊断：心悸（气阴两虚，痰瘀内阻）。

西医诊断：心肌炎，心律失常，频发室性早搏。

治疗第一阶段：扶正祛邪，治以补益气阴、养心安神为主，佐以祛瘀通脉，方以炙甘草汤加减，配合中成药宁心宝、生脉液、滋心阴口服液、灯盏花素片（按制剂说明剂量用药）治疗。药用：

炙甘草 30g，生地黄 20g，麦门冬 15g，阿胶 9g（烊），桂枝 12g，党参 30g，麻仁 20g（打），大枣 6 枚，生姜 9g。水煎服，日 1 剂，共服 5 天。

第二阶段（1999 年 7 月 5 日）：经上述治疗，精神好转，偶有心慌、心悸、胸闷，纳眠可，无口干，二便调，舌淡黯边有齿印，苔薄白脉涩。查体：心率 81 次/分，律欠齐，可闻早搏 1～2 次/分。EKG 表示：大致正常。气阴已复，痰瘀渐显，治法以益气养阴，豁痰祛瘀通脉为法，原方去生姜，加法半夏、茯苓、丹参、桃仁，加强豁痰祛瘀通脉之力，药用：

炙甘草 30g，生地黄 20g，麦门冬 15g，阿胶 9g（烊），桂枝 12g，党参 30g，麻仁 20g（打），大枣 6 枚，法半夏 12g，茯苓 30g，丹参 20g，桃仁 12g。水煎服，日 1 剂，共服 4 天。

第三阶段（1999 年 7 月 9 日）：精神好，心慌、心悸、胸闷偶作，纳、眠尚可，二便调，舌淡黯苔稍腻，脉细涩。心率 78 次/分，律欠齐，可闻及早搏 1～2 次/分，上药养阴太过，痰瘀更明显，治以益气健脾，涤痰祛瘀通脉为主，药用：

竹茹 10g，枳壳、橘红各 6g，茯苓 15g，法半夏 10g，太子参 30g，白术 15g，田七末 3g（冲），火麻仁 24g（打），炙甘草 10g、五爪龙 30g、丹参 20g。每日 1 剂，水煎服。

患者守方服 20 天，诸症消失，纳、眠可，二便调，舌淡红、苔薄，脉细，心率 80 次/分，律齐，24 小时动态心电图示：窦性心率，偶发室性早搏，仅见原发室早 4 次，出院。

[周文斌，尹克春，蒋丽媛. 邓铁涛调脾护心法治疗心悸的经验. 辽宁中医杂志，2005，32（8）：758－760]

【诠解】 心肌炎心律失常、室性早搏表现为心慌心悸，难以自止，伴胸闷，当属中医学之"心悸"范畴。心藏神，主血脉，其华在面，气血不足神失所养，故致面色晦滞，疲倦乏力，眠差；心悸胸闷时作时止提示乃气血内虚；《医宗金鉴·正骨心法要旨·头面》曰："鼻孔之骨界，名曰鼻梁骨，下至鼻之尽处，名曰准头。"准头者，鼻子最下端，即鼻尖也，内候脾胃功能。患者准头欠光泽，即提示脾胃功能不足。气血不足则鼓动乏力，一则血行不畅，二则津液布散失常故见口干，舌淡黯边有齿印苔少而脉结代。邓老辨属气阴两虚，痰瘀内阻。施以滋阴和阳，补养气血，祛瘀通脉之法。方投炙甘草汤加味。

《伤寒论·辨太阳病脉证并治篇》第 177 条曰："伤寒，脉结代，心动悸，炙甘草汤主之。"本条病机为心之气血阴阳亏虚，与本案相符，故加以援用。方中以炙甘草甘温补脾益气、通经脉、利血气为主药，与人参、大枣合用补益中焦，壮气血生化之源。阿胶、生地、麦冬、麻仁以滋阴养血，阴无阳则不生，阳无阴则不长，故于大队滋阴养血之品中加用桂枝、生姜二味，辛甘通阳，既可促进滋阴养血药物的吸收和运化，又可行药滞。并配合中成药加强益气养阴之功，气血阴阳并补故脉复而悸自止。药后诸症俱减，惟舌苔由少转为薄白，脉由结代转为涩。邓老认为岭南气候潮湿，且社会转型期竞争激烈，生活压力增加，饮食起居及劳逸失常，易致气机郁结，损伤肝脾胃而内生痰湿。初诊施以滋阴养气血之法，但有助湿增痰之弊，故二诊加强益气涤痰祛瘀之功，于前方基础上加法半夏、茯苓化痰理气，丹参、桃仁祛瘀通脉。

药后诸症续减，而痰与瘀都是津液之病变，痰为瘀之初，瘀为痰之果，痰瘀交结，使病情缠绵。故痰为心系疾病的病理基础，而脾乃生痰之源，为心疾的关键环节。且前方相继以益气滋阴而和阳，涤痰祛瘀之法治疗后，针对素有肝脾胃损伤，痰湿内生而气机郁滞，邓老施以益气滋阴，健脾除痰之法以治其本。方投温胆汤合四君子汤加减，并仍遵炙甘草汤之意，益气健脾，涤痰祛瘀。诸药合用，使邪去而胸中阳气得振，心神得养而神自安，安有不愈者乎？

医案3（气阴两虚痰瘀重，心脾相关温胆汤）

患者，男，72岁。

2001年1月3日就诊。

患者20年来多次心电图提示频发室性早搏，曾因此晕厥3次，且症状呈逐渐加重趋势。1999年4月因频发室性早搏。于本院二沙岛分院住院，服用心律平0.2g，每日1次维持。2000年7月停用后早搏明显增多。入院前1周因情绪激动，觉心悸心慌，胸闷不适。遂急诊求治。心电图示：频发室性早搏，二联律。予利多卡因静滴，好转而入住心脏科。查体：心界不大，心率80次/分，律不齐，可闻及早搏10次/分，无病理性杂音。心电图示：频发室性早搏，四联律，电轴左偏。生化示：空腹血糖17.3mmol/L。

入院中医诊断：心悸（气虚痰瘀阻络）。

西医诊断：1. 冠心病心律失常、频发室性早搏、心功能2～3级。

2.2型糖尿病

予参麦注射液、美迪康、达美康等治疗。入院第2天，邓老查房。症见：疲乏，面色晦黯，心悸，胸闷，活动后气促，消谷善饥，口干欲饮，微咳，无寒热，眠可，二便调，舌淡黯，苔腻稍干，脉浮滑。邓老认为，冠心病心律失常为本虚标实之证，以心阴心阳之虚为本，以痰瘀闭阻为标。患者疲乏、心悸、活动后气促，为气虚表现；消谷善饥、口干欲饮者，属阴不足；胸闷为气虚胸阳不展、痰浊瘀血阻络、血行不畅的表现；面色晦黯为有瘀之征。结合舌脉，本病证属"气阴两虚，痰瘀阻络"。治以益气养阴，活血除痰通络为法。方用温胆汤加减：

黄芪30g，太子参30g，山药60g，玉米须30g，竹茹10g，枳壳6g，橘红6g，胆南星10g，茯苓12g，仙鹤草30g，豨莶草12g，丹参15g，甘草30g。每日1

剂，水煎服。

3 剂后，即诉无明显心悸胸闷，消谷善饥明显减轻。原方继进 7 剂，煎服法同前。7 天后，心电图示：偶发室性早搏。继服原方 14 剂，诸症消失，听诊无早搏。查动态心电图示：偶发室性早搏；生化示：空腹血糖 6.83mmol/L。

[刘泽银，邹旭．邓铁涛心脾相关论治疗心悸临床经验总结．中国中医药信息杂志，2007，14（7）：83-84]

【诠解】 本案患者素有早搏晕厥病史，常心悸胸闷，且可因情志诱发。脉证相参，邓老认为当辨属气阴两虚，痰瘀阻络。治当益气养阴，活血除痰通络。方投温胆汤合四君子汤加味。重用黄芪、山药、太子参、茯苓、甘草健脾益气；胆南星、竹茹清热化痰；稍用橘红、枳壳理气化痰；丹参活血通络，除烦安神；又因其轻咳、脉浮，考虑有外感，故加用辛散苦燥之豨莶草，祛风除湿而通络，现代研究证明亦可降血压。根据邓老经验，陈皮除湿化痰，湿聚成痰多用之；橘红行气化痰，胸闷明显者用之，故方中用橘红易陈皮。枳实辛散苦降，善破气除滞、消积导滞而攻伐力强；枳壳长于行气开胸，宽中除胀而攻伐力弱，故又以枳壳代枳实。此案以气阴两虚为本，痰瘀阻络为标，故方中大队益气滋阴之品且重用，体现扶助正气为根本，配伍橘红、枳壳虽可使补而不滞，但亦有破气之弊，故量宜轻。全方通过健脾益气、化痰祛瘀，使心气心阴得养，痰瘀得化，脉络通畅，前后共进 24 剂，而终愈诸症。此案心病及脾致心脾俱病，治则心脾同调，充分体现了邓老"心脾相关论"的学术思想。

路志正医案

（心情紧张心悸生，生脉散合酸枣汤）

患者，女，78 岁。

2009 年 7 月 30 日就诊，既往有高血压病 30 余年，血脂异常 10 年，2 型糖尿病 2 年余。患者于 2008 年 8 月开始出现阵发性心悸，以晨起为著，下午较轻，每次发作 1～10 分钟不等，由每日发作 3 次渐发展为 10 次左右，伴有心情紧张，焦虑恐惧，双手不自主颤抖，胸闷气短，疲倦乏力，自汗较重，入睡困难，后半夜易醒，醒后再难入睡，纳食不馨，二便调。曾在多家医院就医，诊断为"心律失常（频发室早）"。间断口服"盐酸美心律""酒石酸美托洛尔"等药，室早或有减少，仍有心慌胸闷，焦虑恐惧等症。查：血压 144/76mmHg，体质偏瘦，双肺无异常，心率 86 次/分、律不齐、早搏 7 ~ 8 次/分，双下肢无水肿。舌质红、体瘦，少苔，脉弦细结。心电图示：窦性心律，频发室早。24 小时动态心电图示：室早 3056 个，未见 ST - T 改变。心脏超声未见异常。中医辨证：气阴两虚，心神不宁，治以益气养阴、安神定志，方以生脉散合酸枣仁汤加减。

西洋参（先煎）10g，麦冬 12g，五味子 5g，黄精 12g，当归 12g，川芎 8g，炒酸枣仁 18g，茯苓 20g，知母 12g，莲子肉 15g，炒白术 12g，生谷芽、生麦芽各 30g，桂枝 6g，炙甘草 10g，紫石英（先下）30g，陈皮 6g。水煎服，每日 1 剂，连服 2 周；另服人参生脉胶囊 2 粒，3 次/天。

2009 年 8 月 13 日二诊：阵发性心悸稍减轻，余症如旧。考虑患者年高病久，治须缓图，上方去川芎、茯苓、桂枝辛温燥药以防过用伤阴，加山药 15g、山茱萸 12g、炒枳壳 12g，鸡内金 12g，炒酸枣仁改 20g 以增强养阴敛汗，理气和胃之功效。另配茶饮方：太子参 15g，南沙参 15g，麦冬 10g，浮小麦 30g，僵蚕 10g，鸡内金 12g，地锦草 15g。水煎代茶饮，每日 1 剂。继服 2 周。

2009 年 9 月 3 日三诊：药后心悸气短明显减轻，汗出减少，饮食、睡眠好转，时感腰膝酸痛。复查血压 140/70mmHg，心率 84 次/分、律齐、未闻及早搏。上方加桑寄生、淫羊藿强壮腰脊补肾以收全功。3 个月后随访，未再复发。

[尹倚艰. 路志正治疗心血管病验案 4 则. 中国中医药信息杂志，2010，17 (11) 83 – 85]

【诠解】 室性早搏简称室早，是临床上非常常见的心律失常。其发生人群广泛，可见于正常健康人群和各种心脏病患者；其临床症状变异性也较大，可无症状表现，轻则心悸，重则晕厥或黑蒙。一般分为功能性与器质性两大类，前者多与心理、精神、睡眠及情志因素相关，源于植物神经功能紊乱，心脏并无病理性改变，通过调畅情志、适起居、颐养精神与适量活动可缓解，预后较好；后者多与原发心脏病有关，心脏病理性病变，原发病越重，早搏越多，活动后早搏增加，预后较差。

本案患者虽年逾古稀，且有高血压、血脂异常、糖尿病等病史，但经查心脏未见器质性病变，故仍将其归属功能性心律失常，与其心情紧张、睡眠欠安、焦虑恐惧等精神因素有关。症见心悸频发，胸闷气短，疲倦乏力，自汗较重，晨重暮轻乃心之阳气亏虚，失于温养；"胃不和则卧不安"，而卧不安亦可致胃不和，故见入睡难易惊醒，复睡难而纳差；神失所养，加之久病气机郁滞，故见恐惧焦虑；体瘦，舌红少苔，脉弦细结此乃心肝两脏阴虚之象。路老辨属气阴两虚，心神不宁，责之心肝两脏。治疗一则助心阳、滋心阴以安心神；二则养肝血兼疏肝和胃以畅气机。方投生脉散合酸枣仁汤加减。前者益气养阴、固表止汗，后者养肝血、益心阴而安神；再配黄精、当归、莲子肉增强养血育阴之功；佐以炒白术、陈皮、生谷芽、生麦芽健脾和胃，资气血生化之源；桂枝、炙甘草辛甘化阳以温通心阳，助心行血；紫石英重镇潜阳安神。随后复诊皆宗此方意随证加减，不离"心藏神，主血脉"、"肝藏血"之旨，病终告愈。

张存鉴医案

（感冒引发心肌炎，自拟复方四参饮）

陈某，女，37岁。初诊：1990年5月18日。

主诉：胸闷，心悸，发现早搏13年，加剧3月。

病史：患者于1976年8月25日突感畏寒，头痛，全身酸楚，咽痛不适，继则发热。T39.7℃，经治疗后热退，但感胸闷，心悸。查心电图示心律不齐，频发室早，当时体检早搏15次/分。后经辅酶A、大仑丁治疗，症情一直反复，直至后来用慢心律后早搏才稍改善。今年2月5日疲劳后又出现频繁室性早搏，用慢心律、心律平至今已近3月，症情仍未控制，时感胸闷胸痛，心悸，早搏每分钟少则5~6次，多则16~17次，头晕纳差，夜寐少安，乃收治入院。

舌脉：苔薄腻，脉细促。

检查：LDH：83u%，GOT：11u%，CPK：25u%。超声心动检查正常，心功能检查正常，抗心肌抗体阴性，B超示：慢性胆囊炎。

辨证：营血不足，心气失宣。

西医诊断：病毒性心肌炎，心律失常。

中医诊断：心悸。

治法：调营养心而利气机。

方药：丹参12g，孩儿参12g，苦参9g，南沙参9g，水炙远志3g，淮小麦30g，制黄精9g，紫石英15g，炒枣仁9g，生香附9g，广郁金9g，炙延胡9g，赤白芍各9g，水炙甘草3g，香谷芽12g。12剂。

二诊（6月1日），心悸稍平，仍感胸闷，胃脘胀满少舒，脉细而数、促，苔薄腻，拟上法续进。

处方：上方加八月札15g，徐长卿15g，夜交藤30g，茶树根30g。10剂。

三诊（6月22日），心悸已宁，夜寐亦安，胃脘胀满渐平，苔薄腻，质略红，脉细偶促，拟前方再进。

处方：丹参9g，孩儿参15g，苦参9g，南沙参9g，水炙远志3g，淮小麦30g，制黄精9g，紫石英15g，生香附9g，郁金9g，白术9g，白芍9g，炒枳壳9g，水炙甘草5g，香谷芽12g，夜交藤30g。10剂。

随访：住院一月余，抗心律紊乱药逐渐撤减而予中药治疗，心悸胸闷好转，早搏减少乃至消失而出院。在门诊随访数月，早搏一直未出现，以后正常生活和工作，偶尔仍有少许早搏出现，但不明显且很快消失，仍不定期地服用中药。

[张镜人．张镜人．（中国百年百名中医临床家丛书·国医大师卷）．北京：中国中医药出版社，2011]

【诠解】 中医学认为病毒性心肌炎的恢复期、慢性期及后遗症期患者，以心律失常为主要表现。本病以"虚"、"瘀"、"毒"三者为病，病变后期，主要以气阴亏虚、瘀热兼夹为主要病机，进一步可表现为营血亏虚或痰凝气滞，故清热活血、益气养阴、宁心安神等药物均使用。本案病人长期心律失常，素休木虚，加之外邪入侵，发为本病，就诊时外邪已祛，故治疗上应以益气养阴，调营养心利气机为主。复方四参饮为张老先生自拟方，由孩儿参、丹参、南沙参、苦参、水炙甘草、炒枣仁、水炙远志、广郁金、莲子心等组成。方中孩儿参益气生津，健脾和中，功同人参而力薄，是补气药中一味清补之品，气虚而兼阴分不足者尤宜。丹参夙有"一味丹参散，功同四物汤"之说，故能祛瘀调营。南沙参滋润上焦，但不恋邪为其优点。苦参古人曾提到"专治心经之火，与黄连功用相近"，现代药理亦证实可以抗心律紊乱，对湿热郁火明显之心悸作用尤佳。甘草为"可上可下，可内可外，有和有缓，有补有泄"之品，此处取其缓急和中。枣仁养心安神，乃治疗虚烦惊悸不眠之良药。远志安神定志，散郁化痰。郁金辛开苦降，芳香宣达，是血中气药，擅入心经活血通滞，可治瘀热所致的胸闷心悸。莲子心长于清心除烦。上药配合，以孩儿参益心气，南沙参养心阴为君；丹参调心血，苦参清心热，甘草缓心脉，郁金通心滞为臣；枣仁宁心神，远志宁心悸为佐；莲子心除心烦为使。临床以此为基本方加减，取得较好疗效。

方和谦医案

（心动过速气阴虚，生脉地黄多方治）

赵某，女，56岁。2005年2月18日初诊。

初诊：诉阵发心悸1年。患者1年来阵发心动过速，时发时止。发作时心率160~180次/分。每周发作3至4次。在四川当地医院做心电图示：室上性心动过速。患者平素自觉乏力，睡眠不实。大便不成形。舌苔薄白，脉弦缓。方师认为此为心肾气阴两虚，法当滋阴补肾，养心安神。

处方：太子参15g，酸枣仁12g，远志5g，茯苓15g，桂枝5g，炙甘草6g，熟地黄12g，麦冬10g，枸杞子10g，五味子5g，大枣4个，百合15g，炒山药10g，山萸肉6g，丹皮6g。20剂，水煎服，每日1剂。

复诊：2005年3月18日，诉服药后心悸发作次数减少，每周发作1次，发作时心率亦减少。继服上方加竹茹叶各5g。10剂，水煎服，每日1剂。遂回四川老家调养。

[方和谦．方和谦（中国百年百名中医临床家丛书·国医大师卷）．北京：中国中医药出版社．2011]

【诠解】 患者老年女性，患病时间长达一年，平素体质不强，久病气阴两虚，发为心悸。本案临床表现自觉乏力，睡眠不实，为心气怯弱，肾阴亏虚，水火不济，虚火妄动，上扰心神而致病。再合舌脉，当辨为心悸，证属气阴两亏，心肾不足，治病必求于本，当益气养阴，补肾养心。方中太子参益气阴，生津液；麦冬甘寒养阴清热，润肺生津；五味子酸温，敛肺止汗，生津止渴。三药合用，一补一润一敛，益气养阴，生津止渴，敛阴止汗，使气复津生，汗止阴存，气充脉复。熟地滋肾填精；辅以山药补脾固精；山萸肉养肝涩精，称为三补。又用丹皮清泄肝火，并制山萸肉之温、防熟地黄之滋腻，茯苓淡渗脾湿，以助山药之健运；大枣、百合安心神。方用麦味地黄汤、生脉散、桂枝甘草汤合方，滋补肾阴，益气养心。又加入酸枣仁、远志、百合等养心安神，疗效显著。

李振华医案

医案 1（心肌病气阴两虚，李氏养阴益心方）

患者，男，54 岁。1999 年 8 月 16 日初诊。

主诉：心悸 2 年余。

现病史：1997 年 6 月，患者每遇劳累后心悸、气短、咳嗽，休息后可以缓解。1999 年 8 月上述症状加重，伴双下肢浮肿，前来就诊。

现症心悸，气短，咳嗽，胸闷，双下肢浮肿，劳累后加重，休息后缓解，神疲乏力，口苦咽干，头晕失眠，舌质红，苔薄黄，脉结代而弦。体格检查：体温正常，心率 86 次/分，血压 130/80mmHg，心界向左下扩大，心尖部有 3/6 级收缩期吹风样杂音，血常规、血红蛋白沉降率均正常，早搏 15 次/分，有时呈二联律。心电图诊断为频发室性早搏。

中医诊断：心悸（气阴两虚偏心阴虚）。

西医诊断：扩张性心肌病。

治法：养阴益气、宁心安神。

处方：红参 6g，生地黄 15g，麦冬 15g，丹参 15g，阿胶 10g，茯苓 15g，桂枝 3g，枣仁 15g，远志 10g，节菖蒲 10g。

连服 2 周，心悸、胸闷、失眠明显好转，早搏 2 次/分，心电图提示偶发室性早搏。继服 1 个月，自觉症状及早搏消失。随访 3 个月，未复发。

[李郑生. 李振华教授治疗室性早搏经验. 中医研究，2009，22（11）：45－47]

【诠解】 本例患者心悸 2 年，久病致虚。现临床表现心悸，气短，咳嗽，胸闷，下肢浮肿，劳累后加重，神疲乏力，口苦咽干，头晕失眠，舌质红，苔薄黄，脉结代而弦。四诊合参，辨证为气阴两虚，治宜养阴益气、宁心安神，予李氏养阴益心汤加减。方中生地黄、麦冬、阿胶补心血，养心阴以充血脉；红参既可补养心阴，又能合茯苓健脾益气，以助气血生化之源；桂枝用法宜轻不宜重，目的在于通阳而非温阳，偶发早搏者用 2g，频发早搏者用 3g；丹参活血化瘀，养血安神；枣仁、节菖蒲、远志养心安神，透窍定悸。诸药合用，使心之阴血充足，心气复而心阳通，心神得养而自安。

医案 2 （心肌炎因外感起，养阴复脉炙甘草）

权某，女，25 岁。于 2005 年 9 月 20 日来诊。

主诉：心悸、胸闷半年余。

病史：半年前因服减肥药物导致泄泻，体虚继患感冒之后出现心悸、胸闷。心电图检查诊断为：病毒性心肌炎。2005 年 8 月 9 日至 9 月 12 日住入许昌市某医院，经治疗症状有所好转，但心悸仍未尽除。现心慌，胸闷，左胸和背部沉闷不舒，精神疲惫，肢倦乏力，心烦急躁，失眠多梦。心率 95 次/分，时有早搏。舌质淡红，舌体稍胖大，少苔，脉弦细数结代。

中医诊断：心悸（气阴两虚）。

西医诊断：病毒性心肌炎。

治法：益气养阴，安神定悸。

处方：炙甘草汤加减：红参 10g，麦冬 15g，生地 15g，阿胶 10g，桂枝 4g，丹参 15g，茯神 15g，炒枣仁 15g，节菖蒲 10g，龙齿 15g，知母 10g，火麻仁 15g，檀香 10g，炙甘草 6g。15 剂，水煎服。

医嘱：注意休息，避免劳累。

二诊：2005 年 10 月 8 日。心悸明显好转，早搏明显减少，精神较佳，药已见效，当继续服药以巩固疗效。仍失眠多梦，舌红少苔，脉弦而细，为阴虚未复，加山茱萸、枸杞子滋阴；结代脉偶尔有之，桂枝减量；红参性燥，改用补而不燥之白干参。15 剂，水煎服。

处方：炙甘草汤加减：白干参 10g，麦冬 15g，生地 15g，阿胶 10g，桂枝 3g，丹参 15g，茯神 15g，炒枣仁 15g，节菖蒲 15g，山茱萸 15g，枸杞子 15g，龙齿 15g，火麻仁 15g，檀香 10g，知母 12g，炙甘草 6g。15 剂，水煎服。

心悸消失、胸闷减轻，失眠好转，精神转佳。

[郭淑云、李郑生．李振华（中国百年百名中医临床家丛书）．北京：中国中医药出版社．2011]

【诠解】 心悸病机不外虚实两端，或责之于气血阴阳亏虚，心失所养，或责之于邪扰心神，心神不宁。本案为女性患者，症见心慌，胸闷，精神疲惫，肢倦乏力，心烦急躁，失眠多梦，合并舌脉，当辨为心悸，证属气阴两虚，心神失养。本案病的根本在气阴两虚，加之感冒后，治疗当以益气滋阴，养心安神定悸为主，方选炙甘草汤加减。药用红参、炙甘草补益心气，少佐桂枝配红参温通心阳；麦冬、生地、阿胶、火麻仁滋养心阴；炒枣仁、茯神、节菖蒲、龙齿养心安神定悸；知母清热除烦；檀香行气宽胸除胸闷而使心悸痊愈。

郭子光医案

医案 1（心肌炎余热未清，生脉散加凉血药）

唐某某，男，18 岁。2002 年 10 月 10 日初诊。

因"病毒性心肌炎"，住院月余，诸症已缓，惟室性早搏不除，且心肌酶持续不减。心悸，偶尔胸痛，动则加重，咳嗽无痰，咽干尿黄。舌瘦红，苔薄黄干，脉细数偶有歇止。辨为气血亏损，余热未尽。治以益气滋阴，清热凉血。拟方：

太子参 20g，麦门冬 20g，五味子 12g，丹参 20g，玉竹 15g，生地 15g，黄连 10g，虎杖 15g，瓜蒌 10g，炙甘草 8g，谷芽 20g。每日 1 剂，水煎服。

服完 12 剂，查心肌酶正常，早搏消失，诸症大减。仍以生脉散加黄芪、虎杖、板蓝根、丹参、酸枣仁、生地、谷芽善后。2 月后复查，一切正常。

[刘杨．郭子光辨治心血管疾病的临证思想与经验．四川中医，2006，24（6）：1 -3]

【诠解】 患者由病毒性心肌炎后遗室早，该病临床以气阴两虚夹瘀滞或兼湿热多见，如病程不长，易治，病程太久，络道干闭，则难治。本案患者，症见心悸胸痛，咳嗽无痰，咽干尿黄，四诊合参，当辨为气血亏损，余热未尽。方用生脉散加丹参养血活血，玉竹、炙甘草益气滋阴；生地清热凉血；瓜蒌壳清热涤痰，宽胸散结；黄连清热泄心火；虎杖、谷芽治热毒。

医案2（少阴热化气阴虚，生脉散合复津药）

张某，男，11岁。2005年4月18日初诊。

病史：2003年体检中发现心率增快，后出现进食即吐，乏力心悸，运动后尤甚，随即住院治疗。入院检查胸片示：轻度肺瘀血，心影增宽。心脏彩超示：左室明显扩大（51mm），符合扩张型心肌病超声改变，左室收缩、舒张功能降低，二尖瓣反流（轻度）。确诊为扩张型心肌病后，西医予以地高辛、泼尼松，以及其他营养心肌、改善微循环等药物。患者病情缓解后，慕名前来请郭师诊治。现症：自述心悸、气短，动则更甚，汗多，纳差，心烦，口干。察其神倦，面略潮红，唇红，舌红苔黄干、少津，脉细数疾，参伍不齐，呈雀啄之象。血压：115/55mmHg。辨治：证属气阴亏虚，阳热浮亢之少阴热化证。治当补益气阴，清热复津。

处方：北黄芪30g，丹参15g，炙甘草15g，太子参30g，麦门冬20g，五味子10g，黄精20g，玉竹15g，生地黄15g，葛根20g，黄连9g，浮小麦30g，谷芽30g。每日1剂，水煎服。

2个月后复诊，述口干、多汗症状基本改善，心悸明显减轻，唯胃纳较差，舌红少津，脉细数，偶有参伍不齐，未见雀啄脉。目前西药全停，完全用中药治疗。于原方去浮小麦，加炒白术20g，每日1剂，水煎服。西洋参100g，每日6g，煎水服。此后，每二三个月复诊1次，坚持中医治疗，均以上方随症加减，诸症进一步改善，2006年春季复学，仍坚持治疗，于2007年2月6日复诊。彩超示：左室偏大（46mm），余心脏形态、结构及血流未见明显异常，守方，继续服用。其后随访情况稳定，症状基本消失。

［侯德建．郭子光辨治扩张型心肌病经验．湖南中医杂志，2008，30（3）：21－22］

【诠解】 本案为扩张性心肌病，此案患者，年轻男性，症见心悸、短气、汗多、心烦，四诊合参，当辨为气阴两虚，阳热浮亢之少阴热化证，治当补益气阴，清热复津。首诊以生脉饮加味。同样以益气为本，故加黄芪、炙甘草；加入黄精、玉竹、生地助生脉散养阴生津，丹参养血活血凉血，浮小麦除虚热、止汗，谷芽健脾开胃，葛根升散津液，黄连清泻心火。二诊，症状明显改善，加入炒白术健脾燥湿，西洋参补气养阴，清热生津。其后治疗均以此方为基础，随症加减。郭老认为，益气之药，首推参、芪，益气固脱，芪不如参；益气行水、行血，则参不如芪。小剂量黄芪补益中气，大剂量可兼行水。而人参在阴补阴，在阳补阳，能温能清，可升可降，能双向调节，寒化热化皆可用，寒化证用移山人参，热化证用西洋参。另外，郭老提出，无热象湿热不用苦参，无阳虚陷下或经输不利不用羌葛。羌葛性升散，李东垣常用之升阳散火、升阳除湿。二药合温阳药则升阳壮火，合补气药则升气举陷，合滋阴药则升散津液，合活血药则升血通经，合除湿药则祛风散湿，随其配伍不同而功用不同，故二药常多辨证用于治疗心脑血管疾病。

医案3（心动过速心阴虚，滋阴天王补心丹）

周某，女，31岁，工程师。1993年9月7日初诊。

病史：1年多来，常发心悸、心慌、胸闷、失眠、易怒等症状，本市某医院诊断为自主神经功能紊乱所致"窦性心动过速"，常服心得安等药而缓解。前日复发又服心得安等药，血压由17/12kPa降至13/9kPa，心率110～130次/分降至90～100次/分，但其他症状无改善而来求治。

诊见：仍然心悸，心慌，心前区窒塞感，失眠，多梦，情绪急躁，大便干燥，2～3日1次，小便止常。察其形体偏瘦，神情激动，舌质淡尖红，苔薄白而干，脉数细无力。

辨证：阴血不足，心神失养。

治则：滋阴、安神。

方药：天王补心丹。

太子参20g，玄参15g，丹参20g，茯苓15g，五味子15g，炙远志6g，桔梗

10g，当归 15g，天冬 20g，麦门冬 20g，柏子仁 15g，酸枣仁 15g，生地黄 25g。每日 1 剂，水煎服。

服 4 剂症状消失，心率 80 次/分左右，又两日 1 剂，服 10 余剂善后调治，停药随访半年余未复发。

［郭子光. 心律失常的凭脉辨治. 成都中医药大学学报 1996，19（1）：8 - 13］

【诠解】 窦性心动过速是指在成年人当由窦房结所控制的心律频率超过每分钟 100 次时称为窦性心动过速。这是最常见的一种心动过速，其发生常与交感神经兴奋及迷走神经张力降低有关。它不是一种原发性心律失常，可由多种原因引起。临床可见心悸、心慌、脉数等症状，可归于中医"心悸""怔忡"。心悸的形成，多与平素体弱、心气虚弱或久病气阴两虚或忧思过度，劳伤心脾，使心神不能自主，发为心悸；或肾阴亏虚，水火不济，虚火妄动，上扰心神而致病；或脾肾阳虚，不能蒸化水液，停聚为饮，上犯于心，心脉闭阻而发为该病。

由本案观之，患者为中年女性，心悸、心慌、胸闷、失眠易怒 1 年余，四诊合参，本病当辨为心悸，证属阴血不足、心失所养，病位在心。方用天王补心丹以滋阴养血安神定悸。本方出自《校注妇人良方》，主治阴虚血少，神志不安所致的心悸失眠、梦遗健忘等。《内经》云"心者，五脏六腑之大主也，精神所舍也"、"心主血脉，脉舍神"，若阴阳失调，阴虚阳亢则心神不安，血脉失和。本方重用生地，滋阴降火为君；臣以天冬、麦冬、玄参养阴清热，太子参补气，当归、丹参养血活血，缓解胸闷痛，共奏养阴益气，活血通脉之功；佐以茯苓、五味子、远志、柏子仁、酸枣仁补心安神；佐以桔梗载诸药上行至病所。郭老本方辨证用于各种原因导致的心阴不足、阴火内扰、神志不安等的心脑血管疾病。现代研究表明，天王补心丹有调节缺血心肌的血流供应，改善心肌缺血再灌注损伤，从而保护心肌，尤对快速型心律失常疗效显著。

医案 4（气血虚室性早搏，炙甘草汤复脉好）

汪某某，女，48 岁，家庭妇女。

1993 年 10 月 27 日初诊。

病史：有长期吸烟史，1 周前自觉心悸、心慌、心空、头晕、失眠、气短乏力。随即去当地县医院诊治，心电图检查结果："频发室性期前收缩、下壁心肌缺血"。服用心律平、丹参片等无效而来求治。诊见：仍觉心悸，心慌，心空，胸闷塞，心烦，气短乏力，时时太息，头晕，眠差，饮食尚可，二便正常。察其形体偏瘦，精神欠佳，舌质淡有瘀点，苔薄白少津，脉促细而无力。血压 12/8kPa。辨治：气虚血弱，心失滋养而夹瘀滞，用炙甘草汤加味。

红人参 15g，炙甘草 10g，麦门冬 30g，阿胶 15g（烊服），生地黄 20g，桂枝 10g，生姜 10g，酸枣仁 15g，大枣 15g，黄芪 30g，丹参 20g。每日 1 剂，水煎服。

7 月 11 日复诊：上方服 4 剂，诸症缓解，又自配原方再服 2 剂后，去原医院复查心电图，结果正常。诊其脉率数（80 次/分）细而有力，脉律正常。以上方予服 6 剂善后。随访 2 年余未复发。

（郭子光. 心律失常的凭脉辨治. 成都中医药大学学报，1996，19（1）：8-13）

【诠解】 早搏是指凡窦房结以外的异位节律点，主动提前发生较正常窦性节律早的激动，以室性早搏多见，患者常见心慌胸闷不适，各年龄皆可发病，非器质性病变多见于青年女性。证可归于中医"心悸"、"怔忡"。《证治准绳》云："人之所主者心，心之所养者血，心血一虚，神气失守，失守之舍空，舍空则痰入客之，此惊悸之所由也。"中医学并无"早搏"之名，《金匮要略》以惊悸命名。病因病机总属本虚标实，本虚者阴阳气血亏虚；标实者痰饮、瘀血阻滞经脉，使心之气血阴阳不相接续。病位在心，与肺、脾、肾相关。

本案患者，症见心慌心悸、乏力气短、头晕胸闷，脉促细无力，四诊合参，当辨病为心悸，证属气虚血弱，心失所养而挟瘀滞，本虚标实，虚实夹杂。方用炙甘草汤加味。《伤寒论》第 177 条云："伤寒，脉结代，心动悸，炙甘草汤主之"。本方取炙甘草、大枣益气养心，麦冬滋养心阴，桂枝、生姜温阳、扶阳、通阳，生地、阿胶滋阴养血，丹参一味功同四物、养血活血，易火麻仁为酸枣仁以养心安神，重用黄芪、人参补益中气，全方益气养血、滋阴复脉。按现代医学理论，本方主要药物有良好的抗心律失常作用：人参、炙甘草调节心率，抑制室早的发生，麦冬多糖可保护心肌细胞，抑制心肌缺血；丹参、地黄、桂枝扩张冠脉血管，改善心肌供血，故郭老常把本方用于复律。

魏执真医案

医案 1（心动过速瘀化热，清凉滋补调脉汤）

某女，52 岁，退休工人。初诊日期：2003 年 4 月 23 日。

患者近 3 个月来自觉心悸、心率快，自测心率常在 100 次/分，活动时则达 120 次/分，于西医院系统检查未发现器质性病变依据，也未发现甲亢、高血压及糖尿病等疾病。诊断为心律失常，窦性心动过速。予服 β 受体阻滞剂，未见明显效果，遂来求治。现症见心悸气短，胸闷，乏力，口干，大便干，日一次，睡眠欠安。舌质暗红苔薄黄，脉细数。查体：血压 110/75mmHg，双肺未闻及干湿性啰音，心率 110 次/分，心律齐，各瓣膜听诊区未闻病理性杂音，腹软，肝脾未及，双下肢不肿。心电图示：窦性心动过速（心率 120 次/分）。动态心电图示：窦性心动过速。超声心动图：未发现异常。

西医诊断：心律失常，窦性心动过速。

中医诊断：心悸。

辨证：心气阴虚，血脉瘀阻，瘀而化热。

立法：益气养心，活血通脉，凉血清热。方用自拟清凉滋补调脉汤。

处方：太子参 30g，麦冬 15g，五味子 10g，丹参 30g，川芎 15g，香附 10g，香橼 10g，佛手 10g，丹皮 15g，赤芍 15g，黄连 10g。水煎服，日 1 剂。

服药 1 周后，患者心率快有所下降，自测心率 95 次/分左右，心悸气短、胸闷、乏力明显减轻，大便转通畅，但仍睡眠欠安。上方加莲子心 1.5g。3 周后患者自测心率 80 次/分左右，心悸气短、胸闷、乏力基本消失，大便畅，睡眠安。5 周后患者心动过速未再发生，诸症消失，大便畅，睡眠安。查体：心率 72 次/分，律齐，脉舌正常。

[魏执真，易京红，周燕青. 魏执真（中国现代百名中医临床家丛书）. 中国中医药出版社，2011]

【诠解】 患者为窦性心动过速，脉属数脉。数脉主热，再结合心悸、气短、胸闷、乏力、舌质暗红苔薄黄所显示出的"心气阴虚""血脉瘀阻"以及"瘀而化热"。施以益气养心、活血通脉、凉血清热之法，选用凉血清热之丹皮、赤芍，而不用栀子、黄芩、生石膏等清气分热的药。方中黄连是佐药，丹皮、赤芍用量达到治疗心律失常有效的剂量，必须较常用量 10 克要大，其性寒凉，若遇脾胃功能较弱之人，则可能出现便溏、腹泻，故加用厚肠之黄连为佐药。方中太子参、麦冬、五味子益心气养心阴；丹参、川芎活血通脉；香附、香橼、佛手理气以助通脉。诸药共用则心气阴足、血脉通，而瘀热清，数脉平，心悸止。

医案 2（高血压阵发房颤，清凉养阴调脉汤）

某女，59 岁，退休干部。2004 年 1 月 26 日初诊。

患者 1994 年和 2000 年曾各有 1 次心悸发作，但未到医院就诊。2003 年 12 月 2 日因劳累出现心悸，当时到医院查心电图示房颤。近 2 个月房颤发作 10 余次，持续数十分钟至数小时，房颤时心室率心电图示 120 次/分，多自行中止，有时需药物中止。多于夜间发作，发作时心悸、气短。平时有房早和室早。纳可，眠安，大便调。既往史：高血压病史 30 年，现服降压药，血压控制较理想。查体：血压 130/80mmHg，神清，精神可。双肺呼吸音清，心界不大，心率 65 次/分，心律齐，各瓣膜听诊区未闻及病理性杂音。腹软，肝脾未及，双下肢无浮肿。舌质暗红有裂纹，苔薄黄，脉细弦。发病时脉涩而数。2004 年 1 月 2 日动态心电图示：最快心率 111 次/分，最慢心率 48 次/分，平均心率 65 次/分，室性早搏 72 次/24 小时，室上性早搏 474 次/24 小时，房性心动过速分 2 组出现，最快心率 156 次/分。结论：窦性心律，偶发房早和室早，房早有时成对出现或伴室内差异性传导，室早有时呈间位性，短阵房性心动过速。2003 年 12 月 31 日超声心动图：正常。

西医诊断：心律失常，阵发房颤。

中医诊断：心悸。

辨证：心阴血虚，血脉瘀阻，瘀而化热。

立法：滋补阴血，理气通脉，清热凉血。方用自拟清凉养阴调脉汤加减。

处方：太子参 30g，沙参 30g，麦冬 15g，白芍 15g，五味子 10g，丹参 30g，川芎 15g，香附 10g，佛手 10g，乌药 10g，丹皮 15g，赤芍 15g，黄连 10g。

服药 1 周后，患者房颤发作 1 次，持续约 15 分钟，心悸、气短较前减轻。

服药 1 个月后，患者仅房颤发作 1 次，偶有脉间歇。服药 2 个月后，病情基本控制，由最初近 2 个月发作房颤 10 余次，至近 1 个月未有房颤发作，亦未感有脉间歇。复查动态心电图：最快心率 113 次/分，最慢心率 53 次/分，平均心率 70 次/分，室上性早搏 6 次。结论：窦性心律，偶发房早。为巩固疗效继服前方 3 个月，随访 4 年未复发。

[魏执真、易京红、周燕青. 魏执真（中国现代百名中医临床家丛书）. 中国中医药出版社，2011]

【诠解】 患者为阵发房颤，发作时的脉象为涩而数。涩脉主病是血少及伤精，或阳气虚而寒湿痹阻血脉；数脉主热，故脉涩而数主心气阴两虚，血脉瘀阻，瘀久化热，其阴血不足的程度更重。考虑热为该患者发病的关键因素，结合心悸、气短、舌暗红有裂纹苔薄黄的症状及舌象所显示属"心阴血虚"、"血脉瘀阻"以及"瘀而化热"。选用滋补阴血、理气通脉、清热凉血之法，其中凉血清热又是该患者治法中之关键。方中丹皮、赤芍清热凉血，佐黄连厚肠以防丹皮、赤芍寒凉致泻；沙参、麦冬、白芍、五味子滋补阴血；太子参补气以生阴血；丹参、川芎活血通脉；香附、佛手、乌药理气以助活血通脉。全方共奏滋补阴血、理气通脉、凉血清热之功，使心气阴血充足，心脉通畅，瘀热化解而涩兼数脉消失。

何任医案

（风心术后房纤颤，益气复脉养心方）

陶某某，女，43 岁。初诊：1971 年 10 月 26 日。

曾于 1965 年在上海某院诊断为"风心病"并进行二尖瓣分离术后，（心电图诊断为房颤，心肌损害，毛地黄作用）。动即气促，心悸，咽嗌燥，口中时有泡沫痰，手足感冷，脉结代，以益气复脉养心为治。

北沙参 9g，麦冬 12g，五味子 1.5g，炙甘草 6g，党参 12g，麻仁 4.5g，川桂枝 6g，生地 12g，焦枣仁 9g，生铁落 18g，大枣 30g，煅龙牡各 9g。4 剂。

二诊（11 月 1 日），10 月 26 日药后，气促心悸等见瘥，咽嗌燥见减，大便略干，脉结代尚见，原方再进。

党参 12g，麦冬 12g，五味子 4.5g，炙甘草 9g，麻仁 9g，川桂枝 6g，焦枣仁 9g，阿胶 9g，生地黄 12g，生铁落 18g，生姜 2 片，煅龙牡各 9g。7 剂。

（浙江中医学院老中医经验整理研究小组 . 何任医案 . 浙江中医学院，1978）

【诠解】 本例为"风心病"并进行二尖瓣分离术后，出现房颤，心肌损害。心悸，脉结代，多系心阴虚或心气（心阳）虚，本案则兼而有之。咽嗌干燥，为心阴虚；动则气促，口多泡沫痰，手足有冷感，为心气虚。本例病机为心气心阴两虚，益气复脉养心为主。方以生脉散、炙甘草汤、桂甘龙牡汤与生铁落饮复合组成。生脉散益心气，养心阴；炙甘草汤滋阴复脉治心悸；桂甘龙牡汤调和阴阳通脉；生铁落饮用于重证心悸，方证得对，四剂见效，复诊原方续进。

高忠英医案

（气阴虚心脉痹阻，炙甘草汤复脉宜）

陈某，男，54 岁，工人，门诊病历。

1999 年 2 月 25 日初诊。

主诉：心悸、左臂麻木 1 月余。

去年 5 月份单位体检时心电图示：房室传导阻滞。近月来自觉左臂麻木，时作心悸。昨晚因饮食不适又出现心悸、胸闷，自服速效救心丸 2 小时后缓解。5 年前胃镜示：贲门处糜烂性炎症，胃底部可见二枚突出物，性质待查。

刻下症见：自觉左臂麻木不适，微感心悸，胸闷，项强，纳眠可，二便调。舌暗，苔薄黄，脉沉细，时一止（68 次/分）。

心电图示：室性期前收缩，电轴左偏。颈片示：颈 5、6、7 椎孔狭窄，诊断为颈椎病。

辨证立法：气阴两虚，心脉痹阻。治以益气养血，宁心通络。拟炙甘草汤加减。

处方：生地黄 60g，麦冬 15g，桂枝 10g，当归 10g，太子参 30g，仙灵脾 10g，黄芪 20g，丹参 20g，甘草 10g，珍珠母 20g，陈皮 10g，阿胶 12g。7 剂，水煎，每日 1 剂，分 2 次温服。

医嘱：忌恼怒，节饮食，勿贪凉，适当运动。

治疗经过：服药 7 剂后心悸、胸闷减，14 剂后心悸偶有轻作，少时自平，胸部微有压感，头晕（血压 130/50mmHg），上方加薤白易珍珠母。连续服用 40 余剂，心悸由偶发到未作，纳眠可，二便调，舌淡胖，有齿痕，苔白，脉沉细。后患者因出差而停药，出差回来后查血压 90/60mmHg，心电图示：窦性心律，电轴左偏，未见期前收缩出现。诸症平稳，上方减当归、薤白，加水蛭 10g、郁金 10g，炼蜜为丸以巩固疗效。

（邹志东，金丽杰，陆绮，齐放 . 高忠英验案精选 . 北京：学苑出版社，2006）

【诠解】 本例心悸属气阴两虚证。患者久病心悸未及时治疗，乃至气血日虚，反复发作，日益加重。心失气阴滋养，心气亏少无力推动血行，故心悸胸闷；血行不畅，心脉阻滞而失濡，故臂麻木，舌暗脉沉细。脉证合参，证属气阴两虚，心脉痹阻。治以益气养血、安神定悸。投以炙甘草汤加减治之。方中太子参、黄芪、炙甘草补益气阴；生地黄、麦冬、阿胶滋养心阴；佐桂枝、仙灵脾温通心阳；当归补血活血通络；珍珠母安神定悸；陈皮行气化痰，宽胸除胸闷而使心悸痊愈。

炙甘草汤为仲景治疗"伤寒脉结代，心动悸"之证，现代研究认为：本方有减低异位起搏点自律性和恢复心脏传导的作用，炙甘草汤治疗此类病患疗效肯定。心以阴血为本，阴血充盈则气旺阳生，故心之阳气必以阴血为依附，阴血虚则阳气弱，阴血衰微则阳气孤绝，补益心阳当以增补阴血为先决条件。方中重用生地黄就体现这一观点。

魏雅君医案

（气阴两虚兼气滞，养阴复脉炙甘草）

吴某，女，63 岁，山西省大同市人。首诊 1985 年 7 月 23 日。

主诉：心悸气短、动则加剧 40 余天，加重 3 天。

现病史：该患者于 40 天前出现心悸气短，劳累后加剧，近 3 日感觉症状加重，曾晕厥 1 次。现有身困乏力，头晕目眩，胸闷叹息，纳少多梦，大便难排，矢气较多，面色不华，唇甲苍白。舌红苔薄黄，脉结代。

诊疗经过：曾在当地医院诊治，先后服用过心律平、倍他乐克、乙胺碘呋酮及生脉饮治疗，效果均不佳。心电图提示频发性室性早搏。

病机治则：气阴两虚，兼有气滞；治宜益气养阴，理气通脉。

方药：炙甘草汤加减。

党参 15g，炙黄芪 20g，炙甘草 5g，麦冬 12g，五味子 6g，丹参 15g，肉桂 3g，玉竹 10g，生龙牡各 25g（先煎），郁金 10g，旋覆花 10g（包煎）。6 剂，水煎服，日 2 次。

二诊：1985 年 7 月 29 日，患者服药后心悸减轻，精神亦好转，余症均缓。故按原方加减。

党参 15g，炙黄芪 10g，炙甘草 3g，熟地黄 15g，郁金 10g，陈皮 10g，枳壳 10g，茯苓 12g，全瓜蒌 30g，炒谷芽 15g，炒麦芽 15g，苏梗 10g，藿香 10g，生龙牡各 25g（先煎）。7 剂，水煎服，日 2 次。

三诊：1985 年 8 月 5 日，心悸、胸闷明显减轻，头晕目眩、多梦、矢气缓解，大便通畅。舌红苔薄黄，脉沉细时有结代。再按原方加减用之。

党参 15g，炙黄芪 20g，炙甘草 5g，麦冬 12g，熟地黄 15g，五味子 6g，旋覆花 6g（包煎），郁金 10g 桂枝 6g，丹参 10g，生龙牡各 25g（先煎）。7 剂，水煎服，日 2 次。

药后病情趋于平稳，心电图示为偶发性早搏。嘱其继服 10 余剂，以巩固疗效。

3 个月后随访，患者心悸未复发。

（魏雅君．魏雅君医案．北京：中国中医药出版社，2009）

【诠解】 此案心脾气阴两虚，兼气滞之心悸，脉结代。心主血，心脏有推动血液在脉管内运动的作用，心脏之所以能够推动血液运行，全依赖于心气的作用。脾为后天之本，气血生化之源，心脾两虚而气血两虚，血虚不能养心，则心悸、气短；劳则消耗气血，故动则悸剧；血虚不能上荣于头面，则头晕目眩，面色不华；血虚不养心，则多梦。脾气虚，运化无权，则纳少；气虚则肌肉四肢俱失濡养，故身困乏力；气血不足，不能推动血脉运行，脉络失充，则脉有结代，唇甲苍白。心血不足，肝气郁结，故胸闷叹息；木郁土虚，肝脾失调而大便不畅，矢气多。舌红苔薄黄为阴虚有热。故一诊方中，用党参、黄芪、炙甘草益气；麦冬、五味子、玉竹养阴；丹参养血活血；少佐肉桂温营血而利血脉，振奋脾阳，鼓舞气血生长；郁金、旋覆花宽胸理气；生龙牡平肝潜阳，重镇安神。二诊病人气阴两虚的症状缓解，气机郁滞未减，故投入大量理气之品，并伍全瓜蒌通畅腑气。三诊时，气机通畅，仍固本为主。炙甘草汤是治阴血阳气虚弱，心脉失养的脉结代、心动悸的有效方剂。

钟耀奎医案

（气阴虚血脉瘀阻，生脉四君加祛瘀）

陈某，男，62岁。1991年3月来诊。

病史：胸闷或心前区隐痛数年。患者多年前经多次检查明确诊断为冠心病。2年前曾出现心肌梗死，经抢救治疗，病已愈。近1年来由于疲劳，出现胸闷或心前区隐痛，经心电图检查，ST段明显下降，显示心肌缺血。经多方求医，效果不显。

症见：时见短气，口干不欲饮，舌淡红偏黯，脉细弱。

辨证：气阴两虚，血脉瘀阻。

治则：益气养阴，活血祛瘀。

处方：党参、丹参各30g，五味子、炙甘草各9g，白术15g，麦冬、茯苓各18g，黄芪24g，三七末（冲）3g。

每天1剂，水煎服。服药1个月，胸痛、短气消失。2个月后复查心电图，ST段恢复正常。2年来间有来诊，服药巩固，病情无复发。

（钟敏莹、张熹煜. 岭南中医药名家钟耀奎，广州：广东科技出版社，2012）

【诠解】 患者有冠心病、心肌梗死的病史，刻下心电图检查，ST段明显下降，显示心肌缺血。1年来由于疲劳，出现胸闷或心前区隐痛为心气血不足，瘀血内停，病情虚实夹杂；短气，口干不欲饮，脉细弱，为心气阴两虚；舌淡红偏黯，为气虚，血脉瘀阻。治宜益气养阴，活血祛瘀。以生脉散合四君子汤加黄芪、丹参、三七末。生脉散益气养阴，加丹参、三七活血行瘀，而脾胃为后天之本，生血之源，用四君子汤加黄芪健脾养胃，充实生血之源。心悸较明显者，酌加酸枣仁、柏子仁养心安神；睡眠欠佳，口干，纳呆或恶心，苔微黄者，可合温胆汤和胃安神。

沈仲理医案

医案 1（心肌炎心动过缓，自拟心 1、2 号方）

张某某，女，50 岁。

初诊：1994 年 11 月 22 日。曾经患心肌炎，继发为心动过缓，伴高血压，心悸，头晕头痛，四肢酸痛，潮热自汗，胸痛彻背，大便干结，口干且苦，苔薄，脉细缓。心血不足，心气衰弱，兼肝阳上亢。治拟补益气阴，宁心平肝。

心 1 号方：全瓜蒌（切）30g，钩藤 15g，茶树根 20g。7 帖。

二诊：11 月 29 日。心悸不宁，甚则过缓，胸闷隐痛，头晕头痛，潮热自汗，口干且苦，素有高血压，喉中痰粘，大便干结，膝关节酸痛，苔薄，脉细软。再拟补益气阴，平肝宁心。

心 1 号方加：汉防己 20g，罗布麻叶 20g，钩藤 15g，茶树根 20g，黄芩 6g。14 帖。

三诊：12 月 13 日。心悸过缓已见改善，胸闷气短，头痛未平，关节酸痛，便结，苔薄腻，脉细滑。心气不足，心血亏损。再拟补益气阴，养血宁心，佐以平肝安神。

心 1 号方加：全瓜蒌（切）30g，茶树根 20g，汉防己 20g，青木香 10g，苦丁茶 10g。14 帖。

四诊：12 月 27 日。心动过缓已有改善，胸闷减轻，头痛已平，喉中痰粘，夜寐梦多，形寒怯冷，苔薄腻，脉细小。心气心血两亏，清阳失展。再拟补益气阴，养血宁心，佐以平肝疏络。

心 2 号方加汉防己 20g。4 帖。

五诊：1995 年 1 月 11 日。形寒肢冷，精神疲乏，胸闷不舒，心悸口干，舌质胖，苔薄白。心气心血两亏，肾气不足，营卫失调。再拟补益气血，养血宁心，佐以调和营卫。

心 2 号方加：桂皮 10g，防风 12g，汉防己 20g，怀牛膝 12g。14 帖。

六诊：1 月 25 日。心动过缓有所改善，胸痛未作，喉中痰黏；形寒怯冷，苔薄腻，脉细小。心气心血两亏，心阳不足。再拟补益气血，温阳宁心。

心 2 号方减白蒺藜，党参改 20g，黄芩改 6g，茶树根改 20g，加：千年健 15g，杜仲 15g，黄芪 20g。14 帖。

（沈春晖. 沈仲理临证医集. 上海：上海中医药大学出版社，2001）

【诠解】 心悸日久，久治不愈，可致肝气不疏，气郁生热，郁热耗伤气阴，致心之气阴愈加虚损，心神不宁。该患者发病后热毒侵入，久治不愈，耗伤气阴，故而心悸不宁；肝郁化火，肝热上扰，故见眩晕头痛；心血心气不足，脉络瘀阻，故见胸痛；阴液不足，故见大便干结口干。主要病机是气阴不足，肝阳上扰，治以补益气阴，宁心平肝为先。沈教授的心 1 号方（南、北沙参，麦冬，紫丹参，五味子，生甘草，毛冬青，花龙骨，玉竹，黄精，粉葛根，广郁金，天竺黄），有滋阴清火，宁心安神的功效，方中沙参、麦冬、黄精、玉竹养阴清热，紫丹参养血活血，五味子配生甘草宁心安神，花龙骨重镇安神，粉葛根、毛冬青活血通脉，广郁金凉血清心，天竺黄清化热痰。可用以治疗心肌炎后遗症的心动过速或过缓，辨证为心阴不足或痰热内阻患者。沈教授的心 2 号方（党参，炒白术，紫丹参，薤白头，全瓜蒌，黄芩，茶树根，粉葛根，广郁金，生甘草，鸡血藤，白蒺藜）有补益心脾，养血宁心的功效。

此例病人曾患心肌炎，继发为心动过缓、心悸，辨为心血不足，心气衰弱，兼肝阳上亢，治拟补益气阴，宁心平肝。药用心 1 号方加全瓜蒌宽胸，钩藤平肝，茶树根宁心。心 2 号方加汉防己 20g。五诊、六诊守方加减。

医案 2（心肌炎心律异常，自拟心 2、3 号方）

黄某某，女，34 岁。

初诊：1995 年 2 月 10 日。心悸不宁，时速时缓，心电图示 T 波改变。起因心肌炎后遗症，精神疲乏，胸闷隐痛彻背，苔薄，脉细软。心血不足，心气不顺，心循环失调。治拟健脾益气，温阳宁心。

心2号方减：黄芩、白蒺藜，茶树根改20g，加：降香6g，石菖蒲10g，青陈皮（各）3g。7帖。

另：冠心苏合丸2瓶，每次1粒，化服，日服2次。

二诊：2月17日。心悸不宁，胸闷略舒，纳呆便结，四肢无力，苔垢薄腻，脉细迟。再拟补益气血，和胃通便。

心2号方黄芩改6g，茶树根改20g，加：防风10g，火麻仁（打）15g，香谷芽15g。7帖。

三诊：2月24日。心悸不宁，胸闷不畅，胸胁隐痛见平，周身乏力，动则气短，便结，苔薄腻，脉细小。心气心血不足，脾阳失展。再拟健脾通阳，养血宁心。

心2号方减黄芩，党参改20g，加：黄芪15g，娑罗子10g，八月札15g，竹茹10g。14帖。

另：冠心苏合丸2瓶，每次1粒，日服2次。

四诊：3月8日。心悸胸闷，心胸胁部隐痛，周身乏力，颈项酸痛，经行量多，月经3月25日来潮，7天净止，第2、3天量多，夹有血块，无腹痛，苔薄，脉细小。心气心血两亏，心循环失调。再拟健脾益气，养血宁心，佐以祛风和络。

心3号方丹参改15g，加：金雀根20g，白蒺藜15g，八月札15g，千年健10g，黄精20g。14帖。

注：心3号方详见下篇特色处方。

五诊：3月22日。心悸未半，胸闷隐痛，颈项酸疼，经行量多，苔薄，脉细小。心气不顺，挟风湿阻络。再拟养血宁心，疏肝理气，佐以祛风通络。

心3号方加：老鹳草30g，金雀根15g。14帖。

六诊：4月5日。心悸心动过缓或过速，夜寐不安，为病毒性心肌炎后遗症。周身无力，形寒怯冷，苔薄，脉细迟。再拟补益气血，温阳止痛。

心2号方减白蒺藜，茶树根改20g，党参改20g，加：川桂枝6g，防风10g，黄芪 5g，蔓荆子 10g。14 帖。

七诊：4 月 19 日。心悸不宁，心电图示 T 波轻度改变，胸部隐痛，有时甚则彻背，两肩胛酸疼，苔薄，脉细小。再拟健脾益气，养血宁心，佐以和胃清化，渗湿通络。

心 2 号方茶树根改 20g，加：老鹳草 30g，金雀根 20g，石菖蒲 10g，青陈皮（各）3g。14 帖。

（沈春晖. 沈仲理临证医集. 上海：上海中医药大学出版社，2001）

【诠解】 本病起因心肌炎后遗症，精神疲乏，心悸，胸痛，辨为心血不足，心气不顺。治拟健脾益气，温阳宁心。用沈教授心 2 号方（党参，炒白术，紫丹参，薤白头，全瓜蒌，黄芩，茶树根，粉葛根，广郁金，生甘草，鸡血藤，白蒺藜。功效：补益心脾，养血宁心），因无需清热与平肝，故减黄芩、白蒺藜，加降香活血散瘀定痛，石菖蒲安神，青陈皮理气调中，以防中满碍胃。配合冠心苏合丸治疗。四、五、六诊时，因心气不顺，挟风湿阻络，故用沈教授心 3 号方（组成：紫丹参，黄芪，桂枝，薤白头，旋覆花，广郁金，茶树根，粉葛根，紫石英，鸡血藤，鹿角霜，炙甘草。功效：温阳宣痹，益气养血）加广郁金、老鹳草、金雀根祛风通络。

医案 3（气血虚心动过缓，自拟心 2 号方加减）

尹某某，女，65 岁。

初诊：1994 年 12 月 24 日。患有冠心病，源于"风心病"和支气管炎症，心动过缓，经住院急救治疗缓解。近日彻夜不眠，心悸自汗，气急，咳嗽痰黏，形寒怯冷，时或潮热，苔薄腻中剥，脉沉细。治拟补益气血，养血宁心，肃肺顺气，化痰止咳，佐以安神。

紫丹参 30g，黄芪 20g，党参 20g，生龙骨（先煎）50g，生白术 6g，玉竹 15g，黄精 30g，五味子 12g，炒枣仁 15g，茶树根 20g，麦冬 12g，鸡血藤 30g，薢菜 30g，炙甘草 12g。7 帖。

二诊：1995 年元旦。家属代诊。

紫丹参 30g，黄芪 20g，党参 20g，生白术 10g，南北沙参（各）10g，生龙骨（先煎）50g，生代赭石（先煎）30g，灵磁石（先煎）30g，黄精30g，鸡血藤30g，茶树根30g，五味子15g，炒枣仁15g，蕹菜30g，山海螺20g，玉竹15g，天竺黄10g。7帖。

三诊：1月8日。家属代诊。服上方后自觉较前更好，自汗已止，夜寐得安，咳嗽已稀，再以上方去竺黄，加川贝母10g。7帖。

四诊：1月15日。服药以来，心悸见平，夜寐已安，自汗已止，动则气短，咳嗽稀而未止，舌黄薄润，脉沉弦。据西医诊断有脑缺血、心缺血现象。再拟益气养血，健脾宁心，佐以肃肺止咳。

紫丹参30g，鸡血藤30g，黄精30g，党参20g，黄芪20g，熟女贞15g，炒白术10g，玉竹15g，五味子15g，炒枣仁20g，茶树根20g，麦冬12g，山海螺30g，炙甘草15g，川贝母10g。7帖。

五诊：1月23日。昨日上午突发汗出，心悸无力，经西医输液而复苏，彻夜不寐。家属代诊。再予补益气血，健脾养心。

紫丹参30g，党参30g，炒白术15g，黄芪30g，炙甘草15g，生龙骨（先煎）50g，升麻12g，黄精30g，鸡血藤30g，五味子15g，夜交藤20g，灵磁石（先煎）30g，炒补骨脂10g，玉竹15g，石菖蒲10g。7帖。

另：天王补心丸1瓶。

六诊：1月30日。胸闷气短，心悸不宁，夜寐欠安，偶有虚汗，家属代诊。再拟补益气血，健脾养心，滋肾通阳。

紫丹参30g，党参30g，黄芪30g，生龙骨（先煎）50g，代赭石（先煎）30g，灵磁石（先煎）30g，鸡血藤30g，黄精30g，茶树根20g，炒补骨脂15g，玉竹15g，五味子15g，炒枣仁20g，炙甘草15g，千年健15g。7帖。

七诊：2月6日。心悸气短，虚汗见平，夜寐始终不安，醒后感觉口燥。心肺不和，挟痰热内恋，心阳偏亢，肺气不清。再拟养阴清肺，豁痰顺气，补血宁心。

南北沙参（各）10g，太子参15g，紫丹参20g，麦冬12g，野荞麦根30g，青礞石30g，灵磁石（先煎）30g，花龙骨（先煎）30g，生甘草12g，鸡血藤30g，茶树根20g，天竺黄6g，忘忧草12g，山海螺15g，陈皮4g。7帖。

八诊：2月13日。心悸气短改善而未平，夜寐仍不安，时好时坏。醒后口燥，咳呛痰黏，基本消除。心肺两亏，血不养心，神不守舍。再拟养正益血，补肺宁心，佐以安神之品。

太子参15g，南北沙参（各）9g，麦冬12g，黄精30g，五味子15g，花龙骨（先煎）50g，生牡蛎（先煎）30g，鸡血藤30g，代赭石（先煎）30g，茶树根20g，炙甘草15g，忘忧草12g，野百合15g，石斛12g。7剂。

九诊（代诊）：2月20日。心悸气短时好时差，昨晚又见失眠，经服西药安眠药仍不得安睡，二便调。再拟养正补血，和胃宁心，佐以安神之品。

太子参15g，南北沙参（各）9g，麦冬12g，黄精30g，鸡血藤30g，五味子15g，花龙骨（先煎）50g，代赭石（先煎）30g，茶树根20g，炙甘草15g，野百合15g，石斛12g，忘忧草12g。7剂。

另：川连6g，上官桂6g，珍珠粉30g。7剂。三味同研细末，分成5包，每日1包。

十诊：2月27日。潮热自汗，夜寐不安，服安定后可以入眠，食欲尚好，二便调，苔薄腻，脉细软。心血不足，血不养心，神明不得安舍。再拟健脾养心，补益气血，以安神明。

党参15g，生白术10g，制首乌12g，枸杞子12g，炒枣仁15g，丹参20g，柏子仁12g，合欢皮12g，水炙远志5g，炙甘草2g，五味子10g，麦冬10g，朱灯心3小扎，紫石英（先煎）20g，生龙骨（先煎）30g。7剂。

十一诊：3月4日。心脏病心悸动过缓，彻夜不寐，胸闷纳呆，不思食，苔垢腻，色白、微黄，脉细软，有结代象。心脾两亏，心血不足，脾虚挟湿痰内阻，郁而化热；心通神明之府，故而神明不安。再拟健脾化湿，苦辛开窍，以安神明。

苏叶梗（各）10g，姜汁炒川连4g，竹沥半夏10g，青陈皮（各）4g，娑罗子15g，苍术10g，鸡血藤30g，陈胆星10g，煅代赭石30g，粉葛根15g，茶树根20g，桂枝6g，水炙远志5g，生甘草6g。7剂。

十二诊：3月11日。心脏病心动过缓，胸闷纳呆，夜寐不安，心脾两亏。再拟健脾益气，养血宁心，佐以安神。

心 2 号方减蒺藜，党参改 20g，加：炒枣仁 15g，竹沥半夏 12g，陈胆星 10g，桂枝 10g。7 帖。（心 2 号方组成：党参，炒白术，紫丹参，薤白头，全瓜蒌，黄芩，茶树根，粉葛根，广郁金，生甘草，鸡血藤，白蒺藜。）

另：①磁朱丸 1 瓶，每次 3g，每日 2 次。②琥珀多寐丸 1 瓶，每次 3g，临睡前化服。

十三诊：3 月 18 日。心悸动缓有所恢复，食欲欠佳，经用针刺改善睡眠，苔薄黄，脉细数。心胃不和，神明不安。再拟养阴宁心，和胃顺气，佐以敛汗。

党参 15g，炒白术 10g，茯神 10g，水炙远志 5g，炒枣仁 15g，柏子仁 10g，竹茹 10g，茶树根 15g，黄精 20g，桂枝 6g，煅龙骨 30g，香谷芽 15g，炙甘草 10g，朱灯心 3 小扎。7 帖。

十四诊（代诊）：3 月 25 日。睡眠不安，时好时坏，精神欠佳，食欲减退。再拟养血宁心，健脾补肾，使之交通心肾。

党参 20g，炒白术 10g，制首乌 15g，紫丹参 20g，鸡血藤 30g，紫石英（先煎）30g，灵磁石（先煎）30g，肉苁蓉 15g，巴戟肉 10g，带心连翘 12g，广郁金 10g，五味子 15g，炙甘草 10g，生龙骨（先煎）30g，朱灯心 4 小扎。7 帖。

另：①琥珀多寐丸 1 瓶，服法同上。②五味子糖浆 1 瓶，按说明服用。

（沈春晖 . 沈仲理临证医集 . 上海：上海中医药大学出版社，2001）

【诠解】 心悸一病不外虚实两端，然观之临床多见由虚起病，久病因虚致实之案。孙思邈《备急千金要方》提出了因虚致悸的认识："阳气外出，阴气内伤，伤则寒，寒则虚，虚则惊掣心悸"。气血亏虚，心神失养，脉络瘀阻，脉动不安致心悸，如《素问·痹论》提出："心痹者，脉不通，烦则心下鼓"。

本例病人年迈，素患冠心病心肌缺血、心动过缓，又有风心病和支气管炎症，病性为因虚致实，虚实夹杂，病位累及心肺脾肾。症见心悸、彻夜不眠，乃心气心血两亏，血不养心，故夜不安寐；素因肺虚气逆，挟痰饮内恋，故气急、自汗。本案本在气血两虚，治病必求于本，故应气血双补，兼活血通脉，化痰安神。投以补益气血、养血宁心的黄芪、党参、白术、玉竹、黄精、紫丹参，以及肃肺顺气、化痰止咳的天竺黄等，佐以安神之品。三诊后咳嗽已稀，再按上方去竺黄加川贝母治疗。此后病人心悸气短时好时差，睡眠也不安，这是心肺两亏，血不养心，神不守舍所致。十二诊时又出现心悸动缓，彻夜不寐，胸闷纳呆等症，予心2号方加味治疗，并加用磁朱丸、琥珀多寐丸。

心2号方为沈仲理教授治疗冠心病、心绞痛的自拟方，辨证属于心脾同病、心血不足即可投用。方中组成：党参，炒白术，紫丹参，薤白头，全瓜蒌，黄芩，茶树根，粉葛根，广郁金，生甘草，鸡血藤，白蒺藜。功效：补益心脾，养血宁心。方解：方中参、术健脾益气，全瓜蒌、薤白头取《金匮》瓜蒌薤白白酒汤义而宣痹通阳，茶树根、黄芩、生甘草清热宁心，粉葛根、鸡血藤、紫丹参养血、活血、通脉，白蒺藜平肝安神。

赵冠英医案

医案1（心房纤颤因劳累，自拟安神补心汤）

李某，男，66岁，退休干部。1997年8月27日初诊。

患者以往诊断冠心病，心肌缺血，长期服用异山梨酯、复方丹参片、阿司匹林等药。近20余天，稍感劳累即发作心慌、胸闷，心中烦乱不安，坐卧不宁，疲乏无力。心电图检查示房颤。经服用美西律、硫氮卓酮、硝酸甘油等药效果不明显，遂请求中医治疗。来诊时诉心慌胸闷，气短乏力，眠差不安，纳食尚可。舌淡红、苔薄白而干，脉细而结。病为心悸，证属气阴两虚，心神失养；法当益气养阴，养心安神。方取安神补心汤加减：黄芪、太子参、麦冬、丹参、石菖蒲、瓜蒌、川芎、炒酸枣仁各15g，桂枝、黄连、五味子、炙甘草各6g。每日一剂，水煎服。

二诊：服药6剂，症状减轻，房颤未发作，但仍感心慌，心电图检查示频发房性早搏。舌脉无变化，上方加苦参15g，继服6剂。

三诊：心慌胸闷明显缓解，体力增加，睡眠改善，自觉偶有早搏。继服上方6剂，症状完全缓解而停药。

（杨明会、窦永起、吴整军，等．赵冠英验案精选．北京：学苑出版社，2003）

【诠解】 从本案观之，心悸，劳累则加重，气短，为气阴两虚，无力推动血脉，心失所养所致；肺气不足，气机不宣，升降失职，故胸闷；阴血不足，阴不涵阳,心神浮动,故眠差不安。结合舌脉辨证为气阴两虚,心神失养,气血紊乱,法当益气养阴,养心安神,方中黄芪、太子参补气;丹参苦寒清泄,入心肝两经除烦清热,苦参专治心经之火,与黄连相似;酸枣仁、菖蒲、五味子养心宁心安神;麦冬养心阴安神;桂枝通心脉;瓜蒌配桂枝宣通胸阳,胸阳宣展则气血畅达。

医案2(心肌炎后心气虚,生脉散加减诸症除)

郑某,女,35 岁,会计。1998 年 2 月 12 日初诊。

去年冬季着凉后出现咽痛、发热,虽经治疗而缓解,但时感心慌乏力,胸闷气短,查血清 LDH、SGOT、CK 均轻度升高,血沉加快。心电图检查示 T 波低平,诊断为心肌炎。给予 ATP、肌苷、辅酶 Q_{10} 等药治疗半年余,症状稍好,但仍时感心慌气短,乏力腿酸,劳累时尤为明显。来诊时自诉胸闷心慌,气短乏力,多汗怕冷,眠差易醒,月经正常。血清 SGOT 为 381U/L,心电图示 T 波稍低,舌淡红,苔薄白,脉细。病为心悸,证属心阳衰弱,血脉不畅;法当益气养心,宣阳通脉。方取生脉散加减:

党参、麦冬、黄芪、白术、瓜蒌、丹参、石菖蒲、川芎、当归、赤芍药各15g,桂枝、五味子各6g,每日一剂,水煎服。

二诊:服药 12 剂,胸闷减轻,仍感心慌,有时尚感心前区隐痛,舌脉同前。上方加元胡 10g,郁金 15g,继服 12 剂。

三诊:胸闷心慌减轻,体力改善,汗出减少,隐痛消失,唯有睡眠欠佳。上方去郁金加炒酸枣仁 15g,继服 18 剂,诸症缓解。复查 SGOT 为 231U/L,心电图示 T 波正常。

(杨明会、窦永起、吴整军,等.赵冠英验案精选.北京:学苑出版社,2003)

【诠解】 根据《内经》"邪之所凑,其气必虚"的理论,病毒性心肌炎的产生系人体正气亏虚、劳累过度,耗伤正气,复感外邪循经入里,内侵于心所引起,外来之邪尤以风热邪毒为主,邪毒耗伤心之气阴,心气不足,气虚鼓动血行无力,血流不畅而形成瘀血。本案因外感致心肌炎,为心肌炎慢性期(后遗症期),患者表现气短乏力,多汗怕冷,为心阳虚弱;心气虚,心血瘀阻,心神失养故心悸。拟补益元气，养心安神，宣通心阳，活血复脉为法，药用黄芪、党参、白术补益元气，用生脉饮加丹参、石菖蒲、当归、川芎、赤芍药养心安神，活血复脉，还用瓜蒌、桂枝宣通心阳，以助通达血脉，诸药配伍，相得益彰，故能取得较好疗效。

医案3（年老心悸20载，益气养血兼温通）

季某，男，60岁，公司经理。1998年3月20日初诊。

高血压、冠心病史20年。近3个月来多次出现心悸、气短乏力、胸部隐痛等症，心电图示频发室性早搏，6～11次/分，曾住院治疗，症状好转出院。遍服多种抗心律失常药物未能见效。近半月来，复又出现心悸心慌，气短乏力，头晕，出汗，症状较前加重。查体：脉搏68次/分，血压14.0/12.0kPa，心律不齐，心电图示：①频发室早，12～17次/分，呈三联律；②右束支完全阻滞；③ST－T改变。西医诊断：高血压病，冠心病心律失常，频发室早（三联律）。给予利多卡因等抗室性心律失常药物，效果不显。经友人介绍，慕名前来请赵冠英教授诊治。患者诉心悸，气短乏力，头晕，失眠，舌质淡，脉结代。病为心悸，证属气血两虚，心阳不通；治当益气养阴，补血复脉。

方取炙甘草汤加减：炙甘草20g，党参、麦冬、石菖蒲、阿胶（烊化）各15g，生地、火麻仁、桂枝10g，生姜6g，大枣10枚。每日1剂，水煎服。

二诊（1998年3月26日）：上方6剂后，效果不显。赵老分析其原因认为：①药物剂量不足；②未遵古方煎法。遂再处：炙甘草、麦冬、石菖蒲各30g，生地、红参各6g，桂枝、火麻仁、阿胶（烊化）各20g，生姜10g，大枣20枚，用水2000毫升，清酒500毫升，每日1剂，分两次煎，取汁500毫升，分3次口服。

三诊（1998年4月3日）：上方又进6剂，自觉症状好转，无明显副作用。只感困意较浓，心电图复查，室性早搏3～5次/分，无三联律，症状日见好转，前方加苦参10g，续服6日后，自觉心悸、头晕消失，心电图复查：室性早搏0～1次/分。

四诊（1998年4月9日）：上方又进6剂，诸症消失，心电图示无早搏出现，心律整齐。随访 3 年，至今未见复发。

（杨明会、窦永起、吴整军，等．赵冠英验案精选．北京：学苑出版社，2003）

【诠解】 心悸是心脏常见病证。《素问·三部九候论》说："叁伍不调者病"。心悸的病位主要在心，由于心神失养，心神动摇，悸动不安。《伤寒论》云："心动悸，脉结代，炙甘草汤主之"。炙甘草汤功可补阴阳，调气血。本案患者反复高血压、冠心病 20 年，以心悸动不安和脉结代并见为症状特点，并见气短、失眠、头晕等均为气虚血少，其主要病机，证属气血两虚，心失所养，正合炙甘草汤证。炙甘草汤有益气养血，滋阴复脉之功，方中炙甘草温中补脾；党参、大枣共补心脾之气；并配生地、阿胶、麦冬、火麻仁以滋阴养血；然阴无阳则无以化，更配桂枝、生姜、清酒益气扶阳。三诊加入苦参，苦参有抗心律失常的作用，尤其对心率快型心律失常，作用更好。

张伯臾医案

（肝病伴频发早搏，天王补心丹加减）

杨某某，男，43 岁，门诊号：74/83651。

一诊：1974 年 10 月 23 日。素有肝病，阴液内耗，近一月多来，胸闷、心悸而烦等症加剧，夜寐欠安，心电图提示：频发性交界性早搏，伴差异传导，呈二联律、三联律。曾服多种西药未效，舌红，脉细结代。心阴亏虚，血行不畅，当拟养阴活血调治，兼见干咳，佐以润肺止咳。

南北沙参各 9g，麦冬 9g，炒枣仁 9g，五味子 3g，炙甘草 6g，全当归 15g，杜红花 6g，桑叶皮各 9g，炙百部 12g，枇杷叶 12g（包），灵磁石 30g（先煎）。十剂。

二诊：1974 年 11 月 6 日。心悸胸闷减轻，早搏见少，咳呛已瘥，口稍渴。脉弦小偶有结代，舌红尖刺。心肺阴伤未复，燥痰得化，仍守前法进退，仿天王补心丹方出入。

大生地 18g，北沙参 15g，麦冬 9g，阿胶 9g，炙甘草 6g，朱远志 6g，生赤白芍各 6g，杜红花 4.5g，枇杷叶 16g（包），生龟板 18g（先煎）丹参 15g，左牡蛎

30g（先煎）。二十剂。

三诊：1974 年 12 月 11 日。迭进滋养心阴之剂，咳呛、心悸、心慌、胸闷等症均瘥，早搏亦止，心电图复查为正常心电图。舌红乏液，脉弦小。心阴不足，不易骤复，再拟养心阴以善其后。

炙甘草9g，大生地15g，北沙参16g，麦冬9g，阿胶9g（烊冲），炒枣仁9g，丹参15g，川石斛18g，益母草18g。

（严世芸，郑平东，何立人．张伯臾医案．上海：上海科学技术出版社，2003）

【诠解】 本案素有肝病，阴液损伤，心阴不足，心血虚弱，心神不安而心悸、少眠；肺阴不足，痰热内阻，气失清肃，兼见干咳；心主血脉，舌为心之苗，今心血不足，心火内盛，因而舌红；脉细结代为心血不足，心脉瘀阻。首诊病机心阴亏虚，血行不畅，拟养阴活血，润肺止咳。方中南北沙参、麦冬益胃养阴；枣仁、五味子、炙甘草养阴安神；当归、红花养血活血；桑叶皮、炙百部、枇杷叶润肺止咳；灵磁石重镇安神。二诊舌红尖刺，心肺阴伤未复，阴虚火旺，仿天王补心丹方滋阴补血。三诊复查为正常心电图。舌红乏液，脉弦小。心阴不足，不易骤复，再拟养心阴以善其后，方中生地、北沙参、麦冬、石斛益胃养阴；阿胶养阴血；枣仁养阴安神；丹参、益母草清热活血。本例属心阴亏损，血行不畅为虚中夹实，仿用天王补心丹加活血之品，辨证确切，用药得当，疗效显著。

郭士魁医案

（冠心病心悸中药治，滋阴活血以复脉）

仇某，男，54 岁，工人，住院号 17994。

1979 年 10 月 5 日初诊：患者二年前因情绪激动，出现胸闷、心悸、某医院检查心电图为频发室性早搏，T 波改变，诊为冠心病，心律失常，给予西药治疗，症状减轻，心律不整减少。三个月以后，心悸又复发伴胸闷，或有憋气、乏力。再用西药治疗，效果不明显。1 年前开始加中药治疗，心悸时轻时重。近一个月来，病情加重。头晕、胸闷、心悸、乏力、睡眠欠佳。心电图不正常：为频发室性早搏，T 波改变。诊为冠心病，心律失常，住院治疗。舌胖质暗，边有齿痕，苔薄白，脉细结代，心律不整，早搏 34 次/分，心率 74 次/分，血压：140/90 毫米汞柱。郭老诊后：

辨证：气阴两虚，气滞血瘀。

立法：益气养阴，活血复脉。

方用：党参 20g，丹参 30g，麦冬 15g，生地 15g，桂枝 12g，五味子 12g，红花 10g，郁金 20g，薤白 15g，瓜蒌 20g，柏子仁 10g，良姜 10g，珍珠母 30g，炙甘草 6g。本方服用 3 剂后胸闷缓解，早搏明显减少，10 月 11 日至 10 月 17 日一周未发现心律不齐。

1979 年 11 月 3 日郭老再看病人，胸闷、心悸明显减轻，食纳、睡眠好，心率 68 次/分，心电图显示 2 分钟只发现室性早搏 1 次。血压 120/80mmHg，舌胖质淡，苔白，脉弦细。治宜养阴疏肝，活血复脉。方用生脉散合一贯煎加减：

党参 30g，麦冬 15g，五味子 10g，川楝子 12g，炒枣仁 15g，当归 12g，生地 12g，首乌藤 30g，丹参 30g，柏子仁 15g，苦参 15g，柴胡 12g，郁金 12g，姜黄 12g。本方加减服用，早搏为偶发 0～1 次/分，自 11 月 21 日始，早搏消失，观察三周均未发生过心律不齐，自觉症状已完全消失，一般情况好。患者于 12 月 11 日带方出院。

[翁维良，于英奇. 郭士魁（中国百年百名中医临床家丛书）. 北京：中国中医药出版社，2001]

【诠解】 此例患者既往有冠心病史，经治疗控制病情，但时轻时重，迁延不愈。古语虽云"久病必虚"，而经曰"邪之所凑，其气必虚"，然亦有正气亏虚、证候亏虚之别，正气虚证候未必就虚，或正气亏虚而证候见实，或正气与证候俱见虚象。故对于痼疾（久病）者，当明辨虚实，随证治之，切勿人云亦云，久病即补，须知因虚致实者，攻逐有形实邪者即补虚。

心主血脉，气为血之帅，血为气之母，气血充盈则脉管畅通，心得血养；气血亏虚则脉管失充，官窍失养；鼓动乏力则气滞血瘀而见细结代脉。案中患者年过半百，素有冠心病，初诊诉头晕、心悸、乏力乃气血不足，形体官窍失于濡养之征。可由情志不遂而诱发，其胸闷、舌胖而质暗，边有齿痕，苔薄白而脉细结代，提示气血运行不畅，阻滞脉络。故此案辨属气阴两虚，气滞血瘀。因气血亏虚而致气滞、瘀血等有形实邪内盛，故治当温阳益气滋阴，活血行气复脉。方投生脉散合桂枝甘草汤化裁。佐以瓜蒌、薤白、高良姜、珍珠母宽胸化痰宁神，振奋胸阳畅气机；丹参、红花、郁金祛瘀利湿通络，活血行气疏肝；柏子仁补肝宁心安神。药后诸症尽减。后随证施以滋阴疏肝，活血复脉之法。方用生脉散合一贯煎加味，佐以利湿之品而收全功。

何炎燊医案

（风心病气血两虚，五味养心饮加减）

叶某某，男，23 岁，干部。

1953 年 10 月 8 日来诊。

主诉：10 岁时即患风湿性心脏病，除有心瓣膜病之体征外，无明显症状。解放初参加工作，症状日渐加重，心悸怔忡，短气乏力，稍劳则加重，下午足踝浮肿。视其人，面色萎黄不泽，言语声低。听诊：心尖部有三级收缩期吹风样杂音，舒张期隆隆样杂音，脉沉细涩略数，舌红不华，苔薄白。病者出示甲、乙两院之诊断为风湿性心脏病，二尖瓣狭窄并关闭不全。解放初期，各医院尚无先进设备，只能对症治疗，因而来我联合诊所，求中医治疗。

经平脉辨证，认为病是心气弱兼心血虚。中医虽无逆转心瓣膜病之术，然可保护心脏功能，以为长久之计。疏方"五味养心饮"合生脉散治之。

黄芪 30g，当归 15g，莲子 30g，龙眼肉 15g，红枣 10 枚，党参 30g，麦冬 15g，五味子 10g。

此乃 1 日量，当时联合诊所有星群提炼中药，遂配半月量与之。

病者服药后，自觉良好，效不更方，每半月或 1 月，来所配 1 次，长期服用，能坚持工作。1958 年后，已无星群提炼中药供应。病者用原方煎剂，间歇服用。40 年后，已退休安享晚年。

（何炎燊、马凤彬. 何炎燊医著选集. 广州：广东高等教育出版社，2002）

【诠解】 患者短气乏力，劳则加重，脉沉细涩，辨证为心气虚兼心血虚。

气虚，水湿不化，袭肺金，外溢则四肢水肿。肺朝百脉，能助心行血，肺还能通调水道，故用生脉散补益肺气以助心行血。黄芪、当归组成当归补血汤，其中重用黄芪以补气。莲子入心经，味涩能收，而龙眼肉、红枣能养血安神，故何老认为加莲子能助黄芪补心气，龙眼肉和红枣能助当归补心血。诸药合用以达补气补血功效。

沈绍功医案

（室性早搏气血虚，当归补血汤加味）

王妇，62 岁，2001 年 9 月 28 日初诊（秋分）。

病史：胸闷气短 4～5 年，间断服用"心痛定"、"硝酸甘油"、"肠溶阿司匹林"等药未见明显缓解。近 1 月来，胸闷气短加重，四肢乏力，食纳不香，夜寐欠佳，阵发心悸，活动后诸症加重，双下肢浮肿。遂来我院就诊。既往有高血压病史 10 余年。

检查：舌淡白，苔薄黄，脉沉细，血压 140/90mmHg，心率 66 次/分，早搏 4～5 次/分，第一心音亢进，心电图示：频发室性早搏，左室高电压。形体肥胖，面色萎黄，步态蹒跚，双下肢可凹性浮肿（＋＋）。

辨证：患者年过花甲，气血不足，劳则气血亏耗更甚，故胸闷气短，活动后诸症加重。脾气不足，运化无力，则食纳不香；脾主肌肉四肢，故见四肢乏力；脾虚水泛，水湿代谢失司，双下肢浮肿；血不养神，夜寐欠佳。舌淡白，苔薄黄，脉沉细均为气血不足之象，其病位在心脾，证属气血不足，心失所养。

中医诊断：胸痹心悸。气虚血弱，心脉失养证。

西医诊断：冠心病频发室性早搏。

治法：补益气血，祛痰化瘀，选用《内外伤辨惑论》当归补血汤加味。

处方：生芪 15g，当归 10g，泽泻 10g，何首乌 10g，野菊 10g，石菖蒲 10g，郁金 10g，生杜仲 10g，桑寄生 10g，生山楂 15g，全瓜蒌 30g，薤白 10g，丹参 30g，仙鹤草 10g，炒白术 10g。

正心泰胶囊，每次 4 粒，每日 2 次。

结果：上方每日 1 剂，水煎分 2 次服。连服 14 剂，胸闷憋气减轻，双下肢浮肿已退，血压下降为 120/70mmHg，本周来因劳累血压偶有波动，有时可达 160/110mmHg，偶感头晕眼花，腰膝酸软，舌黯红，苔薄黄，脉沉细。此乃水不涵木之象，治则佐滋补肝肾，重镇潜阳之品，合用杞菊地黄汤加减。

枸杞子 10g，野菊 10g，生地 10g，生杜仲 10g，桑寄生 10g，丹参 30g，珍珠母 30g，川楝子 10g，元胡 10g，全瓜蒌 30g，石菖蒲 10g，郁金 10g，钩藤 15g，泽泻 10g，生芪 15g，当归 10g。

脑立清胶囊，每次 3 粒，每日 3 次。

上方连服 1 月后，偶有胸闷气短，失眠，血压降为 120/80mmHg，舌黯红，苔薄黄，脉沉细。上方去钩藤、泽泻，加夜交藤、全瓜蒌、薤白、石韦、川芎。改为每晚服 1 煎，一月后胸闷心痛及失眠已除，水不涵木之象缓解，服安脑丸，每次 1 粒，每日 2 次；再服杞菊地黄胶囊巩固疗效，连用 2 月，生活如常。复查心电图，大致正常。

[韩学杰、李成卫. 沈绍功验案精选（全国名老中医医案医话医论精选）. 北京：学苑出版社，2006]

【诠解】 本案早搏以虚证为主，本虚标实。表现为气血不足，心失所养，肝肾不足，虚阳上浮；兼其痰瘀内阻。病位在心而与脾肝肾密切相关。患者心悸、胸闷、气短因年老体弱，久病气血不足所致；形胖胸闷与痰浊相关，舌黯为瘀血之象。治疗应补气养血，方选《内外伤辨惑论》的当归补血汤。此方为补气生血的代表方，有抗贫血、护肝、增加机体耐缺氧能力、增强心肌细胞功能、抗血栓形成。本案补气，以生芪、仙鹤草、炒白术为主，补血用当归、何首乌；生杜仲、桑寄生、何首乌补肝肾；郁金、丹参、生山楂活血化瘀，理气止痛；全瓜蒌、薤白、石菖蒲清热祛痰，理气宽胸。经补气养血，祛痰化瘀治疗半个月后，气血不足之证改善，出现头晕眼花，腰膝酸软，此为肝肾阴虚之征显现，用杞菊地黄汤化裁，佐以清泄肝热、疏泻痰浊之药如钩藤、泽泻，重镇安神之珍珠母。稳定期，汤药用量减半，并以丸药收功。

颜正华医案

（气血亏虚水湿停，益气养血健脾愈）

肖某，女，36岁，干部。

一年来心慌气短，时有心悸自汗，大便干，六七日一行，下肢肿。舌质暗，苔薄腻，脉结代。证属心气、心血不足，水湿停滞。治以益心气，养心血，宁心神，佐以利水湿。

药用：生黄芪 30g，白茯苓 30g，生薏苡仁 30g，赤小豆 30g，柏子仁 15g，火麻仁 15g，炒酸枣仁 15g（打碎），全当归 15g，白芍 10g，浮小麦 30g，生牡蛎 30g（打碎，先下），远志 10g。共 6 剂，每日 1 剂，水煎服。忌食辛辣生冷。

二诊：药后诸症均减，原方继服 6 剂。

三诊：药后便软，日行一次，下肢肿消，自汗止，唯偶有心慌心悸。嘱其继服柏子养心丸，以善其后。

（常章富．颜正华学术经验辑要．北京：人民军医出版社，2010）

【诠解】 颜老认为，人体是一个形神合一、脏腑相关的有机整体，具有自我调节与驱邪抗病的本能。机体之所以生病染疾，是由于正气亏虚，阴阳失衡，气血逆乱，脏腑功能失调所致。诚如《素问·评热病论》所云："邪之所凑，其气必虚。"倘若正气充足，阴平阳秘，气血顺畅，脏腑功能正常，抗邪有力，则病不生而疾不染，或少生少染，或病而轻浅，不药而愈。此即《灵枢·刺论》"正气存内，邪不可干"之论，因而临证治病，不能唯以克伐为用，当以调节脏腑功能、调动机体内在因素为要。

而对于心悸，颜老亦遵《景岳全书》所论之"凡人之气血，犹源泉也，盛则流畅，少则瘀滞，故气血不虚则不滞，虚则无有不滞"，认为虚证居多，其治多以补养气血为主，并佐以宁心安神之品。案中肖氏患者，年过五七之年，阳明脉始衰，气血已显乏源之象；又系干部身份，复因工作繁忙而暗耗气血，遂致上述诸症。证属气血亏虚，水湿停滞。治宜益气祛湿，养血安神。颜老以生黄芪、茯苓健脾益气；当归、白芍养心血滋阴；柏子仁与酸枣仁、远志合用养心益肝、除烦安神，与火麻仁、当归合用润肠通便；浮小麦、生牡蛎养心敛汗，固涩安神；赤小豆合生黄芪、茯苓活血利水，益气祛湿而消肿。诸药合用，气血得补，水湿得除，心神得养。后连续三诊，诸症俱减，唯偶有心慌心悸，思其平素气血亏虚，心神失养，复佐以柏子养心丸，益气养血而安神，以善其后。

高体三医案

（气阴两虚致心悸，生脉加味滋阴痉）

李某，男，66 岁。

2008 年 11 月 18 日初诊。

主诉：心悸胸闷 6 年，加重 1 周。

初诊：患者 6 年前出现心悸胸闷等症状，于某医院诊断为"冠心病"，平素服用通心络胶囊，病情稳定。2 年前体质渐弱，易患感冒，每年感冒次数较多，且恢复时间较长，近日感冒后出现心悸、胸闷，感冒痊愈后余症不解，遂来诊。

现症：夜晚心悸、胸闷，自汗出，头晕，腰腹部自觉发凉，口中涩，大便不调。舌质暗，苔白腻，脉弦缓。

中医诊断：心悸（气阴两虚）。

西医诊断：冠心病。

治法：益气养阴，温补三阴。

处方：生脉散合小柴胡汤加减。

党参 20g，麦冬 10g，五味子 10g，柴胡 15g，黄芩 10g，桂枝 15g，白芍 30g，炙甘草 15g，生龙牡各 30g，益母草 30g，丹参 20g，檀香 10g，砂仁 6g，白术 10g，干姜 12g，附子 6g，生地 15g，酸枣仁 30g，阿胶 10g，陈皮 15g，杏仁 10g。3 剂，水煎服。

二诊：2008 年 11 月 21 日。患者自觉全身有冷感，夜间睡觉时心慌，口中涩，口干喜饮。舌暗，苔黄腻，脉弦滑。处方：党参 20g，麦冬 10g，五味子 10g，苏叶 15g，玉竹 15g，苦参 15g，柴胡 15g，黄芩 12g，炙甘草 10g，白芍 20g，当归 15g，川芎 20g，干姜 12g，葛根 30g，桑白皮 15g，桂枝 20g，生龙牡各 30g，炙麻黄 6g，附子 6g，细辛 3g。6 剂，水煎服。

三诊：2008 年 11 月 28 日。服上方平和，自觉时发心慌，腰膝酸软、沉困，心烦，胃脘困闷不舒，睡眠欠佳，多梦。舌淡，苔白润，脉缓。处方：党参30g，麦冬 10g，五味子 10g，陈皮 15g，杏仁 10g，柴胡 15g，黄芩 12g，丹皮 15g，生地 15g，桂枝 18g，白芍 18g，炙甘草 10g，茯苓 20g，鳖甲 12g，白术 10g，干姜 12g，生龙牡各 30g，附子 5g，酸枣仁 20g，火麻仁 20g，阿胶 10g。3 剂，水煎服。

四诊：2008 年 11 月 30 日。心慌、腿软症状减轻改善，胃中不舒稍有改善，多梦，头昏，时头痛，眼干涩，背痛，大便时有不成形，小便多。舌暗，苔腻微黄，脉滑。

处方：党参 30g，麦冬 10g，五味子 10g，陈皮 15g，杏仁 10g，柴胡 18g，黄芩 15g，丹皮 15g，生地 15g，桂枝 18g，白芍 18g，炙甘草 10g，茯苓 20g，鳖甲 15g，白术 10g，干姜 12g，生龙牡各 30g，附子 5g，酸枣仁 20g，火麻仁 20g，阿胶 10g，川芎 20g，白芷 6g，细辛 2g。6 剂，水煎服。

五诊：2008 年 12 月 7 日。心悸明显改善，头昏减轻。自诉头晕，头痛，眼睛干涩，时痒，少腹发凉，遇天冷加重，得热或活动后缓解，小便多，小便黄，大便不成形。舌暗，苔厚润，脉缓。处方：党参 30g，麦冬 10g，五味子 10g，玉竹 15g，陈皮 15g，杏仁 10g，茯苓 30g，炙甘草 10g，柴胡 15g，黄芩 15g，桂枝 18g，白芍 18g，泽泻 20g，白术 10g，附子 6g，干姜 12g，枸杞子 15g，菊花 30g，丹皮 15g，生地 15g，生姜 30g。6 剂，水煎服。

[高天旭，赵玉瑶主编．高体三（中国现代百名中医临床家丛书）．北京：中国中医药出版社，2010]

【诠解】《素问·上古天真论》曰："丈夫八岁，肾气实，发长齿更；……；八八，则齿发去。……今五脏皆衰，筋骨解堕，天癸尽矣，故发鬓白，身体重，行步不正，而无子耳。"案中患者系老年男性，已过八八之年，脏腑本渐亏虚，尤其是肝肾阴精阳气不足，而作为后天之本、气血生化之源的脾胃亦虚弱，气血生化乏源，肝藏血之功不彰，母病及子而致心失所主，血脉失充；"血为气之母，气为血之帅"，气血同源于后天脾胃之气，中焦脾胃虚弱，必致气血亏虚，故见气血鼓动乏力，血行迟缓而心脉不畅。

患者既往因心悸、胸闷而长期服用通心络胶囊，虽通络止痛效佳，但亦有耗气伤阴之弊，复因外感而诱发诸症，诚如《素问·脉痹》所言："脉痹不已，复感于邪，内舍于心"。阴液本已亏虚，夜间属阴，同类相召，故常于夜间发作；心脉痹阻，心失所养则心悸；脾胃虚弱，土不生金，肺卫不固，则表疏自汗出；肝肾阴虚，内风上扰，加之气血亏虚不能上养清窍，则头目眩晕；脾主运化，肾主行水，脾肾虚寒，水寒土湿，而"胸为阳，腹为阴"，故见腰腹部自觉发凉；脾虚肝郁，肝脾不和，则大便干稀不调。综合考虑，本案当属肝脾肾三脏功能失调，气阴两虚之心悸。治当益气养阴，兼养肝健脾暖肾。初诊以生脉散益气养阴，佐以炙甘草、阿胶、生地、党参滋阴养血，以复心脉；炙甘草与桂枝、生龙牡合用温补心阳，收敛心神；酸枣仁、丹参养肝宁心安神；檀香、砂仁、陈皮行气调中；白术、干姜、附子温脾暖肾；柴胡、黄芩、白芍和解少阳，清疏养肝；益母草利水活血，杏仁苦降肺气，润肠通便。诸药合用，滋而不腻，攻补兼施，心肝脾肾同调，药后诸症缓解。后连续4诊，均以此为基础，或佐以清热利湿，或佐以清热通络，或佐以温阳除湿，随证施治，终愈诸证。

刘志明医案

医案1（气血亏虚心悸发，四君柏子养心痊）

杨某，女，34岁。1985年11月23日初诊。

主诉：阵发性心慌5年，加重1周。

病史：患者自1980年起，每于劳累，或情绪不稳定时出现阵发性心慌，每次历时短暂，随即迅速缓解。近1周来因工作劳累紧张，心慌频发，以夜间为甚，且每次发作历时较前次延长，最长历时10分钟才缓解，心慌过后感胸闷。就诊时见：一般情况可，面色发白；舌质偏白，苔薄白，脉弦细。心率80次/分，律齐，心音正常，各瓣膜听诊区未闻及杂音；听诊双肺（-）。心电图未发现异常。

中医诊断：心悸。

西医诊断：心脏神经官能症。

辨证：心气不足，心血亏虚。

治法：益心气，养心血。

处方：柏子养心丸合四君子汤加减，柏子仁 12g，麦冬 12g，当归 9g，生地 9g，茯苓 6g，菖蒲 9g，枸杞 9g，玄参 9g，人参 6g，白术 9g，甘草 6g。水煎服，日一剂，5 剂。

1985 年 11 月 29 日二诊：服上方 5 剂后，患者心慌发作次数有所减少，心慌发作过后仍有胸闷。遂在原方基础上去菖蒲、玄参，加瓜蒌、薤白、陈皮以宽胸理气；加阿胶珠以加强养血和血之力。

处方：柏子仁 12g，麦冬 12g，当归 9g，生地 9g，茯苓 6g，瓜蒌 15g，薤白 12g，枸杞 9g，人参 6g，白术 9g，陈皮 6g，阿胶珠 9g（烊化），甘草 6g。水煎服，日一剂，7 剂。

1985 年 12 月 7 日三诊：患者又服药 7 剂后，心悸、胸闷减轻，面色好转，共服药 30 多剂，直至心悸、胸闷症状消失。嘱患者注意休息，不宜操劳，尤其不能熬夜。随访 1 年，未见疾病复发。

（刘如秀. 刘志明医案精解. 北京：人民卫生出版社，2010）

【诠解】 刘老认为，心悸的发生多与年老体虚、寒邪内侵、饮食不当、情志失调等因素有关，其病机与五脏盛衰密切关联，在脏腑功能失调的基础上，可兼有痰浊、血瘀、气滞、寒凝等病理改变，总体上属本虚标实。病位在心，与肝、脾、肾三脏皆有密切关系。

本案中患者系女性，年近五七之年，经曰"五七，阳明脉衰，面始焦，发始堕"，发为血之余，发堕者，乃血虚于内也。肾主水而藏精，肝为风木而藏血，心为火脏主血脉，脾为土藏主运化。心主血脉功能有赖于肝藏血和脾主运化，肝藏血有赖于肾主水和脾主运化，肾藏精有赖于脾主运化和肝主疏泄。患者心慌胸闷间断发作多年，每因过度劳累、情志不畅而诱发，面色苍白并结合舌脉，当辨属气血亏虚。故治当养心健脾补肾，益气滋阴。以柏子仁、生地、当归、枸杞滋阴养血安神；生地与玄参、麦冬同用滋养肝肾；菖蒲化湿开胃，醒脾安神；四君子健脾益气。药后诸症均减，遂守上方去玄参、菖蒲，而加陈皮、瓜蒌、薤白宽胸理气，以除胸闷；阿胶味甘平，功能滋阴补血。方证合拍，药后诸症续减，守方续进以资巩固，并嘱患者慎起居，适劳逸，而获佳效。

医案 2（气阴两虚阳气郁，益气滋阴温阳痊）

刘某，女，57 岁，干部。1993 年 7 月 18 日初诊。

主诉：阵发性胸闷、心慌 3 年。

病史：患者因长期工作紧张劳累，于 1990 年突然出现胸闷、阵发性心悸而至湖南医科大学附属第二医院就诊，查心电图：心房颤动，24 小时动态心电图（Holter）：慢快综合征，最慢心率 29 次/分，当时诊断为"冠心病，病态窦房结综合征（慢快综合征型）"，并同时安装起搏器至今，目前仍服用地高辛、恬尔心（长效）。近日因心悸发作频繁而来阜外医院检查，诊断同前，仍有房颤、房速；并更换了起搏器，将起搏器心率调整为 70 次/分，自主窦性心律仅占 1/3。更换起搏器后患者胸闷、阵发性心悸未见减轻，并出现呃逆、胸闷、进食极少。起病以来口干、二便可、乏力。诊查：慢性病容，精神较差，表情痛苦；舌质暗红，舌苔薄黄，干燥，脉结代。

中医诊断：心悸

西医诊断：病态窦房结综合征（慢快综合征型）

辨证：气阴两虚，胸阳不展。

治法：益气通阳，养阴安神。

处方：西洋参 3g（研末冲服），茯苓 9g，陈皮 6g，枣仁 9g，远志 6g，党参 9g，瓜蒌 9g，薤白 9g，半夏 6g，甘草 6g，生姜 3 片。水煎服，日一剂，10 剂。

1993 年 7 月 28 日二诊：进服 10 剂后，患者胸闷好转，仍感心悸。刘老分析认为该患者胸阳已通，心之阴血尚有不足，故改用归脾汤加减治疗。患者服用 15 剂后，心悸明显好转，查动态心电图，心房纤颤发作减少，每次持续时间缩短，自主窦性心律占 70% 以上。

（刘如秀．刘志明医案精解．北京：人民卫生出版社，2010）

【诠解】 病态窦房结综合征可归为中医"心悸"、"怔忡"范畴，主要是由于窦房结功能低下或窦周病变而导致心动过缓。临床主要表现为持久而严重的窦性心动过缓、胸闷、心悸、畏寒肢冷、头晕乏力，甚者晕厥、猝死等症，是临床常见的疑难病。其病程长、发展慢，西药治疗以提高心率为主，阿托品、异丙肾上腺素、氨茶碱虽有一定疗效，但不能持久且不良反应较多。安装人工心脏起搏器是目前临床较为多用的治疗方法，然而受基础心脏疾病影响，疗效也多不尽人意。

中医药治疗立足人体脏腑相关，施以整体调节之法，坚持辨病与辨证结合，对于改善患者症状，提高生活质量以及改善体质，无副作用或副作用甚微。本案患者系女性干部，因工作紧张劳累而诱发胸闷、心悸，经西医安装、更换起搏器等一系列治疗仍未改善。思其平素思虑过甚，气机不畅，阴血暗耗；病久阴损及阳，阳气不振。阴血亏虚，心失所养则心悸；胸阳不振，痰气郁于胸中，故胸闷不适、舌暗；阴精阳气俱虚，脏腑肢节失于滋养，虚热内扰则见神疲、口干、乏力。刘老辨属气阴两虚，胸阳不振，治以益气通阳，养心安神。以瓜蒌薤白半夏汤化痰散结，通阳理气；茯苓与枣仁、远志合用养心益肝安神，与陈皮、生姜合用健脾和胃，理气止呃；西洋参、党参合用补养心脾，滋阴益气而安心神。药后诸症俱减，刘老认为痰化气畅而胸阳得振，遂以归脾汤加味健脾养心，滋补气血以善后。

孙伯华医案

（经血暴下心失养，凉血止血养阴血）

王妇，闰月初七日。

经血暴下，心经失养，跳动颇甚，止后阴分虚燥，脉大而弦数，亟宜清滋摄化以防之。

生牡蛎五钱，生甘草一钱，生龙齿三钱（同布包先煎），玄参心三钱，生侧柏叶三钱，莲子心二钱（朱拌），血余炭三钱，炒丹皮一钱，赤小豆四钱，盐知母三钱，盐黄柏三钱，磁朱粉四钱（布包先煎），栀子三钱，炒大腹绒一钱半，干藕节七枚，炒谷芽三钱，炒稻芽三钱。

[刘观涛，孙伯华（中国百年百名中医临床家丛书），北京：中国中医药出版社，2012]

【诠解】 此例为阴虚血热，热盛于血分，血受热迫，血络易伤，见经血暴下，月经过多；肝经郁热，故脉大而弦数；心阴虚心失濡养故心悸。此例为出血过多引起。治宜清肝泄火，止血，安神，消食，助水谷化生血液之源。生牡蛎、生龙齿、磁朱粉安神；玄参、莲子心清心火；栀子、丹皮清肝凉血；侧柏叶、血余炭、藕节止血；知母、黄柏清热降火；炒谷芽、炒稻芽助消化。

心 脾 两 虚

蒋宝素医案

（过神思伏邪新解，东垣升清降浊法）

病延两月之久，素昔过用神思，近值伏邪新解，阴液受戕未复，心脾与肾俱亏。心藏神，肾藏志，脾藏智与意。人与事物相接，裁之于心，虑之于脾，志之于肾。心为君主，无为，肾相代心行事，相火居肾，藏志之处，真水之内宰乎？其中知觉、运动皆是相火为用。志意乖违，心相不静，驯致形神不振，食少化迟，竟夜无眠，血不华色。脉体素本六阴，从乎中治，观其进退。

大生地、人参、白茯苓、冬白术、炙甘草、当归身、酸枣仁、远志、柏子仁、法制半夏、黄粟米。

昨议从乎中治，药后夜来平善，今晨颇觉神清。第肝木久失条疏，必犯中胃，以故默默不思饮食。再拟东垣升清降浊法，行其春令。

人参、黄芪、冬白术、炙甘草、当归身、陈橘皮、银州柴胡、绿升麻、制陈半夏、黄粟米、生姜、大枣。

服东垣降浊升清，行其春令，胃气渐醒，思食麦面。姑从其好以诱之。

人参、云茯、冬白术、炙甘草、当归身、陈橘皮、柴胡根、升麻、枯麦、生姜、大枣。

投其所好，诱开胃气，竟能食粥。清升浊降，春令已行，可无足虑。徐徐培养可也。

大生地、人参、怀山药、炙甘草、当归、陈橘、银柴胡、绿升麻、生须谷芽、六和神曲。

（《问斋医案》）

【诠解】《素问·灵兰秘典论》曰："心者，君主之官也，神明出焉"，是谓心主神明，《灵枢·邪客》亦曰"心者，五脏六腑之大主也，精神之所舍也"，可知人的精神意识思维虽可分属五脏，但主要归心所司，即情志致病，首伤心神，次及他脏。患者素昔过用神思，既暗耗心血，又令气结而伤脾。心阴耗伤，虚火上炎不能下交于肾；母（心）病及子（脾），亦可致心脾两虚，神失所养。故见患者形神不振，食少化迟、无眠，血不华色等证。治宜益气健脾，补血养心。方以五味异功散健脾益气祛湿，佐以大生地、当归、酸枣仁养肝肾之阴，与黄粟米合用又可健脾开胃；远志、柏子仁养血安神。药后中州得运，夜卧安而神清。

然考患者日久思虑，过用神思，存在肝木疏泄不及，木旺乘土致中虚之嫌。乃再施补中益气，健脾疏肝之法。方用补中益气汤加味。思其默默不欲食，故佐以陈半夏消痞散结、燥湿化痰而复中州气机，继加黄粟米、生姜、大枣以增强护胃气之力。服后胃气渐复，思面食，仍以健脾益气为法，方用六君子汤健脾益气祛湿，去半夏之辛散；佐以柴胡、升麻升提脾胃之气；生姜、大枣合用健脾胃顾胃气；投以枯麦，甚合患者心意以醒其脾胃之气。诸药合用，恢复中州斡旋之功用，其肝气亦疏，阴血得养而诸症自减。后继以健脾养肝肾之法调治，且当省思虑，益精神，以舒志意，续固疗效。

刘惠民医案

（心衰因由风心起，健脾温肾通血脉）

张某，男，42 岁。1959 年 5 月 18 日初诊。

病史：自幼经常两膝关节肿痛，但未经治疗。五年前开始，活动后即觉心慌、气短，劳累时则下肢轻微浮肿。两年前曾因心慌、浮肿等症诊为风湿性心脏病、心力衰竭而住院治疗，好转后出院。近两个月来，又觉心慌、气短加剧，夜间不能平卧，上腹胀闷，按之则痛，心前区阵发性闷痛，心律不整等，医院检查仍诊断为风湿性心脏病、心力衰竭、心房纤颤。曾用过毛地黄治疗。平时饮食尚可，近来由于上腹胀闷，不欲多食，消化不良，大便稀溏，每日两三次，多至六七次，睡眠不宁，时在睡中惊醒，有时头痛、头晕。

检查：面色黯黄，眼周发青，舌苔白厚，脉沉细结代。肝大，剑突下三指，有触痛。

辨证：心血不足，脾肾阳虚，气血瘀滞。

治法：补养心血，温肾健脾，活血行瘀。

处方：炒酸枣仁45g，柏子仁9g，菟丝子25g，山药25g，五灵脂6g，薤白9g，瓜蒌15g，远志9g，红花6g，生白术12g，石斛12g，桂圆肉9g，山栀9g，补骨脂9g，神曲9g，半夏9g，白芍9g，煨草果9g，生蒲黄（包）4.5g，水煎两遍，分两次温服。

西洋参2.4g，三七2.1g，琥珀1.5g，沉香1.8g，共研细粉，分两次冲服。

5月23日二诊：药后饮食好转，腹胀减轻，大便较前成形。仍感心慌。舌脉如前。原方加茯神12g，煎服法同前。

另配药粉一料，与汤药配服。

处方：猪心（干燥）1具，白术46g，天麻62g，白芷31g，细辛24g，红花31g，血竭31g，乳香37g，没药37g，银耳37g，冬虫夏草37g，琥珀31g，天竺黄31g，红豆蔻37g，西洋参46g，朱砂1.8g，麝香0.6g，共研细粉。每次2.5g，每日三次，温开水送服。

6月18日三诊：服汤药10余剂，配服药粉，自觉心慌、心前区痛等症均见减轻，睡眠好转，心跳仍不规则，大便次数明显减少，但还不成形，有时仍腹胀。舌苔薄白，脉沉细，仍有结代。原汤药方去蒲黄、五灵脂、石斛、桂元肉，加炙甘草9g，麦门冬9g，泽泻9g，砂仁9g，煎服法同前。药粉继服。

6月25日随访：药后腹胀、心慌均减，大便正常。仍守原方义加减，嘱继服，以资巩固。

（戴岐、刘振芝、靖玉仲．刘惠民医案．济南：山东科学技术出版社，1979）

按：膝为筋之府，而筋为肝所主，患者自幼两膝关节肿痛，此乃先天禀赋不足，复感外邪所致，加之日久失治而暗耗气血。《素问·痹论》云："脉痹不已，复感于邪，内舍于心。"心之气血暗耗，血脉内侵于心，故近5年平素活动后心慌、气短。久病情志不遂，心肝之阴暗耗，脾失健运，脾之本色外露则面色黯黄；土不制水，日久则致脾肾两虚，气血乏源而水液内停故近 2 月心慌、气短剧，夜不能卧，有时头痛、头晕，劳累则下肢轻微浮肿。脾肾两虚日久，因虚致实见近来胀闷剧，按之则痛故不欲多食；消化不良、大便稀溏、便次多、眼周发青、舌苔白厚提示脾胃阳虚，水运不及内停；气血亏虚不能养神故见眠差、易惊醒；脉沉细结代乃里阳亏虚，气血不足之征。

综合病史，四诊合参，本案辨属气血不足，心脾肾三脏阳虚。治当益气养血，健脾温肾。方用瓜蒌薤白半夏汤合失笑散加味，前者温通胸阳，祛痰散结；后者与红花共用活血行气，补而不滞。再佐以枣仁、柏子仁、远志、龙眼肉养心益肝；菟丝子、石斛合用补肾壮水；生白术、神曲共奏健脾消食导滞之功；煨草果、山药、补骨脂温肾暖脾止泻。并配以三七、琥珀、沉香、西洋参共研粉冲服，补肾纳气，益气活血。二诊汤剂继服，药粉方仍遵补肾纳气，益气活血之法。方投七厘散加味。《随息居饮食谱》载猪心："补心，治恍惚，惊悸，癫痫，忧恚诸证。"药用猪心以脏补脏，养心补血；半夏、天麻合用化痰熄风；白芷、细辛与红花同用通阳止痛；天竺黄、琥珀化痰定惊安神；冬虫夏草、西洋参、银耳合用益气养阴，补肺益胃。后随证加减汤药，诸药合用，共奏益气养血，养心健脾补肾，化痰祛瘀之功，补而不滞，攻而不伤，而尽愈诸症。

魏执真医案

医案 1（心动过缓寒内生，温阳散寒调脉汤）

某女，退休工人，63 岁。初诊日期：2005 年 12 月 18 日。

1 年来因反复发生晕厥，心率慢，于某西医院检查诊断为病态窦房结综合征。患者因故未安装起搏器。近因晕厥仍反复发作，频繁出现，遂希望中医治疗。刻下症：心悸，心率慢，自数脉搏 40～42 次/分，伴胸闷、憋气、乏力、怕冷、纳差，大便稀。查体：血压 110/75mmHg，双肺未闻及干湿啰音，心率 40 次/分，心律齐，各瓣膜听诊区未闻及病理性杂音，腹软，肝脾未及，双下肢不肿。舌质暗淡苔薄，脉迟。心电图示：窦性心动过缓，心率 40 次/分。动态心电图示：最慢心率 39 次/分，最快心率 78 次/分，平均心率 52 次/分，可见Ⅱ度

Ⅱ型窦房传导阻滞，最长 R－R 间期达 2.5 秒。超声心动图：未发现异常。

西医诊断：病态窦房结综合征。

中医诊断：心悸。

辨证：心脾肾虚，寒邪内生，阻滞心脉。

立法：温阳散寒，活血升脉。方用自拟温阳散寒调脉汤。

处方：生黄芪 30g，太子参 30g，麦冬 15g，五味子 10g，白术 30g，茯苓 15g，生鹿角 10g，桂枝 10g，干姜 10g，羌活 15g，丹参 30g，川芎 15g，香附 10g，香橼 10g，佛手 10g。水煎服，日 1 剂。

服药 1 周后，心悸、胸闷、憋气、气短、乏力诸症减轻，食纳增，腹泻止。2 周后心率较前增加，由 40～42 次/分增至 45～46 次/分。1 个月后心率增至 50 次/分。3 个月后心率增至 60 次/分，患者无任何不适。半年后心率增至 72 次/分。复查动态心电图：平均心率 65 次/分，未见窦房传导阻滞。

[魏执真、易京红、周燕青．魏执真（中国现代百名中医临床家丛书）．中国中医药出版社，2011]

【诠解】 本患者窦性心动过缓，脉属迟脉。迟脉主寒，考虑寒为该患者发病的关键因素，结合心悸、胸闷、憋气、乏力、怕冷、舌质暗淡苔薄等症状及舌象所显示出的"心脾肾虚"、"寒从内生"、"心脉瘀阻"表现分析，患者寒的产生是由于心脾肾虚，失于温煦，寒从内生，因寒性凝滞，而致心脉瘀阻。温阳散寒是治法中的关键，方中生鹿角、桂枝、干姜、羌活温阳散寒升脉；生黄芪、太子参、麦冬、五味子、白术、茯苓益气养心健脾，以助温阳散寒升脉；丹参、川芎活血通脉；香附、香橼、佛手理气以助升脉。全方共奏温阳散寒、活血升脉之功。

医案 2（心动过缓因湿邪，理气化湿调脉汤）

某女，65 岁，退休工人。初诊日期：2003 年 12 月 27 日。

患者无明显诱因出现阵发心悸 3 个多月，加重 1 个月。发作时伴胸闷、憋气、乏力，曾查心电图示窦性心动过缓。刻下症：心悸，恶心，脘腹胀，口干，易饥，眠差，大便不爽。既往史：既往体健。查体：血压 120/70mmHg，双肺呼吸音清，未闻及干湿啰音，心界不大，心率56次/分，心律齐，各瓣膜听诊区未闻及病理性杂音，腹软，肝脾未及，双下肢不肿。舌质暗，苔白厚腻，脉细缓。心电图示：窦性心动过缓，心率56次/分，T波V_5低平、双向。超声心动图未见异常。动态心电图示：最慢心率36次/分，最快心率76次/分，平均心率52次/分。

结论：①窦性心动过缓；②ST－T改变。食道调搏心电图未见异常。

西医诊断：心律失常，窦性心动过缓。

中医诊断：心悸。

辨证：心脾气虚，湿邪停聚，心脉受阻。

立法：化湿理气，活血升脉。方用自拟理气化湿调脉汤加减。

处方：苏梗10g，陈皮10g，半夏10g，白术30g，茯苓15g，香附10g，乌药10g，太子参30g，川芎15g，丹参30g，羌活15g，菖蒲10g，远志10g。水煎服，日1剂。

服药1周，症状改善不明显，2周后，心悸、胸闷、憋气、乏力均减，口干、恶心、腹胀、易饥等症亦改善。查体：心率63次/分，律齐。3个半月后，患者心率在60~62次/分，偶有心悸、气短，大便已调，舌苔转薄白，病情平稳。4个半月后，患者心率升至66次/分左右，无特殊不适，诸症除。随访半年未复发。

[魏执真、易京红、周燕青.魏执真（中国现代百名中医临床家丛书）.中国中医药出版社，2011]

【诠解】 患者为窦性心动过缓，脉为缓脉。缓脉的主病是脾虚及营阴不足、湿证及风证，再结合心悸、胸闷、乏力、恶心、脘腹胀、大便不爽、舌暗苔白厚腻属"心脾气虚"、"湿邪停聚"及"心脉受阻"。予以化湿理气、活血升脉法，方中白术、茯苓、陈皮、半夏健脾化湿，苏梗、香附、乌药理气化湿，羌活祛风以助化湿，川芎、丹参活血通脉，太子参补益心脾，远志、菖蒲化湿安神。全方共奏化湿理气、活血升脉之功，使心脾气充足，湿邪渐化，心脉通畅而缓脉愈。

医案3（心动过缓脉瘀阻，健脾补气调脉汤）

某男，64岁，退休工人。初诊日期：2003年10月11日。

患者心悸反复发作3年，加重1个月。

3年前始发作心悸，时伴有胸闷，胸闷发作与体力活动无关，无胸痛，于某医院就诊，诊为"冠心病"（未作冠脉造影检查）。1个月前，无明显诱因心悸、胸闷加重，查心电图示"窦性心动过缓，ST-T改变，心率52次/分"。刻下症：心悸，胸闷，乏力，气短，大便干。既往史：否认高血压病、高脂血症、糖尿病等病史。查体：血压120/80mmHg，神清，精神可，双肺未闻及干湿性啰音，心率50次/分，心律齐，各瓣膜听诊区未闻病理性杂音，腹软，肝脾未及，双下肢不肿。舌质暗淡，苔薄白，脉缓略沉。心电图：窦性心动过缓，ST-T改变。超声心动图：左室顺应性降低。

西医诊断：心律失常，窦性心动过缓。

中医诊断：心悸。

辨证：心脾气虚，心脉瘀阻，血行不畅。

立法：健脾补气，活血升脉。方用健脾补气调脉汤加减。

处方：太子参30g，生黄芪30g，白术15g，陈皮10g，丹参30g，川芎15g，香附10g，乌药10g，羌活5g，槟榔10g。水煎服，日1剂。

服药1周，心率升为58次/分，心悸、胸闷、气短减轻，大便干好转。1个半月后心率增至64次/分，于方中加入三七粉以加强活血通脉之力。3个月后患者心率增至74次/分，无自觉不适。随访半年无复发。

［魏执真、易京红、周燕青．魏执真（中国现代百名中医临床家丛书）．中国中医药出版社，2011］

【诠解】　患者为窦性心动过缓，脉为缓脉。缓脉的主病是脾虚及营阴不足、湿证及风证，结合心悸、胸闷、乏力、气短、舌淡暗、苔薄白属"心脾气虚"、"心脉瘀阻"以及"血行不畅"。该患者是由于心脾气虚，心脉失养，血流缓慢，滞而不畅，出现缓脉。拟健脾补气、活血升脉治法，方中太子参、黄芪补气升阳，白术、陈皮健脾理气，丹参、川芎活血通脉，羌活祛风以助化湿，香附、乌药、槟榔理气通脉。使心脾气充足，心脉得养，血流通畅而缓脉愈。

王锡章医案

（心神过劳损心脾，归脾加减病痊愈）

潘某，女，40岁。

初诊：1956年7月6日。

眩晕、耳鸣、耳聋，心悸怔忡，面色㿠白，气短失眠；唇舌淡白，六脉细弱。此属心神过劳，心脾受损，宜养血健脾，宁心益智，用归脾汤加减。

处方：当归头15g，党参15g，白术12g，黄芪12g，茯神10g，木香6g（后下），白芍10g，熟地黄12g，川芎9g，甘草6g，生姜9g，大枣9g。水煎服，6剂。

7月15日复诊：药后诸症依然，病非小恙，治宜缓图。此乃心脾两虚，气血不足之因。权拟健脾益气，补血养心之剂继续调治。

处方：党参30g，白术12g，炙黄芪20g，当归头15g，茯神10g，远志10g，酸枣仁12g（炒研），木香6g（后下），龙眼肉12g，炙甘草6g，生姜10g，大枣10g。水煎服，6剂。

7月24日3诊：药中病机，病减大半，因势利导，仍从原法，原方加熟地黄15g，白芍12g，加强补血养心之力。续进4剂。

7月30日4诊：患者自诉药后病已痊愈。

方解：当归、川芎、白芍、熟地黄补血养血；党参、炙黄芪、白术、炙甘草健脾益气；茯神宁心益智；生姜、大枣调和营卫。妙用木香理气，为灵动之品，使诸药补而不滞，促进吸收。归脾汤则为健脾益气、补血养心之剂。

王老曰：思则伤脾，脾虚则生化之源不旺，以致血虚；劳则伤心，心虚则血液循行不周，不能上奉于头，而引起眩晕、耳鸣、耳聋。血虚不荣其面，故面色㿠白。血虚不养心，则心悸怔忡失眠。脾虚土不生金，以致肺虚，肺主气故气短。唇舌淡白，六脉细弱，均属心脾两虚之象。

（王清国. 王锡章医案. 贵阳：贵州科技出版社，2001）

【诠解】《素问·阴阳应象大论》曰："心生血，血生脾，心主舌……喜伤心……脾生肉，肉生肺，脾主口……思伤脾。"《素问·五脏生成》又曰："心之合脉也，其荣色也，其主肾也……脾之合肉也，其荣唇也，其主肝也。"即言心主血藏神，在体合脉，在窍为舌，其华在面，在志为喜；脾主意，在体合肉，在窍为口，其华在唇，在志为思。心阳温润则脾得健运，脾旺血充则心神得养，若思虑劳神过甚则脾运不足而心血暗耗，致心脾两虚而见诸症。

患者女性年近六七，已过五七"阳明脉衰"之年，且眩晕、面色淡白无华、唇舌淡白、心悸怔忡、气短失眠等气虚血少之征著，耳鸣、耳聋亦气血亏虚而不能上奉清窍所致，结合六脉细弱乏力，为气血匮乏不能充盈鼓动血脉所致。证属心脾气血两虚，心神失养。治当健脾养心，宁心安神。拟投归脾汤合四物汤加减。药选熟地、当归、川芎、白芍滋阴养血；党参、炙黄芪、大枣、白术、炙甘草补肺健脾养心；茯神与枣仁、远志、桂圆肉合用宁心益智安神；木香辛而微温，健脾行气，与大队滋腻之品中少佐即有补而不滞之功；尤妙再配以辛温之生姜，不但可与他药共奏健脾和胃之功，还可与大枣调和营卫，更能与木香鼓舞气血上行外达，宣通阳气而行血脉之滞。

此外，该案中关于心脾两虚之证实属典型，而治疗过程中的随证施治及立方选药当为后学者深思探究，其中妙义无穷；医者意也，初诊、二诊处方选药之差别更当勤学苦思。

刘渡舟医案

（忧思伤脾心悸病，健脾养心中病机）

赵某某，女，54岁。

发热已两月余，经中、西药治疗，发热渐退，但从此出现心悸不安，每日发作数次之多，西医诊为"心房纤颤"，多方治疗，病情时好时坏，迁延不愈。患者为工薪阶层，不免债台高筑，生活拮据而令人忧愁，从此病情逐渐加重。精神抑郁，整日呆坐，两目直视，寝食俱废。主诉：心中悸动，失眠少寐，时发低热，月经量少，血色浅淡。视其舌淡而苔薄白，切其脉细缓无力。刘老辨为忧思伤脾，心脾气血不足之证。治当益气养血，补益心脾。此病进归脾汤加减为宜。

红人参8g，白术10g，黄芪10g，炙甘草10g，当归10g，茯神10g，远志

10g，酸枣仁30g，桂圆肉12g，木香3g，夜交藤15g，白芍15g，生姜5片，大枣3枚。

服药七剂，心悸大减，发作次数明显减少，夜间能睡眠，精神转佳，诸症亦随之好转。效不更方，又服十余剂，心悸不发，夜能安睡，逐渐康复。嘱其安静，将息调养。

（陈明、刘燕华、李方. 刘渡舟验案精选. 北京：学苑出版社，2006）

【诠解】 本案系女性患者，年过半百，始发热2月余，经治渐退而诱发心悸，此乃热伤气阴致悸；心藏神而主血脉，脾主思而统血，又为生活所困，思虑过度而伤于情志，暗耗心脾气血。《灵枢·口问》曰："心者，五脏六腑之大主……悲衷愁忧则心动，心动则五脏六腑皆摇。"心之阴血不足，失于濡养故心悸、失眠少寐；脾气亏虚，运化失常则食少、倦怠、形消、虚热；况其月经量少色淡并结合舌脉均为气血不足之征。四诊合参，刘老虽辨属心脾气血不足之证，但认为以脾虚为核心，气血亏虚为基础。故当心脾同治而重点在脾，气血并补而重在补气。方投归脾汤化裁。

脾胃为营卫气血生化之源，《灵枢·决气》亦曰："中焦受气取汁，变化而赤是为血"，故方中药用人参、白术、黄芪、炙甘草大队甘温之品以补益心脾之气，使气旺则血生；当归、桂圆肉味甘而润养心脾之阴血；茯神、远志、酸枣仁宁心养肝，安神定悸；木香气香而散，行气醒脾，既可复脾胃运化之功，又可使补而不滞；生姜、大枣合用增强健运脾胃之功；复佐白芍助当归滋养肝阴，夜交藤助酸枣仁养肝宁心安神。诸药合用，共奏健脾养心，益气养血之功，药证相应，安有不愈之理？

李介鸣医案

（脾胃气虚失升降，香砂六君调气机）

任某，女性，78岁，退休医生，住院病历。1974年7月16日初诊。

主诉：发作性心悸16年，胸闷2个月，恶心呕吐1周。

患者16年前因阵发性心悸，胸闷憋气在沈阳某院诊为"冠心病"后间断服中药治疗。2 月前，因劳累后突感心悸，胸闷，心前区紧缩感速来我院门诊，以冠心病，心律失常，疑发室性期前收缩，完全性左束支传导阻滞，心功能不全收住内科病房。入院后经利尿、扩血管及抗心律失常等药物治疗，病情好转，近一周出现恶心呕吐，不能进食，遂请李师会诊。

现症：脘腹满闷，神疲乏力，恶心呕吐，不能进食，腹胀便秘。舌苔垢腻微黄，脉细弦结代。

辨证立法：心气虚损，脾胃升降失调。当务之急，治宜调理脾胃升降气机。方拟：香砂六君子汤加味。

处方：砂仁 6g（后下），太子参 20g，茯苓 18g，半夏 10g，枳壳 6g，伏龙肝 6g（先煎），焦麦曲各 12g，当归 15g，火麻仁 12g，郁李仁 12g，柏子仁 15g，六剂，水煎服。

治疗经过：二诊（1974 年 7 月 23 日）：服药六剂后，症状明显改善、恶心呕吐消失，每餐可进食一两，仍腹部胀满，便秘。舌苔腻，脉弦细略滑、偶见结代。治疗仍循原法，更增益气之品。

处方：红人参 6g（另煎兑入），太子参 30g，砂仁 6g（后下），茯苓 18g，炙草 12g，当归 15g，焦三仙各 10g，藿佩各 10g（后下），半夏 10g。6 剂。

三诊（1974 年 7 月 30 日）：上方服六剂后，胃胀症状及室性期前收缩，完全性左束支传导阻滞消失。自行停服中药 1 周后，上症复发，室早增多，23 次/分，原方继进六剂，症状渐平。经用中药治疗 1 个月后，病情稳定，心电图：室早及完全性左束支传导阻滞消失，病情好转出院。

（范爱平、曲家珍、李琏．李介鸣临证验案精选．北京：学苑出版社，1999）

【诠解】 香砂六君子汤用治脾胃气虚，寒湿阻滞于中焦证，有健脾和胃止呕、理气止痛之功。本例患者虽为冠心病、心律失常，但临床表现以中气衰弱，脾胃本虚，升降失司，出现脘腹满闷，神疲乏力，恶心呕吐，不能进食，腹胀。投以香砂六君子汤加减，使脾升胃降，促进胃排空，脾健呕止，脘胀减轻，大便通畅，从而治疗心悸。火麻仁、郁李仁、柏子仁有润肠通便作用。伏龙肝即灶心土，治脾胃虚寒之呕吐，其性微温，味辛，有温中止呕之功。此为心胃同治验案一则。

赵冠英医案

医案 1（*心胃同病心动缓，健脾胃养心安神*）

席某，男，66岁，工程师。1997年6月18日初诊。

患者近3年来，时常感胸闷、心慌及上腹部胀满、隐痛，有时感心前区闷痛。多次经心电图检查示心肌缺血，诊断冠心病，长期服用异山梨酯、复方丹参片、冠心苏合丸等药，症状有所控制。胃镜检查示慢性萎缩性胃炎，服用胃速乐、吗叮啉、多酶片等药效果不明显，每年春秋季节症状即加重。近2个月来自觉发作性心慌、胸闷、气短，眠差，食欲不振，食后上腹部胀满，心电图检查仍示ST—T异常，并示心动过缓，心率56次/分钟，室性早搏。经服异山梨酯、复方丹参滴丸、多酶片、吗叮啉等症状无减轻，请求中医诊治。查其舌淡红、苔薄白，脉弦。病为心悸，证属心脾两虚，心神不安；法当益气健脾，安神复脉。方取生脉散加减：黄芪、党参、麦冬、丹参、石菖蒲、川芎、莪术、乌药各15g，枳壳、鸡内金、焦三仙各10g，五味子、桂枝、黄连各6g。每日1剂，水煎服。

二诊：服药6剂，心慌、气短减轻，食欲改善，仍有早搏，自诉口干。舌苔黄而干，脉同前。上方去乌药，加黄芩15g，再服6剂。

三诊：心慌气短缓解，睡眠改善，纳食增加，胀满减轻，仍感口干，舌红，苔薄黄，脉弦。上方加沙参15g，玉竹12g。

四诊：上方又服12剂，症状均缓解，眠食俱佳，偶有早搏。改予天王补心丸。

（杨明会、窦永起、吴整军，等. 赵冠英验案精选. 北京：学苑出版社，2003）

【诠解】 本案冠心病病位在心，萎缩性胃炎病位在脾胃，两者为母子关系。脾胃为气血生化之源，脾胃强则气血生化有常，五脏六腑皆赖于脾胃而得到滋养。因此两者不可割裂开来，应相兼施治。患者症见心慌、胸闷、气短，属气虚；食欲不振，食后上腹部胀满，为气虚导致气机运行无力，出现气滞，是以虚为本，以实为标；眠差为心脾两虚，心神失养。本案当属气阴不足，心脾两虚，心神不安，胃气不和，采用益气健脾，养心安神，活血通脉，消食和中诸法。

医案 2（久病年老冠心病，归脾汤合生脉散）

高某，男，64 岁，退休干部。1997 年 6 月 26 日初诊。

自 1990 年始心电图检查即提示冠状动脉供血不足，近 3 年来，常感胸闷、心慌，多次心电图检查示频发房性早搏。今年 6 月上旬，因进食不洁，诱发腹泻，数天后发作胸闷气短，心慌乏力，多汗，心电图检查示房颤，收入院检查心肌酶谱多项指标升高，ESR 为 36mm/h，考虑心肌炎。果糖、辅酶 Q_{10}、地高辛、普罗帕酮等药物治疗病情稳定，但症状无明显缓解，故请求中医诊治。自诉发作性心慌，胸闷、气短，活动时加重，伴乏力，眠差，精神疲倦，纳食尚可。舌暗红，苔薄白，脉弦细。病为心悸，证属心脾两虚，心神不宁。法当补益心脾，活血安神。方取归脾汤加减：

黄芪、白术、党参、麦冬、丹参、酸枣仁、茯苓、珍珠母各 15g，石菖蒲 20g，当归、红花各 10g，五味子 8g，桂枝、黄连、炙甘草各 6g。每日 1 剂，水煎服。

二诊：服药 8 剂，症状大减，房颤发作减少，持续时间缩短，精神、体力改善，遂自行停药。1 周后，症状反复，每遇劳累或精神紧张房颤即发作，故再次要求诊治。舌苔脉象无明显变化，继以上方，稍事加减，连续治疗 5 周，房颤逐渐控制，西药逐步撤减，症状基本缓解，心肌酶谱均恢复正常。

（杨明会、窦永起、吴整军，等．赵冠英验案精选．北京：学苑出版社，2003）

【诠解】《证治准绳·杂病·惊悸恐》曰："人之所主者心，心之所养者血，心血一虚，神气失守，失守则舍空，舍空则痰入客之，此惊悸之所由发也。""心悸之由，不越二种，一者虚也，二者饮也。"本例患者年老久病，由于气血亏虚所致心悸不安；又因饮食不洁，损伤脾胃，扰乱气机，引起腹泻，进一步耗伤元气；结合舌脉证属心脾气虚，血脉瘀滞，心神不宁，治疗当以补益心气，益心脾为根本。方中黄芪、党参益气健脾，以滋气血化生之源；当归、红花、丹参补养兼通心脉；茯苓、酸枣仁、五味子、麦冬、珍珠母共用以宁心安神；更用桂枝温通心脉，实为妙也。

刘志明医案

（心脾阴虚湿热盛，清利湿热增液汤）

赵某，男，11 岁。1992 年 4 月 15 日初诊。

主诉：反复发热伴心动过速 2 年，加重 2 个月。

病史：患者近 2 年来反复感冒，发热，伴心动过速。曾在当地医院就诊，诊断为"心肌炎"。近 2 月来，因上述症状加重，在当地多方治疗无效，半月前在某大学附属医院儿科住院治疗，用青霉素等抗生素半月，体温恢复正常，但自觉心悸、乏力、手麻。安静时心率 100 次/分，稍活动（上下 1、2 层楼梯）则心率升至 140 次/分。诊查：患儿发育良好，营养中等，体型稍偏胖，面色白，行动缓慢。咽部充血，双侧扁桃体Ⅱ度肿大；舌质淡，舌尖略红，舌苔白腻，脉细弱而数。心电图示：二度Ⅰ型房室传导阻滞。

中医诊断：心悸。

西医诊断：心肌炎，心律失常，窦性心动过速。

辨证：心阴亏虚，脾虚湿盛。

治法：滋阴清热，健脾化湿。

处方：生地 12g，北沙参 15g，麦冬 9g，山豆根 9g，玄参 12g，蚤休 12g，丹皮 12g，金银花 18g，蒲公英 12g，黄芩 12g，生苡仁 18g，云苓 12g，苏梗 12g，甘草 6g。水煎服，日 1 剂。7 剂。

1992 年 4 月 21 日二诊：服药 7 剂后，心率较前减慢，活动后心率在 100 次/分左右，稍感心悸，舌质淡，苔白腻，舌下青筋缕缕，脉细略数。继服原方 6 剂。

1992 年 4 月 28 日三诊：服上方 7 剂后，心悸消失，心率一般在 80 次/分左右，活动后未觉明显不适，心电图示：窦性心律不齐，继续服用原方 10 剂。2 个月后，其父来告知，患儿目前一切正常，能坚持学习并参加学校活动，自从服中药以来，未再感冒、发热。

（刘如秀. 刘志明医案精解. 北京：人民卫生出版社，2010）

【诠解】 案中患儿 2 年来反复外感、发热而致心悸，近 2 月复发，经多方治疗而迁延不愈，观前之医遍用寒凉之抗生素，而病仍不去。初诊时面色白，行动缓慢，舌质淡，舌苔白腻，加之动则心悸、乏力，似为心脾气虚。再察之，面虽白但口唇红且干，舌虽淡而舌尖红，舌下青筋缕缕。细思之，盖小儿阳常有余而阴常不足，一则反复发热耗伤阴液，二则前医用药多苦寒更伤稚阴，阴虚而内热致使湿热不退，气机不畅，故心悸、手麻。当辨属阴虚湿滞，治宜滋阴清热，健脾祛湿。以增液汤（生地黄、玄参、麦冬）与北沙参合用滋阴养液而清热，与生甘草合用滋阴利咽；山豆根、蚤休、金银花、蒲公英、黄芩清解肺胃郁热，解毒利咽；尤妙在使用生苡仁，与丹皮合用清热消瘀，与北沙参合用滋阴清热，与云苓、苏梗合用健脾化湿而畅气机。诸药合用，共奏滋阴清热，健脾祛湿之功，滋阴而不寒凉，清利湿热而不伤阴，故能痊愈而患儿体质亦有大改善。

刘老常言，西医治病讲究辨病治疗，走临床诊疗标准路线，此案从西医辨病则为病毒性心肌炎；而中医治病的核心则重在辨证施治，坚持证同则治同、证异则治异，中医辨证属阴虚湿盛。患儿既往有反复感冒发热病史，虽明确心悸为心肌炎所引起，为何患者心悸、发热久治不愈？乃邪热稽留，耗伤阴液，谨守滋阴清热之法，故治当滋阴清热，健脾祛湿而不宜重镇安神。

张存鉴医案
（风心病显脉结代，"四参饮"加减组膏方）

徐某，男，26岁。

既往有风湿性心脏病史，胸闷心悸不宁，咽红气急，喉间痰稠，腰酸，大便带溏；舌苔薄，边有齿印，脉濡滑，时见结代脉。证属肺脾两虚，心气亏损；拟养心健脾，兼佐益肺。

处方：丹参60g，炒党参60g，孩儿参60g，赤芍药60g，白芍药60g，水炙甘草20g，南沙参30g，北沙参30g，苦参片30g，炒酸枣仁60g，水炙远志20g，淮小麦60g，广郁金60g，炒当归身60g，大麦门冬30g，生香附60g，紫石英30g，茶树根60g，北五味15g，香扁豆60g，炒山药60g，建莲肉60g（去衣心），炒山楂60g，炒神曲60g，香谷芽60g，生地黄30g，熟地黄30g，砂仁15g，枸杞子 60g，炒川续断 60g，桑寄生 60g，炒杜仲 60g，旱莲草 60g，制何首乌 60g，水炙桑白皮 60g，甜杏仁 60g，炙百部 60g，旋覆花 60g，海浮石 60g。上药浸一宿，武火煎取 3 汁，沉淀沥清；文火收膏时，加入清阿胶 240g，白冰糖 500g，大红枣 30 枚，熬至滴水成珠为度。每服 1 汤匙，早晚各服 1 次。如遇伤风食滞等症，则暂缓服用。

[朱凌云，秦嫣．张镜人膏方调治心血管疾病精要．上海中医药杂志，2008，42（11）：23-24]

【诠解】 患者有风湿性心脏病病史。心悸一病，不外虚实两端，临床多见由虚起病，久病因虚致实，病因多为外邪入侵、饮食失调、情志不遂、劳倦内伤等，病性为虚实夹杂，病位常累及肺脾肝肾。

从本案临床表现观之，胸闷心悸、咽红、咯痰、腰酸、便溏，再结合舌脉。当辨为心悸，证属肺脾两虚，心气亏损，治宜养心健脾益肺为主。方用"四参饮"合生脉饮、安神定志丸。方中丹参、当归身、赤芍等和中缓脉，调心血；党参、孩儿参补益心气，其用量轻灵，免壅塞气机；南沙参、北沙参、苦参片等滋阴泻火，清心热；酸枣仁、远志、淮小麦养心宁神，除心烦；郁金芳香宣达，活血通滞；香附上行胸膈，开郁散气；紫石英温阳通脉，镇心定惊；茶树根强心利尿，活血降脂；扁豆、山药、莲肉、山楂、神曲等健脾化浊，滋培后天；以枸杞子、炒川断、桑寄生、杜仲、旱莲草等平补肝肾且不碍胃；以桑白皮、甜杏仁、百部、旋覆花等开达上焦，肃降清肺，贯通上下之气机。诸药相合，攻补兼施，润燥相宜，升降通调，相辅相成，其效益彰。

脾 肾 两 虚

高忠英医案

（脾肾两虚心失养，十全大补温脾肾）

陈某，男，62岁，公司职员，门诊病历。

1999年9月23日初诊。

主诉：心悸月余。

刻下症见：近月来自觉心悸，饥饿感强，手抖不能自控，纳眠可，大便调，小便时不畅，西医诊断为"甲亢"，现服用他巴唑5mg，一日3次；维生素B_{12} 1片，一日3次；Betaloc（倍他乐克）25mg，一日2次。舌暗红，苔白，脉沉细缓。

查血：T_3 3.57nmol/L↑（正常值为1.2~3.4），T_4 193.413nmol/L↑（正常值为54~174），FT_3 12.065pmol/L↑（正常值为2.5~9.82），FT_4 30.593pmol/L↑（正常值为10~25），rT_3 177.247nmol/L↑（正常值为35~95），TSH 1.812mIu/L（正常值为<7.9）。心率100次/分。

辨证立法：，心神失养。治以温补脾肾，养心安神。拟十全大补汤加减。

处方：黄芪20g，仙灵脾15g，太子参30g，白术15g，山药15g，熟地黄20g，白芍10g，黄药子15g，海藻10g，昆布10g，甘草10g，肉桂6g。7剂水煎，每日一剂，分二次温服。

医嘱：慎食生冷、辛辣、油腻之品，控制情绪波动。

治疗经过：二诊（1999年9月30日）：服药7剂后即感心悸减轻，饥饿感及手抖亦有所缓减，小便频数，舌暗淡，苔白润。主症减轻，"甲亢"有向愈之转变，原方肉桂易巴戟天10g，14剂继服。

三诊（1999 年 10 月 14 日）：药后心悸及饥饿感明显减轻，手抖消，心率由 100 次左右/分降为 65 次/分，偶作头晕。上方减山药、白芍，加枸杞子 12g，菊花 15g，14 剂，继服。

药 14 剂后，倍他乐克减至每天 2 次，每次 1/4 片，28 剂药后他巴唑减为每早服 1 片，均未复作手抖，饥饿感消，食纳增加，夜尿频数亦减，偶于夜间心悸。于 1999 年 12 月 5 日查血 TT_3 1.49nmol/L，TT_4 75.307nmol/L，FT_3 6.642pmol/L，FT_4 15.542pmol/L，rT_3 55.856nmol/L，TSH 6.698mIu/L。各项化验指标已达正常值，"甲亢"症状基本消失，上方加减继服月余后，心悸未作，未诉不适。

（邹志东，金丽杰，陆绮，齐放. 高忠英验案精选. 北京：学苑出版社，2006）

【诠解】 甲状腺功能亢进属于中医"瘿证"范畴，俗称"气瘿脖"，一般以肝郁化火、气滞痰结为多见。多见心悸而烦，目突手颤，消谷善饥，舌红脉弦数等症，总属肝经郁火上扰心胃所致。本例患者年事已高，小便不畅，示肾气不足；脉细缓显示心脾肾虚，阻滞心脉；心悸、手抖、饥饿感、舌暗红则为阴血内耗而虚火上扰。心脾肾虚是发病的根本，致虚寒、气、血、老痰相凝结，心脉受阻，脉流结滞不畅，故用十全大补汤补益气血，养后天以培先天元气；仙灵脾、肉桂温振肾阳，兼可引虚火以归原；黄药子、海藻、昆布软坚散结，共成标本兼顾之剂。本案西药虽未停服，但经中医治疗后，西药减量，中西合治而愈，足以说明中药的效果。

丁泽周医案

（心悸因由脾肾虚，培土生金以安神）

陈先生 心悸气逆时发，咳嗽不爽，昨日上为呕吐，下为泄泻。吐伤胃，泻伤脾，中土既伤，肝木乘胜，纳谷减少，腹疼隐隐，脉象虚弦，舌光无苔，本虚标实，显然可见。人以胃气为本，今宜和胃健脾，纳气安神。

大白芍二钱，煅牡蛎四钱，青龙齿三钱，朱茯神三钱，炙远肉一钱，炒枣仁三钱，广橘白一钱，炒扁豆衣三钱，炒谷芽三钱，炒苡仁三钱，干荷叶一角。

二诊：心悸气逆，难于平卧，咳嗽痰多，足跗浮肿，脉象虚弦而滑，舌光无苔。肾虚冲气逆肺，脾弱积湿下注。今拟培土，肃肺化痰，佐入纳气归肾之品。

南沙参三钱，连皮苓三钱，生白术二钱，炙远志一钱，左牡蛎三钱，青龙齿三钱，川象贝（各）二钱，瓜蒌皮三钱，甜光杏三钱，炙款冬钱半，冬瓜子皮（各）三钱，生熟苡仁（各）三钱。

三诊：足跗浮肿略减，咳嗽气逆，不能安卧，不时心悸，舌质光红，脉象虚弦，肾虚冲气逆肺，脾弱痰湿留恋，再宜培土生金，顺气纳气。

南沙参三钱，连皮苓四钱，生白术二钱，炙远志一钱，川石斛三钱，甘杞子三钱，川象贝（各）二钱，左牡蛎四钱，青龙齿三钱，瓜蒌皮三钱，甜光杏三钱，灵磁石四钱，冬瓜子皮（各）三钱，真猴枣粉一分，珍珠粉一分（吞服）。

（丁甘仁著，吴中泰整理．丁甘仁医案续编．上海：上海科学技术出版社，1989）

【诠解】 患者出现上吐下泻之势，胃气上逆而吐，吐则胃之津气两伤又致胃降不及；脾气不升反降故泄泻，下泄则脾气更伤加剧脾升不能。中土脾胃即伤，土虚木乘则肝旺而脾弱，因而纳谷减少，腹疼隐隐；母（脾胃）病及子（肺），土虚亦不能制水，故肺之宣降失常、肾水上犯而纳气失职则见气逆时发，咳嗽不爽；脉象虚弦为土虚木旺水泛之象，舌光无苔为气津两伤之征。辨属脾胃不和，纳气失常而神失所养。治当健脾和胃，平肝安神。药用炒薏苡仁、炒谷芽、炒扁豆衣、干荷叶、广橘白健脾祛湿，和胃行气；炒枣仁与大白芍、炙远肉合用柔肝养心，与煅牡蛎、青龙齿、朱茯神合用镇肝潜藏，定悸安神。

但药后疗效欠佳，心悸气逆且难以平卧，咳嗽痰多且脉增滑象乃痰甚气逆；足跗浮肿乃肾虚不能制水。法遵培土生金且制水，施以健脾祛湿，降气化痰，补肾纳气。效五皮之意而用瓜蒌皮，既可与连皮苓、瓜子皮、生白术、生熟苡仁健脾祛湿、利水消肿，义能与甜光杏理气化痰；南沙参、炙款冬与川象贝共奏养阴润肺化痰之功；佐以龙齿、牡蛎、炙远志补肾纳气，镇惊安神。三诊足跗浮肿略减，脉象虚弦，余证如故，主证未变故治遵前法，而随证施药。加石斛、枸杞子补肾纳气；真猴枣粉性寒而微苦咸，与咸寒之磁石合用共奏清热豁痰，纳气定喘之功；再佐以珍珠粉平肝镇惊安神，徐徐图之。

气机郁滞

方和谦医案

（"调肝"一法治心悸，疏肝健脾来加减）

周某，男，33 岁，2004 年 3 月 23 日初诊。

初诊：诉心慌、心跳 3 个月。既往高血压史。3 个月前无明显诱因突发心慌，到鼓楼中医医院就诊，做心电图示左室肥厚劳损，心脏彩超确诊为扩张型心肌病。予服倍他乐克等西药未见明显好转。现动则心悸气短，多汗乏力，胸闷。舌体胖，舌红苔白。脉虚弦大。血压 135/90mmHg。方师诊为肝气郁滞，乘克脾土，以逍遥散化裁。处方为：

当归 10g，白芍 10g，北柴胡 5g，太子参 15g，茯苓 12g，白术 10g，炙甘草 6g，陈皮 10g，半夏曲 6g，炒谷芽 15g，薄荷（后下）5g，干姜 2g，熟地 12g，大枣 4 个。12 剂，水煎服，每日 1 剂。

医嘱：避风寒，忌劳累。

二诊：2004 年 4 月 13 日，患者自觉药后胸闷减轻，偶发早搏。舌洁，脉虚弦大。方师认为治疗初见效果，继予前方加黄精 10g。12 剂，水煎服，每日 1 剂。

三诊：2004 年 4 月 27 日，患者诉心悸胸闷明显缓解，精神好。舌洁，脉虚弦大。方师嘱上方再加麦冬 5g。15 剂，水煎服，每日 1 剂，服 2 天停 1 天。1 个月后患者来告，已无明显不适，能正常上班。

[方和谦. 方和谦（中国百年百名中医临床家丛书. 国医大师卷）. 北京：中国中医药出版社]

【诠解】 扩张性心肌病又称"充血性心肌病"，是心肌病的一种临床类型。

病因尚不清楚，但可能与一些后天性疾病如病毒、细菌所致心肌炎、药物中毒、代谢异常所致各种心肌损伤有关。其特点为心脏扩大，特别是左心室扩大、左心室扩张和收缩末期容量增大，左心室收缩期泵功能衰竭，左心室收缩功能低下。起病缓慢，临床表现为呼吸困难、浮肿、肿大等心力衰竭表现。

本例患者临床表现为心悸气短，多汗乏力，胸闷，舌体胖，舌红苔白，脉虚弦大。四诊合参，辨证为肝气郁滞，乘克脾土。肝失疏泄，气机郁滞易致脾失健运，脾失健运则生化之源不足，心失所养，心气不足而致心悸气短，多汗乏力。因此采用逍遥散化裁以疏肝解郁，健脾和营治疗，后期用黄精、麦冬等补虚药，使患者得到了很好的恢复。

孙伯华医案

医案 1 （肝郁脾虚湿热盛，抑肝清化气机调）

李妇，五月十八日。

肝郁脾湿，中脘气阻，心下悸颇甚，气逆不舒，脉大而弦滑，舌苔白腻，湿热之象颇盛，当抑肝清化。

云苓皮三钱，厚朴七分，旋覆花一钱半（布包），代赭石一钱半，炒桑枝六钱，炒秫米三钱，陈皮一钱半，知母三钱，法半夏二钱，盐橘核八钱，朱莲心一钱，炒六曲三钱，生滑石块四钱，生川牛膝三钱，川黄柏二钱，首乌藤六钱。

[刘观涛主编，孙伯华（中国百年百名中医临床家丛书）第二版，北京：中国中医药出版社，2012]

【诠解】 此例心悸，因肝郁脾湿，中焦运化失司，水饮内停，水气乘心所致。用健脾渗湿之法，佐以清热抑肝之品，收效颇捷。方中二陈汤健脾燥湿化痰，理气和中；旋覆花、代赭石二药合用降逆消痰；厚朴燥湿消痰，治胃胀；桑枝性平归肝经，行水气；知母、黄柏清热；滑石利尿清热；莲心清心；首乌藤安神；牛膝引药下行；六曲消食和胃治脘腹胀满。

医案 2 （肝郁化热传心包，清热泻火以定悸）

许女，十月十六日。

肝家热郁，气机上逆心包络，心悸时作，肺络为湿热所阻。虽经咳血，尚无大碍。脉象弦滑而数，治当凉化，兼泻肝邪。

代赭石一钱，朱拌莲心一钱，旋覆花一钱（布包），鲜茅根一两，知母三钱，生石膏六钱（研先煎），全瓜蒌八钱，川黄柏三钱，净青黛一钱半（布包），丹皮一钱，梨一两，羚羊角一分半（另煎兑入），藕一两，苦杏仁三钱（研）。

（刘观涛主编，孙伯华·中国百年百名中医临床家丛书. 第二版，北京：中国中医药出版社，2012）

【诠解】　肝主疏泄，肝为刚脏，主升、主动，恶抑郁，但肝不能升泄太过，须保持柔和舒适，这反映了肝的生理特性。如果肝升发太过，从而形成肝气上逆的病理变化。热气逆传入心包，心神被扰，则心悸时作；肺络为湿热所阻，血随气逆而咳血。如《素问·调经论》说："血之与气并走于上，则为大厥，厥则暴死，气复反则生，不反则死。"脉象弦滑而数为肝经热盛之象。本例治宜清热凉肝，方中代赭石性寒味苦，有平肝潜阳，降逆止呕的作用，旋覆花降气消痰，二药合用降逆消痰；知母、生石膏清肺热泄火；黄柏清热燥湿泄火；青黛、丹皮清肝凉血；羚羊角清热凉血；全瓜蒌清热化痰；藕止血；鲜茅根、梨、杏仁润肺生津；莲心清心火。

沈绍功医案

（肝郁气滞逆脾土，柴胡疏肝散先行）

沙某，35岁，2001年8月31日初诊（处暑）。

病史：6月前因情绪不舒，阵发心悸，心电图示：心律失常，偶发室性早搏。未经治疗，近1月来病情加重，现感心悸频发，心前区胀痛，两胁窜引，常善太息，心烦易怒，纳谷不馨，夜寐不安，大便干燥。

检查：舌黯红，苔薄黄，脉弦细，血压110/70mmHg，心率78次/分，早搏2～3次/分，颜面青暗，精神欠佳。

辨证：患者因情绪不舒，肝失调达，阻于脉络，故心前区胀痛，引及两胁，时时太息；气属无形，时聚时散，聚散无常，胁痛走窜，并随情绪变化加重；气机阻滞，心脉失畅，故见心悸；肝木克土，健运失司，纳谷不馨；肝郁化火，热扰心神，夜寐不安；热灼津液，传导失常，大便干燥；舌黯红，苔薄黄，脉弦细，皆系肝郁化热征象。其病位在心肝脾。证属肝气郁结，横逆脾土。

诊断：心悸。肝木横逆，肝脾不调证；室性早搏。

治法：疏肝理气，调和肝脾。《景岳全书》柴胡疏肝散加减。

处方：柴胡 10g，枳壳 10g，云苓 10g，陈皮 10g，石菖蒲 10g，郁金 10g，川芎 10g，石韦 10g，川楝子 10g，元胡 10g，车前草 30g，焦三仙 30g，草决明 30g，丹参 30g，仙鹤草 10g

结果：上方每日 1 剂，水煎分 2 次服。服用 2 周后，自觉心悸、心前区疼痛减轻，情绪平稳，食纳已佳，时感怕冷，夜寐不安，舌黯红，苔薄黄，脉沉细。血压升为 120/80mmHg，心率 72 次/分，律齐，无早搏。肝逆渐平，营卫失和，再佐桂枝、赤白芍、生牡蛎、野菊花。加服正心泰胶囊，每次 4 粒，每日 2 次。1 个月后，心悸消失，仍感夜寐欠佳，腰膝酸软，五心烦热，舌黯红，苔薄黄，脉沉细。血压稳定在 120/80mmHg，心率 78 次/分，无早搏。肝郁已除，肾阴不足，改用杞菊地黄汤加减，调补肝肾。加养血安神的灵芝、炒枣仁、夜交藤、知母，补气健脾的生芪、党参，清热泻火的苦参。

再服 1 个月后，心电图示大致正常，患者无明显不舒。停服汤药，改服杞菊地黄胶囊，每次 5 粒，每日 2 次；正心泰胶囊，每次 4 粒，每日 2 次，巩固疗效。1 年后陪人门诊，诉复查心电图大致正常，未见室性早搏。

（韩学杰，李成卫. 沈绍功验案精选·全国名老中医医案医话医论精选. 北京：学苑出版社，2006）

【诠解】 患者心悸，心前区胀痛，引及两胁，时时太息，因情绪不舒，肝失调达，阻于脉络所致。治疗应疏肝解郁调畅气机，方选柴胡疏肝散，肝郁得畅，脾运化正常是取效关键。柴胡、枳壳、川楝子、元胡、郁金、陈皮疏肝解郁，利气宽胸；仙鹤草有补益强壮的作用，既补气又解郁；云苓、陈皮、焦三仙既健脾又和胃，一举两得。丹参化瘀；川芎、石韦调升降而止心悸；草决明、车前草分利二便，排邪外出，配伍精当，始投 2 周，心悸便见缓解。药理研究表明，柴胡疏肝散有增强肝脏血流、改善心肌收缩力等作用。

据《沈绍功验案精选》一书介绍，沈绍功老中医治疗心悸的经验：一是疏肝；二是重视治疗失眠，常佐酸枣仁汤或交泰丸；三是通畅大便，常投菊花配当归或草决明、全瓜蒌、桃仁、杏仁之类；四是食欲振奋，佐焦三仙、生内金等不可轻视矣。

蒲辅周医案

（久病水肿兼肝大，温胆血府逐瘀汤）

舒某某，48岁，女性，已婚，演员。于1963年2月12日初诊。

主诉：1948年开始在工作劳累后不能平卧，1949年冬季劳累后有气短、咳嗽欲吐，不能行动，经医院检查为风湿性心脏病、二尖瓣狭窄，经用毛地黄治疗而症状逐渐消失，后每年冬天易犯感冒，而喘咳不能平卧，有时天热亦发作，以后西医检查发现肝大，未作彻底治疗。1953年起又喘咳而痰内有小血块，经中西医治疗，将近一年才好转。1956年起又因心脏功能差而常服毛地黄渐好转。1957年至1959年间，未发过病而能演出。1960年起又常犯病，有时低热、咳血。去年得过肺炎，后慢性心力衰竭，常有下肢肿胀。现夜间失眠较重，往往彻夜不寐，并有心慌气短，常服西药利尿剂后小便才多，食欲尚佳，自觉胃空、嗳气吐酸。去年十月起胃部隆起，以午后及夜间较甚，按之不痛；舌有麻木感，口干不欲饮，不知咸味，而对甘、辛、苦、酸均能辨别；头晕、疲乏、个性急躁，大便尚佳。月经尚准，本次月经量少而刚过，经期不舒，但不知所苦。面黄，脉寸尺沉细，两关弦大而急，舌质深暗，苔黄腻乏津。由于心肺早有损伤，因之血瘀气滞，目前肝胃火盛，治宜先调肝胃，方宗温胆汤加味。

茯苓三钱，法半夏二钱，广陈皮一钱，炙甘草五分，炒枳实八分，竹茹一钱，玉竹三钱，核桃肉二枚。服三剂。

同月15日二诊：服第一剂药后胸部舒畅而入睡佳，第二剂后尚失眠，昨夜服第三剂后，睡眠很好，心慌见轻。多说话后有咳嗽，稍有白沫痰，食纳欠佳，二便正常，口干喜热饮，尚不知咸味，下肢有轻度浮肿，血压100/70毫米汞柱，脉两关弦急已稍缓，舌苔同前，原方加泽泻一钱，服三剂。

18日三诊：药后口渴见轻，仍失眠易醒，尚感舌麻不能辨咸味，食纳及二便正常，脉转沉弦细数，舌质仍暗，黄苔见退，改用疏肝活血化瘀之剂，方宗血府逐瘀汤。

赤芍一钱五分，干生地三钱，当归一钱五分，川芎一钱，桃仁一钱五分（去皮），红花一钱五分，柴胡一钱，炒枳壳一钱，桔梗一钱，川牛膝二钱。服3剂，隔天1剂。

25日四诊：药后已稍知咸味，睡眠转佳，易咳嗽，鼻唇微干，近日腿肿明显，小便黄，大便正常，脉较初诊缓和，舌质转略暗，舌苔见退，原方再进3剂，隔天服1剂。

1963年3月4日五诊：药后口渐知咸味，近日月经来潮，距上次23天，小腹微胀，量稍多，色红，足仍浮肿，昨天稍有气喘，咳嗽无痰，食欲及二便正常，睡眠尚差，脉右沉濡，左沉微弦，舌暗中心微有黄腻苔。根据脉象改用调和营卫、温阳利水，用桂枝八分（去皮），白芍一钱，炙甘草八分，生姜二片，大枣二枚，川熟附子八分，白术一钱，茯苓三钱，煅龙骨三钱，煅牡蛎二钱。3剂，隔天服1剂。

3月11日六诊：药后腿肿消减较显，但胃脘部微痛，四天前因感冒而曾恶寒发热，现已不热，咳嗽吐白痰，食欲稍差，口乏味，已能辨清咸味，饥则不寐，饱则寐佳，大便日二三次，不稀，小便正常，肝区有时隐痛。脉左寸沉细关弦虚，右寸浮弦关弦滑，尺沉细，舌质暗，中心及后根有薄白腻苔。由外感引起肺胃失调，宜标本兼治，用茯苓三钱，法半夏三钱，广陈皮一钱五分，炙甘草五分，炒枳实一钱，乌药一钱五分，砂仁一钱，木香五分，焦山楂二钱，生姜三片。4剂，隔天服1剂。

3月18日七诊：药后胃痛见减，尚嗳气，胃部稍隆起，按之软而不痛，偶咳嗽，微有白沫痰，口舌及咽部发凉感，腿肿已基本消失，食纳佳，口已知五味，睡眠转佳，二便正常，脉缓有力，舌质转红，中心有薄白苔。仍宜调心气，和胃气，兼和络消瘀，原方加厚朴一钱五分，红花一钱，血竭一钱。4剂，隔天服1剂。

3月底八诊：药后胃部已不胀，局部不隆起，睡眠转佳，偶有失眠，腿已不肿，食欲、二便正常，脉同前，舌正无苔，拟用丸剂缓调之，以善其后。

白人参五钱，茯神、茯苓各五钱，白术五钱，广陈皮三钱，法半夏五钱，炒枳实三钱，枣仁一两，远志三钱（甘草水制），菖蒲三钱，柏子仁五钱，丹参五钱，川牛膝（酒制）五钱，杜仲（盐水炒）五钱，炮狗脊五钱，泽泻（盐水炒）五钱，川断五钱，炙甘草三钱，破故纸五钱，胡桃肉二两。共为细末，炼蜜为丸，每丸二钱，早晚各服一丸，食前白开水送下，感冒时停服。以后一切症状消失而停药。

（高辉远. 蒲辅周医案. 北京：人民卫生出版社，1972）

【诠解】 患者年近半百，综合病史，既往有风湿性心脏病伴二尖瓣狭窄及肝肿大，迁延反复，每因劳累或外感诱发而渐重，后因肺炎致下肢水肿等慢性心衰症状。病久五脏正气已伤，尤以心肺功能受损为显，现下肢肿胀，夜间失眠，甚则彻夜不寐，伴心慌气短，故予西药利尿剂利尿强心而镇静。心藏神，主血脉，心血可运布肺气；肺朝百脉，主气司呼吸，肺气可助心行血。心肺和调则气利血行，吐纳协调而水津四布；反此则气阻血滞，吐纳失司且水湿内停。故此案初诊见血瘀气滞水停之证，此乃因虚致实，痼疾日久而致卒病。

然初诊患者自觉胃空、嗳气吐酸，胃部隆起，以午后及夜间较甚，按之不痛等胃之气阴两虚之征；咸乃肾水之本味，现舌有麻木感且不知咸味且脉尺沉细，乃胃肾不足；个性急躁，脉两关弦大且急，舌质深暗，苔黄腻乏津，一派肝胃火盛之象，实属痼疾日久新生卒病。《金匮要略·脏腑经络先后病脉证》曰："夫病痼疾加以卒病，当先治其卒病，后乃治其痼疾也。"故以温胆汤加味先调肝胃而治其卒病。药选茯苓、法夏健脾燥湿化痰，佐以竹茹清热化痰除烦，与陈皮、枳实合用理气宽胸，增强祛湿化痰之功；玉竹滋养肺胃之阴，并与炙甘草合用以制枳、夏之燥性；核桃肉补肾温肺。诸药合用共奏清热化痰，行气疏肝之功。药后眠佳症减，但言多即咳嗽吐白泡沫痰，纳差，口干，此乃痰饮内盛阻滞气机，内有所缺必外有所求，《金匮要略·痰饮咳嗽病脉证治》亦云："病痰饮者，当以温药和之。"故欲热饮而温痰饮畅气机，遂再加泽泻增强利水渗湿。三诊脉沉细弦大而急、舌暗苔黄腻乏津转为脉沉弦细数、舌暗黄苔去，提示痰饮、湿热俱去，而舌暗、口渴、失眠易醒提示内有瘀血未去，故宗活血理气，以血府逐瘀汤荡胸中血瘀，佐以柴胡、炒枳壳、桔梗疏肝利气，畅通气机。虑患者正虚而邪实，易犯"虚虚实实"之误，且蒲老倡"补而毋滞，消而毋伐"。然此以邪实为重，为顾其已虚之正，遂宗峻药缓攻之意，嘱患者隔日1剂，共进6剂而终去实邪。

至五诊时渐知咸味，近月经来潮伴腹胀，量多色红乃肝脾失调，气机不畅；足仍肿，眠差，脉右沉濡而左沉微弦，舌暗苔中微黄腻乃少阴阳虚，水湿内停；稍有气喘咳嗽而无痰为营卫不和。故改用调和营卫、温阳利水之法，方投桂枝汤合真武汤加味，并佐以煅龙牡潜镇敛阳。六诊时腿肿已明显消减，又因外感引起肺胃失调，遂投二陈汤去乌梅之酸收，燥湿化痰理气；佐以木香、砂仁、乌药、枳实醒脾和胃疏肝，与山楂合用和胃消食兼行气，标本兼治。药后诸症俱减，唯嗳气，胃部隆起，按之软而不痛（心下痞），仍以调心和胃为法，原方加厚朴降气除满，红花、血竭理血行气。药后至八诊，诸症继减，脉同前，舌正无苔，此时实邪十去八九，拟用丸剂缓调其本，方投六君子汤加味。以六君健脾益气，燥湿化痰；柏子仁、枣仁、远志合用养肝安神，茯神、菖蒲健脾安神开窍；川牛膝与丹参、泽泻合用引药下行，利水活血；杜仲、狗脊、川断、破故纸、胡桃肉补养肝肾。诸药合用，共奏健脾益气，养肝补肾之功，攻补兼施而终起沉疴。

纵观此案，前后共八诊，鲜明地体现了中医辨证根据标本、主次、轻重、缓急来确定治法的诊疗思想。急则治其标，缓则治其本，标本并重或标本均不太急时，则标本兼治，这是中医治疗的原则性与灵活性有机结合的表现。临证之际，当观其脉证，明辨标本缓急，方可知犯何逆，而随证施治，尤其面对急危重证时当牢记"心小胆大"之训，谨守病机，勿失其宜，方能活人济世而无愧于心。

高体三医案

医案1（枢机不利气阴虚，生脉柴胡汤祛湿）

李某，女，55岁。1998年7月21日初诊。

主诉：劳累后心悸2个月。

初诊：病人于2个月前因劳累后感心悸、气短、胸闷乏力、身体困重，查肝功能无异常，B超提示慢性胆囊炎，心电图提示偶发室性早搏，服生脉饮、ATP

片、辅酶Q_{10}等药无效，要求中药汤剂治疗。现心悸气短、乏力、胸闷，动则心悸加重，纳差，精神不振，面色少华，形体消瘦。舌淡红，苔白腻，脉沉细结代。血压：85/56mmHg；心脏听诊早搏6~7次/分；心电图：偶发室性早搏；B超：慢性胆囊炎。

中医诊断：心悸（肝气郁结，心失所养）。

西医诊断：①心律失常；②慢性胆囊炎。

治法：疏利肝胆，健脾和胃，益气养心。

处方：小柴胡汤合生脉饮、茯苓杏仁汤加减。

柴胡15g，黄芩10g，党参15g，麦冬10g，五味子10g，佩兰20g，薄荷10g，茯苓20g，杏仁10g，陈皮20g，连翘30g，焦三仙各15g，生地15g，丹皮12g，炙甘草10g。3剂，水煎服。

二诊：1998年7月24日。服药后气短、心悸、乏力、胸闷明显减轻，饮食基本恢复正常，体力增加，睡眠安好，心脏早搏3~5次/分，血压90/60mmHg。舌淡红，苔薄白，脉细结代。上方去焦三仙、佩兰，加半夏15g，枳实10g。6剂，水煎服。

三诊：1998年8月4日。精神较前好转，体力增加，心悸、胸闷气短已消失，饮食及睡眠正常。舌淡红，苔薄白，脉细。心脏听诊早搏消失。心电图：窦性心律。

处方：柴胡15g，黄芩10g，党参15g，麦冬10g，五味子10g，薄荷10g，茯苓20g，杏仁10g，陈皮20g，连翘30g，炙甘草10g。6剂，水煎服。

（高天旭，赵玉瑶主编．高体三·中国现代百名中医临床家丛书．北京：中国中医药出版社，2010）

【诠解】 高老深究仲景辨证立法旨意，认为《伤寒》六经病证中治疗脉结代、心动悸的炙甘草汤，唯独出现在少阳病篇中，此即暗含少阳枢机不利最易引起心系病证，这就为辨证用药提供了有力依据。经文96条曰："伤寒五六日，中风，往来寒热，胸胁苦满，嘿嘿不欲饮食，心烦喜呕，……，或心下悸、小便不利，……，小柴胡汤主之。"而165条亦曰："伤寒发热，汗出不解，心中痞硬，呕吐而下利者，大柴胡汤主之。"少阳之经从头走足，以甲木而化气于相火，其气以下行为顺，相火蛰藏而温腰膝。病则经气上逆而冲逼戊土，横犯胆经隧道，经络壅塞，故胸胁痞硬；相火燔腾而焚胸膈，营血不得畅流甚至消亡，则见心动悸、脉结代等病证。而大小柴胡汤均为《伤寒》少阳经病代表方，功在和解疏利宣通，其主旨贵在"和"字，故心系病证属少阳枢机不利者，以柴胡之剂为基础组方，随证化裁治疗之，每获良效。其处方规律为：①首应注意大便通畅与否。大便通畅者以小柴胡汤立方；大便秘结或呈现一派实热瘀结者则以大柴胡汤为主。②若心悸、气短者合生脉饮；③胸闷窒痛者合《金匮要略》之橘枳姜汤、茯苓杏仁甘草汤。

本案患者体瘦而面色少华、精神不振、心悸乏力且劳则加重，伴胸闷气短、身体困重、纳差，结合舌脉并参考西医辅助检查。高老辨属少阳枢机不利，肝胆郁滞，气机不畅化火，心失所养，而诸症丛生。诚如《素问·阴阳应象大论》所言"壮火食气，少火生气"，此心系病证乃母病及子，故取小柴胡汤关键药对之柴胡、黄芩疏肝利胆、和解少阳，生脉饮益气养心阴，《金匮》茯苓杏仁甘草汤祛痰饮散肺气。肝为风木之脏，性喜调达升发，不病则已，病则多郁，化热化火而内扰心神。故加薄荷、连翘清轻宣透，生地、丹皮滋阴清肝，佩兰芳香化湿，焦三仙合陈皮健脾和胃兼理气。药后诸症均减，后以合利枢机、益气养阴为法守方随证施治，终收全功，是深入病机，治病求本，异病同治之典范。

医案2（心胆火旺致心悸，清利肝胆养心神）

王某，女，42岁。2009年4月3日初诊。

主诉：心悸胸闷20天。

初诊：患者近20天，每遇劳累后心悸胸闷发作，休息后缓解，症状日渐加重，遂来诊。现时发心悸胸闷，口干，口苦，食欲不振，畏食生冷，二便尚可。舌红，苔黄腻，脉缓。

中医诊断：心悸（心胆火旺）。

治法：清疏肝胆，健脾和胃，养心安神。

处方：小柴胡汤加减。

柴胡15g，黄芩15g，党参15g，炙甘草10g，麦冬10g，五味子10g，生龙骨

30g，生牡蛎 30g，陈皮 15g，杏仁 10g，丹参 20g，檀香 10g，砂仁 10g，桂枝 15g，白芍 30g，白术 10g，干姜 10g，附子 3g，青蒿 15g，黄连 10g，当归 15g，苦参 20g，玉竹 15g，丹皮 15g，栀子 15g。6 剂，水煎服。

二诊：2009 年 4 月 10 日。服上方，心慌止，胸痛无发作，近 2 天劳累致心慌轻微发作，伴口苦。舌暗红，苔厚腻脉数。

处方：柴胡 15g，黄芩 15g，党参 15g，炙甘草 10g，麦冬 10g，五味子 10g，生龙骨 30g，生牡蛎 30g，陈皮 15g，杏仁 10g，丹参 20g，檀香 10g，砂仁 10g，桂枝 15g，白芍 30g，白术 10g，干姜 15g，附子 3g，青蒿 15g，黄连 10g，生地 15g，苦参 20g，玉竹 15g，丹皮 15g，栀子 15g，阿胶 10g，酸枣仁 20g。6 剂，水煎服。

（高天旭，赵玉瑶主编．高体三·中国现代百名中医临床家丛书．北京：中国中医药出版社，2010）

【诠解】《灵枢·经脉》曰："胆，足少阳之脉，起于目锐眦，……下颈，合缺盆，以下胸中，贯膈，络肝属胆，循胁里，出气街……是动则病口苦，善太息，心胁痛不能转侧……"，《灵枢·经别》曰："足少阳之正，绕髀入毛际，合于厥阴；别走，入季胁之间，循胸里，属胆，散之上肝贯心，以上挟咽……"，心与肝、胆通过经脉在生理、病理、诊断、治疗及预后等方面密切关联，这就为临床立足肝胆疗心系疾病奠定了坚实的理论基础。而《伤寒论》第 96 条曰："伤寒五六日中风，往来寒热，胸胁苦满，嘿嘿不欲饮食，心烦喜呕，或胸中烦而不呕，或渴，或腹中痛，……，或心下悸，……，小柴胡汤主之。"第 263 条曰："少阳之为病，口苦，咽干，目眩也。"小柴胡汤乃和解少阳枢机、畅达肝胆气机之第一名方，案中患者心悸每因劳倦而诱发。初诊时见心悸胸闷、口干、口苦、食欲不振等少阳枢机不利之证，高老临证守法施以小柴胡汤加味治之而收效。诚如第 101 条所载："伤寒中风，有柴胡证，但见一证便是，不必悉具。"

胆主决断，肝主谋略，木性疏泄升发，肝胆和则不仅脾胃健而运化无穷，而且可调达气机畅情志。若肝胆失和，一则脾胃失运，食饮不化，内停成痰化火；二则神无所谋断，精神情志不畅，易累生疾。同时脾胃失运，气血生化乏源而致心失所养，也是引发心悸因素之一；脾胃运化不及，痰湿内蕴阻碍气机，则畏食生冷，食欲不振。故在和解少阳、清疏肝胆的基础上，佐以健脾和胃、养心安神之品。药用陈皮、砂仁合白术理气培土；干姜、附子温中暖肾；丹参与生龙牡、檀香合用收敛安神，理气活血；当归、白芍、阿胶、酸枣仁补肝养心安神；丹皮、栀子、青蒿疏肝清热；玉竹、麦冬滋养心阴，并少佐苦参清利湿热。全方补中有泻，标本兼顾，终收全功。

赵绍琴医案

（肝胆郁热气机阻，宣郁清热贫血愈）

陈某，男，24岁。

初诊：1991年4月3日，自觉头晕乏力，心慌，经检查：血红蛋白：8g/dl、红细胞：$2.85 \times 10^6/mm^3$，诊断为贫血待查。经治疗2月余，血红蛋白反下降至$5.5 \sim 6g/dl$，怀疑为再障。经病友介绍，求赵老医治。诊见患者面色㿠白，头目眩晕，周身乏力，饮食不佳，心慌气短，动则汗出，心烦急躁，失眠梦多。舌红苔白腻，脉沉弦细数。血红蛋白：6g/dl，红细胞：$3.0 \times 10^6/mm^3$，血压：80/60mmHg。

辨证：肝胆郁热，气机阻滞。

治法：宣郁清热，调畅气机。

方药：蝉衣6g，僵蚕10g，片姜黄6g，大黄0.5g，川楝子6g，大腹皮10g，槟榔10g，竹茹6g，枳壳6g，半夏10g，焦三仙各10g，水红花子10g，7剂。停服其他药物，饮食清淡，每天早晚慢步行走1~2小时。

二诊：自觉症状减轻，精神较好，力增，血红蛋白已升到7g，仍梦多。上方去大黄、川楝子、大腹皮、槟榔，7剂。

三诊：血红蛋白升到8g，余症皆减。继用前方加减。

蝉衣6g，僵蚕10g，片姜黄6g，大黄0.5g，雷丸10g，使君子10g，竹茹6g，枳壳6g，生牡蛎20g，7剂。

经上方加减继服4周后，5月15日再次化验：血红蛋白13.5g/dl，红细胞$4.4 \times 10^6/mm^3$，PLT $150 \times 10^3/mm^3$，血压110/70mmHg。面色红润，饮食佳，余

症皆除而告愈。

（彭建中、杨连柱．赵绍琴验案精选．北京：学苑出版社，2005）

【诠解】 患者自觉头晕乏力、心慌等不适，经查血诊断为贫血待查，但按贫血常规治疗后相关指标不升反降。贫血可归属于中医"血虚"、"虚劳"范畴，传统治疗以滋阴养血为大法。而赵老则强调综合脉、舌、证，四诊合参，并参考相关化验指标，随证施治，而不能一见贫血即按虚证论治。

初诊患者诉头目眩晕，周身乏力，饮食不佳，心慌气短，动则汗出，面色㿠白等虚损之象，且血生化指标亦偏低。而又见心烦急躁，失眠梦多，脉沉弦细数，舌红等肝胆郁热之象。当以何为主？赵老认为：虚实之辨，微细在脉。脉沉主里病，弦主肝郁，数为热，细主阴伤；舌红乃为热郁可知，苔白腻乃为气机不畅之征。且前之诸医用药，皆为滋补之剂，内有实邪而用之则犯"虚虚实实"之戒，何况"至虚有盛候，大实有羸状"，故疗效不显。证治之法，当舍证从脉，从肝胆郁热，气机阻滞论治。因此方投升降散化裁。用之升清降浊以畅气机；枳壳与川楝子相伍舒肝行气，清肝经之热；与半夏、竹茹同用清胆热而和胃安神。中焦乃气机升降之枢纽，脾胃乃气血生化之源，再佐以槟榔、焦三仙消食导滞，健运脾胃。尤妙再配一味咸寒之水红花子，与温通辛散之大腹皮合用可行气宽中、宣通水道，与大黄相伍软坚行血，有助于脾胃之升降。药后郁热渐清，气机畅通遂去攻伐之品，着重降胃气以升脾气，随证化裁施治，终告痊愈。另外嘱以清淡饮食和适当锻炼，也有利于气机升降和正气恢复。

阳 气 亏 虚

王锡章医案

（少阴阳虚水泛滥，温阳利水中病机）

杨某，男，42岁。

初诊：1956年7月11日。心悸，全身显著水肿，气喘不能平卧，头晕胸闷，面色苍白，口渴不饮，小便短少，形寒肢冷；舌淡苔白，脉沉细。

辨证：心肾阳虚，法当温阳利水，方宗真武汤加味调治。

处方：党参12g，白术12g，茯苓15g，白芍10g，附片15g（先煎），生姜10g，桂枝12g。

上方连服6剂，药中病机，心悸、水肿、气喘明显好转，余症均有所减缓。药既应病，因势利导，原法不变，原方再进4剂。

越一周后，患者自诉药后诸症悉平。

方解：本方能温阳利水。方中附片温肾阳而散寒为主药；茯苓、白术健脾利水为辅药。生姜、桂枝散寒；白芍敛阴；党参扶正。

王老曰：心肾阳虚，寒水上泛，则心悸胸闷。肾阳虚则气不化水故尿少水肿。心气根于下，下焦肾阳虚则不纳气；气不归元则气喘不能平卧。肾虚不荣头面，故头晕，面色苍白。阳虚生外寒，故形寒肢冷。寒则口渴不饮，舌淡苔白，脉沉细，均属心肾阳虚之象。

（王清国.王锡章医案.贵阳：贵州科技出版社，2001）

【诠解】真武汤分别见于《伤寒论》第82条与第316条，其主要病机均为少阴阳虚水泛，治以真武汤温阳化气利水。水液虽为阴性物质，但亦可随气机的升降出入而逆流横溢，随处为患，故此证可见到诸多的或然证。此案辨属少阴阳虚，水邪泛滥。少阴阳虚不能制水，水气凌心则心悸、头晕；水邪上犯于肺，肺气上逆则气喘不能平卧；肾阳虚衰不能温化水气，水邪留溢肌肤、浸渍四肢则见全身显著水肿、小便短少；肾阳虚衰温养失职，水液内停阻碍气机则形寒肢冷、口渴不饮、舌淡苔白；心肾阳虚，气血运行乏力，不能上荣头面，故面色苍白。脉沉细乃少阴阳虚鼓动乏力所致。患者诸证系少阴阳虚水泛的主要表现，故用真武汤温阳利水，佐以桂枝平冲降逆，助阳化气；党参与白术、茯苓合用补肺健脾，益气利湿。方证相应，乃效如桴鼓，诸证尽去。

裘沛然医案

医案1（冠心病少阴阳虚，滋阴温阳起沉疴）

吴某，男，44 岁。就诊日期：1993 年 10 月 21 日。

主诉：心悸、胸闷两年余，加重已有 1 月。

病史：两年半前，患者因胸闷、心悸、气短而去医院就诊，经心电图检查，诊断为"冠心病"、"房室传导阻滞"，经中西医治疗，疗效不显；去岁春季又出现腰酸乏力及全身浮肿，尿常规发现蛋白尿：＋＋＋，诊断为"慢性肾炎"，虽经治疗，但尿蛋白始终在＋＋～＋＋＋之间，尿红细胞＋，尿白细胞 6～7/HP。

初诊：面色苍白，头晕耳鸣，心悸频作，胸闷气急明显，神疲乏力，动则汗出，腰酸腰痛，胃纳不佳，睡眠欠佳。苔薄腻，脉象细而促急。心阳不足，阴血亏耗，血行不畅，肾阳虚弱。治当益心气、通心阳，滋养阴血，活血益肾。

处方：红参 6g，川桂枝 20g，炙甘草 24g，寸麦冬 15g，干地黄 30g，丹参 24g，白茯苓 15g，西红花 1.5g，川黄连 9g，淫羊藿 18g，阿胶（另烊、冲）9g，党参 24g，生黄芪 30g，制半夏 15g，生姜 3g，红枣 5 枚。14 剂。

复诊：患者服药 1 周后，心悸、胸闷、气急见减，精神振作。服药 2 周，病人心悸、胸闷气短已明显减轻，尿常规检查：蛋白＋，红、白细胞少量。苔薄，脉细带数。再以前方加川黄柏 18g，土茯苓 30g，再服 14 剂。

三诊：患者心悸、胸闷等均除，胃纳已佳，精神也振。心电图检查已正常，尿常规检查：蛋白微量，红、白细胞消失。病人恢复正常工作。

四诊：尿检已全部正常，前述诸症悉除，乃以前方再服 2 周以巩固之。半年后随访未见复发。

（裘沛然．裘沛然医论医案集，北京：人民卫生出版社，2011）

【诠解】 心为五脏六腑之大主，主藏神，其华在面，在体合脉，在液为汗。本案患者心悸频作，神疲乏力，面色苍白，头晕耳鸣，动则汗出等心之气血阴阳虚弱之证。母病及子，心病及脾，脾失转输故胃纳不佳。胸闷气急明显，睡眠欠佳者，因素有二：一则中焦脾胃运化失常，痰浊阻滞，气机不畅；二则心之阴阳亏虚，失于温运濡养。腰为肾府，肾为水脏，土德不彰，君火不明，水寒不运故腰酸腰痛。脉细而促急，苔薄腻乃心之阴阳亏虚，气血鼓动乏力之故。当辨属心之气血虚弱，少阴阳气不足。治当益气温阳，滋阴养血兼健脾温肾。方投炙甘草汤合桂枝甘草汤化裁。方中红参、党参、黄芪大补心脾之气；地黄、麦冬、阿胶滋阴养血；于大队滋阴药中复加生姜，重用桂枝、炙甘草，量大力宏而振奋心中阳气；并佐以大枣、茯苓、半夏健脾运中，化痰理气；淫羊藿温肾助阳；丹参、红花祛瘀通络，使补而不滞；川黄连清心宁神以助眠，并与半夏辛开苦降，共奏畅达中焦气机之功。药后诸症俱减，尿中仍有蛋白、血细胞，故在前方基础上加黄柏、土茯苓利湿解毒，清下焦邪热以图滋补之功。方证相应，阴血得充，阳气以复，中焦得运而邪气已去，遂愈数年顽疾。

本案病人既往因心悸、胸闷就诊，被诊断为冠心病、房室传导阻滞；后因腰酸乏力、全身浮肿被诊断为慢性肾炎，虽经治疗但疗效不显，仍长期出现蛋白尿和血尿。裘老不为西医诊断之病名所牵制，始终以中医学基本理论为指导原则，紧抓就诊时所见之主证，四诊合参，随证施治而终起沉疴的治学态度，实为后学者之楷模。

医案 2 （心气虚心脉痹阻，通阳理血与安神）

李某，男，41 岁。就诊日期：1988 年 1 月 14 日。

主诉：半年来胸闷心悸时常发作。

病史：患者近半年来经常胸闷，心悸。外院 EKG 提示："室性期前收缩"，平素无明显感冒、咽痛、发热等病史。

初诊：刻下胸闷，心悸。一般情况好，血压：120/80mmHg，心率：82 次/分，律不齐，每分钟 2～3 次期前收缩，两肺未闻及干湿啰音，腹平软无压痛，四肢活动好。舌苔薄，脉结代。

辨证分析：心为五脏六腑之大主，心气虚则胆气怯弱，故动则惊悸不宁；心主阳气，心气不足，血行不畅，心脉交阻，也可致心悸怔忡。

中医诊断：心悸（心气不足，心脉痹阻）。

西医诊断：心律失常（室性早搏）。

治法：通阳行血，镇惊安神。

处方：桂枝 9g，苦参 12g，丹参 15g，生甘草 9g，薤白 9g，茯苓 10g，全瓜蒌 30g，煅龙骨 30g，牡蛎 30g，广郁金 9g，红花 4.5g。7 剂。

二诊：1988 年 2 月 25 日。胸闷心悸小发，夜寐欠安，纳可便调。苔薄，脉细无结代，再按前方化裁。

处方：桂枝 10g，生甘草 10g，苦参 24g，常山 9g，煅龙牡（各）30g，酸枣仁 12g，茯苓 9g，广郁金 9g，夜交藤 15g，大枣 7 枚。14 剂。

三诊：1988 年 4 月 8 日。证情稳定，近未发心悸，胸闷亦除，听诊心律齐，无期前收缩，苔脉如前，2 月 25 日方桂枝改 12g。14 剂。

（裘沛然. 裘沛然医论医案集，北京：人民卫生出版社，2011）

【诠解】 本案患者初诊诉心悸胸闷断续发作半年，平素无明显感冒、咽痛、发热等病史，舌苔薄，脉结代。裘老辨属心气不足，血行不畅。施以通阳行血，镇静安神之法。方投《伤寒论》之桂枝甘草龙骨牡蛎汤温补心阳，潜镇安神；佐以瓜蒌、薤白振奋胸中阳气，化痰散结；丹参、郁金与红花合用活血行气，疏肝宁心；苦参与茯苓合用清利湿热。药后胸闷心悸仍发，夜寐欠安，脉细无结代。"阳不足者，阴必乘之"，阳虚则易生痰、生水、生饮，故仍遵前法，补益心阳，镇惊潜阳，祛痰安神。方投桂枝去芍药加蜀漆龙骨牡蛎救逆汤化裁，蜀漆乃常山幼苗，用常山祛痰安神；加酸枣仁、首乌藤养肝肾、宁心安神，郁金活血行气疏肝，茯苓、苦参合用清利湿热。芍药酸柔而极具阴寒之性，生姜辛温亦有耗散之虞，二者均有耗伤心阳之弊，故去二味以利心阳迅速恢复。后均守上方随证化裁，而愈顽疾。

裘老治疗心病，多用桂枝一味，剂量9~30g，而发挥桂枝功效的关键又在于配伍。《本草经疏》云其功效有六："曰和营，曰通阳，曰利水，曰下气，曰行瘀，曰补中"。此云者皆可移用于心病：①与芍药合用和营通脉；②与甘草合用温通心阳；③与茯苓合用通阳利水；④重用平冲降逆；⑤与攻逐之品合用温通行瘀；⑥与芍药、饴糖合用补益中焦。故临证当明辨病机，方可随证选药施治。

郭子光医案

医案1（心动过缓少阴病，急投麻附细辛汤）

邹某某，女，55岁。2000年6月13日初诊。

主诉：心悸、气短、头晕1月余，伴晕仆。

病史：1月前，因心悸、气短、时时头晕并晕倒1次而在某医大附院作心电图、超声心动图等检查，诊断为"病态窦房结综合征，室性早搏"，给予阿托品等提高心率，并一再嘱其准备安装人工起搏器。患者因不愿安装而来求治。现证：头晕，畏寒，气短，心悸，胸中闷塞，说话多则有短气不续之感。心率每分钟40~50次，血压90/60mmHg。察其体质瘦弱，面色萎黄少华，精神欠佳，说话语言断续而清晰，四肢欠温，舌质淡嫩苔白润，诊其脉迟缓而结代频繁。

辨治：患者具有明显的脉迟结代以及气短、晕眩诸症，当属少阴病范围，乃心阳不振，肾阳不足，气弱血寒，致使气血不相接续而引起。治疗上首先温通心肾，益气活血，使阳气通达而提高心率以治标，待证情稳定，再大力补肾阳以图治本，巩固疗效。

处方采用麻附细辛汤加味：麻黄12g，制附片20g（先熬1小时），细辛8g，当归15g，黄芪40g，红参15g，五味12g，麦冬20g，桂枝15g，羌活15g，丹参20g。浓煎，日1剂，停服一切西药。

7月27日复诊：此前每周诊治1次，均以上方为基本方，症状很快改善，心率迅速提高，其间因早搏频繁，加入苦参30g后很快被控制，心率一直保持在每分钟60~70次，自觉一切良好。治疗期间还随身携药上青城山游览，1日上下山步行4~5公里，未发生任何不良感觉。察其精神佳，舌质红活苔薄白润，脉息调匀，表明其阳气通达，寒气已去，气血和畅，似平人也。毕竟是患者未曾停药的表现，若骤然停药或更方，其病当反复。当转入益气养血活血稳搏为主的第二步治疗。仍以上方去麻黄、羌活，减附子、细辛量，加玉竹 15g，防其辛温燥热伤津，加淫羊藿 20g、菟丝子 15g 以温补肾阳。

红参 15g，五味子 12g，麦冬 20g，黄芪 40g，丹参 20g，当归 15g，桂枝 15g，制附片 15g（先熬），细辛 6g，淫羊藿 20g，菟丝子 15g，玉竹 15g。浓煎，1 日 1 剂。

至 9 月 29 日复诊，心率一直维持在每分钟 62~78 次之间，治疗再以前方去附片加入巴戟 20g，又服 10 余剂后减细辛为 5g，病情仍稳定。其间发生早搏 1 次，加苦参 30g 则被控制。乃以右归丸，用巴戟易附片，加细辛 5g 通阳气。此为体现益气复脉、培元固本第三步治疗。嘱其逐步由 3 日 2 剂，减至 2 日 1 剂、3 日 1 剂。未更方观察至半年后，病情仍稳定，嘱其逐步撤药。至今，病人情况一切良好。

[郭子光．心律失常的凭脉辨治．成都中医药大学学报 1996，19（1）：8－13]

【诠解】 病态窦房结综合征（病窦）是由窦房结及临近组织病变，引起窦房结起搏功能和（或）窦房结传导障碍的综合征。临床可见心悸、胸闷乏力、头晕，甚则昏厥等，多由缓慢心律失常或在此基础上多种快速心律失常所致，与中医"心悸"、"眩晕"、"厥证"相关。中医认为本病病因为感邪毒或先后天不足，阴阳气血功能减退，病机主要为阳气虚衰，病位在心，肾为次之。主要证候虚证以心阳虚、心肾阳虚或兼脾阳不足多见，实证以瘀痰多见，治则以温阳益气辅以滋阴养血，化痰祛瘀。

本案患者，症见心悸、气短、晕厥，结合舌脉，当属少阴病，病机为心阳不振，肾阳不足，气弱血寒，致使气血不相接续。治则当先温通心肾，益气活血，使阳气通达而提高心率。郭老采用三步治疗法，第一步益气温通提速法，首诊选麻黄附子细辛汤加味。原方出自张仲景《伤寒杂病论》，主治少阴阳虚外感表证。用之于本案，则以麻黄通阳散寒，附子补火助阳，细辛温通散寒，三味行益气活血、温阳通阳之效。配当归、黄芪、丹参益气补血活血，麦冬、五味子滋水养阴，桂枝入心温通心阳，羌活升阳散寒、活络。二诊，患者心率已复至 60~70

次，有早搏。第二步即采取稳搏治疗，加入苦参，清泄心火，现代药理研究证明，苦参对心脏有明显的抑制作用，对频发室早有良效。三诊，心率和早搏得以控制，因麻附之类易发散耗气，不可久用。第三步转至培元固本，用右归丸合麦冬、玉竹、五味类培补肾阴肾阳。

医案 2（阳虚阴盛少阴病，急投附桂与参芪）

孙某，男，48 岁。2005 年 8 月 9 日初诊。

病史：患者 2004 年 1 月因"胸痛 5 个小时，不缓解"，经某省级医院诊断为扩张型心肌病，给予西药治疗反复发作多次，经人介绍而来就诊。现症：自述心悸、心慌、乏力、气短促、动则更甚，胸部隐痛、闷胀、畏寒、四肢厥冷，下肢轻度凹陷性水肿，睡眠差，小便短少。问其生活作息，患者销售工作繁忙，每感力不从心，且每日抽烟两包以上，生活不规律。察其面色淡白、少神，舌淡胖，苔水滑，舌边有齿痕，脉沉细微。

辨治：本案乃典型之少阴病，阳气式微，气虚血瘀，浊水停滞之证，证从寒化。非辛热桂附无以回阳，非重剂参芪难以益气，兼活血通利治之。

处方：

①北黄芪 60g，红人参 20g，制附片 15g（先煎 30 分钟），桂枝 15g，干姜 10g，茯苓 30g，猪苓 20g，益母草 30g，丹参 20g，川芎 15g，麦门冬 20g，生地黄 12g，炙甘草 5g。每日 1 剂，水煎服。

②移山人参 100g，每日 10g，另煎，和药汁服用。

③绝对休息，戒烟。

经上药服用 30 余剂，心悸、气促、胸痛、浮肿渐次消除，服药过程中因商务需要并未休息，每日抽烟两包左右，自觉体力渐复。此后又复诊数次，均以上方为基础，其浮肿消则去猪苓、益母草、干姜，酌加玉竹、黄精、白术等。偶有感冒咳嗽等，则暂停上方，另服治标之剂，始终守法守方，途中未服用任何西药。

于 2006 年 8 月 4 日复诊：精神良好，体力增强，未曾感冒（过去稍有不慎即感冒），一般活动不觉气短、心悸、胸闷，无浮肿，能够胜任日常商务工作。但在从事较剧烈的活动或情绪过度紧张时，尚有胸闷、心悸感觉，未觉胸痛。舌红少津，脉沉细。郭师认为目前病人状况平稳，阳气渐复，气阴有伤，应注重调补气阴，仍本上方加减治之。处方：

①北黄芪 50g，丹参 20g，当归 10g，生晒参 15g，麦冬 30g，五味子 10g，黄精 20g，生地黄 15g，玉竹 18g，茯苓 20g，白术 15g，延胡索 20g，炙甘草 6g。6 剂，1 日 1 剂，水煎服。

②移山人参 100g，每日 10g，另煎，和药汁服。

2007 年 3 月 15 日随访，患者述身体无明显不适，能胜任日常工作，未再诉胸痛不适等症状。

［侯德建. 郭子光辨治扩张型心肌病经验. 2008，30（3）：21-22］

【诠解】 扩张性心肌病（充血性心肌病）特点以左心室、右心室或双室明显扩大，且伴不同程度肥厚，心力衰竭，心律失常，栓塞为基本特征。早期多与中医"心悸"、"怔忡"、"胸痹"有关，晚期出现以充血性心力衰竭为主要表现，多属中医"水肿"、"喘证"，但上述病证不能完全概括本病所有特点。《灵枢》有言："夫心胀者，烦心短气，卧不安。"根据先人经验将该病命名为心胀，病机属本虚标实。心气血亏虚为本，痰饮、瘀血为标，多因虚致实。

患者心慌心悸、胸闷胀痛、气促乏力、四肢厥冷、下肢水肿、小便短少，合舌脉，当辨为少阴病，病机为阳气式微，气虚血瘀，浊水停滞之证。治则温阳益气、利水化瘀。首诊方用附子、桂枝、干姜辛热回阳；重剂黄芪、人参益气、升阳、利水；茯苓、猪苓健脾渗湿行水，使水气从小便而出。佐丹参、益母草、川芎、炙草益气活血祛瘀，麦冬、生地补阴制桂附辛热太过，防二苓利水伤阴。二诊心悸之症减轻，浮肿亦消，去猪苓、益母草、干姜，加玉竹、黄精、白术，补阴、健脾燥湿。三诊诸症皆减轻，用生脉散加减善后。郭老临床实践得出，心律失常基本病机主要是气虚血瘀，治当益气贯穿始终，方用生脉散加黄芪、丹参，并随证加减。

李可医案

（风心病心房纤颤，温肾回阳以复脉）

孝义县吴西庄学校教师张巧爱，40 岁。1980 年夏来诊。

病史：风心病，二尖瓣狭窄、闭锁不全，心房纤颤，心衰Ⅲ度；冠脉供血不足；肺淤血已 10 年。北京阜外医院拟行二尖瓣分离手术未果。

现症：心悸、气喘、咳血，动则更甚。每进食必心中大动。故每届饭时，忧心忡忡，端起饭碗，提心吊胆，为免心跳，吃吃停停，一餐常延搁二三小时之久。心率常在 170～210 次/分左右。脉促，四肢厥冷，胸闷刺痛，唇、指、舌青紫。自汗淋漓，腰困如折。血压 70/50 毫米汞柱。入夜不能左侧卧，否则呛咳喘悸不停。

纵观见证，为心之阴阳皆虚，阳虚偏重。久病成损，脾胃中气大伤，子盗母气，故进餐心悸加重。渐至五脏失养，先天肾气被耗，故见腰困如折（肾将惫）、喘（肾不纳气）、汗（真阳失固）、厥逆（命火不主温煦四末）、败脉（七急八败，散乱、雀啄）。且虚必夹瘀，瘀阻心脉，故胸闷刺痛。拟炙甘草汤、参附龙牡救逆汤、丹参饮合方化裁，加肾四味及桃仁、红花，温肾回阳，通脉化瘀，滋液救心为治：

炙草 30g，附子 30g，生地、麦冬、红参（另炖）、灵脂、生龙牡粉各 15g，丹参 30g，檀、降、沉香各 10g，砂仁（捣）5g，阿胶（烊化）20g，桂枝、桃仁、红花、五味子各 10g，肾四味 120g，生姜 10 片，枣 10 枚，胡桃 4 枚（打），21 剂，每旬 7 剂。

一月后，悸止喘定，肢厥、紫绀消失，纤颤未发，腰困亦愈。进食已不心跳，胸闷刺痛在服至 10 剂时痊愈。脉细弱，92 次/分，唯月初曾出现反复。穷追细问，始得知 10 年来每经期必感冒，每感冒 1 次，病情加重。其症，月经前 1 日突然寒热如疟，呕吐耳聋，经净自愈。此乃六淫外邪久羁，由表入里，深伏血分不能透达，即《伤寒论》热入血室之证，当因势利导，予小柴胡汤加味，提透血分伏邪：

丹参、当归、坤草、生半夏各 30g，赤芍 15g，泽兰叶、酒香附各 12g，柴胡、红参（另炖）、灵脂、川芎、酒芩、干姜（炒）、桃仁、炙草各 10g，黑芥穗 6g，生姜 10 片，枣 10 枚，6 剂，每月经前一日，连服 3 剂。另：全胎盘 100g，鹿茸、虫草、红参各 30g，蛤蚧 6 对，三七 100g，琥珀 30g，制粉常服，培元固本。

1983 年 12 月，患者偕长女专程从孝义来家致谢。据诉，服二诊方后，经前感冒得以根除。除风心病仍存在外，已无自觉症状。体质增强，步行如常人，拟在最近恢复工作云。

（李可．李可老中医急危重症疑难病经验专辑．太原：山西科学技术出版社；2002）

【诠解】 患者素有肺瘀血和风心病，拟行二尖瓣分离手术未果。从现症来看，心阴阳两虚，则心悸；伤及脾胃，子盗母气，则进食前心中大动。痰瘀阻心脉，则脉促，胸闷刺痛，唇、指、舌青紫。肾阳虚，则气喘，自汗淋漓，腰困如折。炙甘草汤气血双补，治心悸，脉结，益气滋阴，通阳复脉；参附龙牡救逆汤扶正固脱，补肾气，敛汗潜阳。丹参饮治痰阻心脉，活血祛瘀，行气止痛。肾四味为李可先生常用的药之一，即枸杞子、酒泡菟丝子、盐水补骨脂、仙灵脾四味，以鼓舞肾气。桃仁和红花都是活血祛瘀，散瘀止痛常用的药。此方重在补肾，祛瘀，兼通心脉。后得知其 10 年来每经期必感冒，此月经前突然寒热如疟，呕吐耳聋，经净自愈。《伤寒论》一四四条曰："妇人中风七八日，续得寒热，发作有时，经水适断者，此为热入血室。其血必结，故使如疟状，发作有时，小柴胡汤主之。"妇人此为热入血室证，因外感表邪时恰逢葵水来时，表邪趁机入胞室里而化热，小柴胡汤加减可扶正祛邪。

高忠英医案

（阳虚受寒脉痹阻，回阳救逆养气血）

郭某，女，41 岁，教师，门诊病历。1998 年 11 月 3 日初诊。

主诉：心悸 10 余日。

10 天前因受寒突作胸部憋闷、心悸、左臂麻木，经西药治疗后，胸闷臂麻好转，但心悸依旧。7 年前曾行左乳癌切除术，其后又发现冠心病、脂肪肝。

刻下症见：心悸，心率 110 ~ 120 次/分，心痛时作，劳累及语多后加重，四肢冷，纳眠可，二便调，月经调。舌暗胖，苔白，脉沉滑数。

辨证立法：阳虚受寒，胸阳不振。治以温阳散寒，化瘀宣痹。拟炙甘草汤合参附汤加减。

处方：生地黄 40g，麦冬 15g，太子参 30g，黄芪 30g，薤白 10g，炙甘草 10g，桂枝 10g，仙灵脾 10g，丹参 30g，附子 10g，郁金 10g，当归 10g。水煎，每日一剂，分二次温服。

医嘱：慎劳作，避风寒。

治疗经过：二诊（1998 年 11 月 17 日）：服上药 14 剂后四肢转暖，心悸减，心率约 90 次/分，但感乏力，咽干痒，痰黄腻，微咳。舌暗淡，苔薄黄腻，脉弦细。上方减郁金、当归，生地黄加至 80g，加川贝 10g，鱼腥草 20g 继服。

三诊（1998 年 11 月 24 日）：服药 7 剂后咽痒、黄痰均减，心率已减至 70～80 次/分，但动则仍感心悸。上方减炙草、川贝、鱼腥草，加百合 10g，珍珠母 20g，瓜蒌 10g 继服。

（邹志东，金丽杰，陆绮，齐放. 高忠英验案精选. 北京：学苑出版社，2006）

【诠解】 肾为水火之宅，阴阳之根，寓元阴元阳。五脏六腑之阴阳均有赖肾阴、肾阳的资助和生发。心为火脏，居于上而属阳，以降为顺；肾为水脏，居于下而属阴，以升为和。若心肾不交，可造成心悸。心动过速引起的心悸，阴虚者多于阳虚。

但本例患者因手术使气血损伤，心失所养，神不得安而心悸；肢冷、舌胖为阳虚表现，加之受寒，使已虚之阳更加受困；阳虚而胸阳不振，故而出现胸闷痛；心脉闭阻则左臂麻木。方中炙甘草汤滋阴复脉，与温阳散寒的参附汤合用，阴阳相和，重用生地黄克制了附子燥烈之性。即使此例表现为心悸脉数，仍辨证使用附子治疗。方中附子与瓜蒌、川贝相反，在此例中治胸阳不振，值得注意和有待观察。

李介鸣医案

（心肾阳虚脉过缓，温阳益气复脉汤）

杨某，男性，31 岁，工人，门诊病历。1982 年 6 月 10 日初诊。

主诉：头晕、心悸一个月。

患者于一月前无明确诱因感头晕、心悸，周身乏力而到工厂职工医院诊治，做心电图示："窦性心动过缓"，心率：42 次/分，律齐。予阿托品试验结果阴性，诊为："窦性心动过缓"。给予阿托品等药品治疗，因口干不能耐受，前来请李师辨治。查体：血压：110/70mmHg，心率：48 次/分，律齐。

现症：头晕心悸，心率缓慢，最慢 42 次/分，一般在 50 次/分左右。腰酸腿软，怕冷肢凉，体倦乏力，大便干。舌质淡，苔薄白，脉沉缓。

辨证立法：心气不足，肾阳虚损。治宜益气温阳复脉。

方以自拟温阳益气复脉汤加减。

处方：炙黄芪 20g，桂枝 10g，细辛 5g，制附片 6g（先入），生熟地各 12g，山萸肉 12g，麦冬 10g，仙灵脾 12g，仙茅 12g，五味子 10g，肉苁蓉 24g。7 剂，水煎服。

治疗经过：二诊（1982 年 6 月 17 日）服上方 7 剂后，心率可提高 7~15 次/分，最慢心率：45 次/分，最快心率 70 次/分，平均心率：55 次/分左右，心悸怕冷等症状明显减轻，仍有头晕。舌苔薄白，脉沉细。查体：血压：110/70mmHg，心率：55 次/分。治予原法，上方去制附片，加白蒺藜 15g。7~14 剂。

三诊（1982 年 7 月 1 日）：服上方 14 剂后，头晕心悸，腰酸腿软明显减轻，大便通畅。心率最快 72 次/分，一般在 55~60 次/分之间。复查心电图示：窦性心律，正常心电图。舌淡苔薄，脉细。守方，原方加枸杞子 10g，以巩固疗效。

（范爱平，曲家珍，李琏．李介鸣临证验案精选．北京：学苑出版社，1999）

【诠解】李介鸣老中医的"温阳益气复脉汤"（人参、炙黄芪、北细辛、制附片、炙麻黄、麦冬、丹参、五味子、桂枝、甘草）是由仲景"麻黄附子细辛汤"、保元汤、生脉散三方加减化裁而成。主要用于治疗心气不足，肾阳虚损之心动过缓（迟脉症）。其中包括窦性心动过缓、传导阻滞、病态窦房结综合征。北细辛、制附片、炙麻黄、桂枝温阳散寒；人参、炙黄芪、麦冬、丹参、五味子、甘草调气血。

本案患者，病史虽短，但有明显之体倦乏力，腰酸肢凉怕冷等心气不足，肾阳虚损症状，尤以后者更为突出，而无血瘀之表现。故在"温阳益气复脉汤"基础上，减活血之丹参、补气之人参，加性温辛散仙茅和仙灵脾，以温经散寒，宣通气血，蠲痹通阳，散寒，伸展阳气；同时加用生熟地、山萸肉兼补阴血，旨在温阳能使缓慢心率增快，益气能使心脉运行加强。

沈绍功医案

医案1（心动过缓阴寒凝，麻附细辛四君愈）

徐妇，34 岁，2002 年 4 月 21 日初诊（谷雨）。

病史：胸闷气短 3 年，近 1 月来因学习紧张而症状加重，突发晕厥 2 次，手足冰冷，被送往某西医院，心电图示：心率 36 次/分，窦性心动过缓，诊断为心源性休克。肌注阿托品，症状有所缓解，但影响正常工作，西医建议安装起搏器，患者因经济负担不起，故前来就治。刻下症见：胸闷气短，心悸易惊，头晕头痛，手足发凉，四肢乏力，纳谷不香，夜眠梦多，腰膝酸软，大便干燥。

检查：舌淡黯，苔薄白，脉象沉细而迟，血压 80/50mmHg，律齐，心音低钝。心电图示窦性心动过缓，心率 36 次/分。

辨证：患者心悸易惊，手足发凉，脉沉细而迟为心肾阳气不足，血脉不畅，心失温养；阳气不足，清气不升，脑失所养，可见头晕头痛；夜眠梦多，系心神失养，神无所舍；肾气不足，肠道推动无力，则大便干燥。其病位在心肾。证属阳虚寒凝，血脉不畅。

诊断：心悸。心肾阳虚，阴寒凝滞证；窦性心动过缓。

治法：补益心肾，温阳散寒。《伤寒论》麻黄附子细辛汤合《太平惠民和剂局方》四君子汤加味。

处方：生麻黄 6g，附子 10g（先煎半小时），细辛 3g，党参 10g，肉桂 3g，陈皮 10g，云苓 10g，生白术 10g，石菖蒲 10g，郁金 10g，丹参 30g，生内金 30g，制军 10g，升麻 5g，炙甘草 10g

参芍片每次 4 片，每日 3 次。

结果：上方每日 1 剂，水煎分 2 次服。连服 7 剂后，血压升为 90/60mmHg，心率增为 46 次/分，律齐，胸闷气短、心悸易惊、头晕头痛均有减轻，仍感手足发冷，此为营卫不和，故加桂枝、生白芍温通心阳，调和营卫。再进 14 剂，血压升为95/60mmHg，心率已达52次/分，手足开始回暖，小腹冷痛，月经来潮，月经量少，经期腹泻，夜眠不安，阴寒之邪渐解，肾阳不足仍在，上方去麻黄、附子、细辛、炙甘草，加温润肾阳之药如生杜仲、槲寄生、川断、菟丝子，理气活血止痛之药如乌药、川楝子、元胡、泽兰，善补阳者必于阴中求阳，故加生地、黄精、女贞子、旱莲草。加减治疗月余，血压升为120/80mmHg，心率正常60次/分，月经正常，腰酸减轻，便干转润，食欲渐旺，夜寐已安。停服汤药，继续服用参芍片每次4片，每日3次；正心泰胶囊每次4粒，每日3次，服用1月，心悸没发作，已无明显不舒。2年后带患者门诊，提及病情，心电图复查大致正常，生活工作如常。

[韩学杰、李成卫. 沈绍功验案精选（全国名老中医医案医话医论精选）. 北京：学苑出版社，2006]

【诠解】 患者窦性心动过缓，心悸易惊，胸闷气短，手足发凉，脉沉细而迟为心肾阳气不足，血脉不畅，心失温养，阴寒凝滞所致。非大热大补之品不能解除，故用麻黄附子细辛汤合四君子汤，辛热之剂温通十二经脉，待手足开始回暖，月经来潮，心悸缓解后，因恐长时间使用麻黄、附子、细辛耗伤阴液，故中病即止。改用调补心肾阴阳之药，桂枝汤加生杜仲、槲寄生、川断、菟丝子等温肾阳药和生地、黄精、女贞子、旱莲草等滋肾阴药，随症加减。制军即制大黄，泻热活血，苦寒反佐，防麻黄、附子、细辛温燥太过。以乌药、川楝子、元胡、泽兰，理气活血止痛，既治月经来潮，小腹冷痛，又治心率缓慢带来的血脉瘀滞。

医案2（心肌病水气凌心，温阳逐水兼祛瘀）

王某，43岁，2004年11月18日初诊（小雪）。

病史：患者3年前因饮酒出现心慌气短，伴头晕乏力。在当地医院做心脏彩超检查提示：心肌病伴左心室肥大；有酗酒史10年，诊断为酒精性心肌病，经治疗症状好转。1月前因劳累后再次出现呼吸困难，咳嗽伴粉红色泡沫样痰，心率100次/分，心律不齐，早搏约8次/分，偶尔出现阿斯征，遂来北京某西医院求治，心电图示：窦性心律102次/分，陈旧性前壁心肌梗死，频发室性早搏，8

次/分。临床诊断：①酒精性心肌病并左心功能衰竭Ⅳ级；②陈旧性心肌梗死。住院经强心利尿等药物治疗，效果不佳，建议患者实施心瓣膜环置换术。病人要求中医治疗，故前来门诊求治。刻下症见：心悸气短，胸闷憋气，动则尤甚，呼吸急促，头晕乏力，口唇紫绀，纳谷不香，形寒肢冷，腰膝凉痛，睡眠不安，小便量少。

检查：舌黯红，苔白腻，脉沉细无力。血压100/70mmHg，心率96次/分，心律不齐（频发室性早搏10次/分），神志清楚，精神欠佳，面唇青紫。X线：双肺淤血，左房室增大；超声心动图示：左心房室肥大，二尖瓣关闭不良；核素心肌灌注/代谢断层显影：①左心腔明显扩大，前壁心肌灌注/代谢显影明显受损，二尖瓣重度反流；冠状动脉造影：左冠状动脉前降支近端、远段偏心不规则50%狭窄，左冠状动脉回旋支近段局限偏心不规则80%狭窄，左冠状动脉回旋支中段局限偏心不规则90%狭窄。

辨证：本案患者心悸气短，形寒肢冷，口唇紫绀为心阳不振、水气凌心所致；过度饮酒，损伤心脾肾之气，日久损及其阳，故出现纳谷不香，腰膝凉痛；清阳不升则头晕乏力；面唇青紫系心血瘀阻之象；心火不能潜降，故睡眠不安；动则耗气，故劳则气短；小便量少为膀胱气化不利所致。其病位在心脾肾。证属心阳不足，水气上犯。

中医诊断：心悸。（心阳不振，水气凌心证）

西医诊断：酒精性扩张性心肌病合并心力衰竭Ⅳ级，陈旧性心肌梗死。

治法：温振心阳，逐水通脉。投沈师经验方"补心养血汤"合"三参饮"加味。

处方：西洋参5g（另煎，兑服），三七粉3g（冲服），生芪10g，当归10g，苦参10g，丹参30g，生杜仲10g，槲寄生10g，郁金10g，石菖蒲10g，黄精10g，桂枝10g，生苡仁10g，红花10g，鸡血藤10g，车前草30g，炒葶苈子10g。

结果：上方每日1剂，水煎分2次服。连服7剂后，胸闷气短明显减轻，头晕乏力好转，呼吸通畅。仍形寒肢冷，腰膝凉痛，口唇紫绀，面色青紫，睡眠欠佳，食欲不振，小便量少；复查心电图：心率86次/分，陈旧性前壁心肌梗死，频发室早，5次/分；舌质黯红，苔薄白，脉沉细。心阳已振，心神不宁，故加夜交藤、珍珠母、生牡蛎镇静安神；仙鹤草、太子参益气养血；连翘清热凉心。带药30剂，加服正心泰胶囊，每次4粒，每日3次，用法同上。服至27剂时，病人来电告之，已能上班，现无明显不适，仍在继续服药治疗中。

［韩学杰，李成卫. 沈绍功验案精选（全国名老中医医案医话医论精选）. 北京：学苑出版社，2006］

【诠解】 本案属心阳不足，水饮内停，宜温振心阳，逐水通脉，选用沈绍功老中医经验方"补心养血汤"合"三参饮"加味。补心养血汤由西洋参和三七粉组成，西洋参性寒，补气养阴生津；三七粉性温，养血活血化瘀。两药相配，一温一寒，补而不滞。因患者合并心律失常及心衰，故"三参饮"中用西洋参易党参，增加补气强心之功，丹参既活血化瘀，又有引药入心，苦参专泻心经之火，抗心律失常，桂枝温通心阳。"血为气之母，气为血之帅，气行则血行"，患者兼有面青唇暗，是气虚所致血瘀，故方中加三七、红花、丹参活血化瘀，改善心脏微循环；生杜仲和槲寄生调补肝肾；郁金与石菖蒲豁痰透窍；为了加强补气之力故加仙鹤草、生芪、太子参；配当归、黄精养阴补血。水饮凌心，用炒葶苈子泻肺利水，强心利尿；车前草利尿泻浊，引邪外出，两药相配通调水道，调畅三焦。心主神志，心血不足，神失所养，则用夜交藤、珍珠母、生牡蛎养血宁神。

医案3（早搏气虚痰瘀停，三参饮后温胆汤）

郭女，25岁，2001年11月16日初诊（小雪）。

病史：阵发性心悸3年。心电图示：窦性心律不齐，频发室性早搏。服用"乙胺碘呋酮"、"心得安"等药，心悸未见缓解。后服用中成药"天王补心丹"、"逍遥丸"等未果，劳累及情绪不佳时，心悸频作。经人介绍，前来求治。现感阵发性心悸气短，胸闷不舒，恶心欲呕，头晕眼花，纳谷不香，心烦易怒，大便秘结。

检查：舌黯红，苔黄腻，脉细滑。血压90/60mmHg。心率66~84次/分，早搏4~5次/分，心音低钝。面色苍白，口唇色暗，形态偏瘦。

辨证：面色苍白，心悸气短，胸闷不舒，为心气不足，心失所养之征；气虚则胃纳失司，而食纳不佳；清气不升，则头晕眼花；浊气不降，痰湿中阻，可见恶心欲呕；痰湿内蕴，郁而化热，而致心烦易怒，大便秘结。舌黯红，苔黄腻，脉细滑为气虚血瘀，痰浊内阻之象。其病位在心胃。证属气虚失健，兼夹痰瘀。

中医诊断：心悸。（气虚血滞，痰浊内停证）

西医诊断：频发室性早搏。

治法：益气活血，祛痰利湿。沈师经验方"三参饮"加味。

处方：党参 10g，丹参 30g，苦参 10g，生芪 15g，石菖蒲 10g，郁金 10g，蒲公英 10g，连翘 10g，全瓜蒌 30g，野菊花 10g，川芎 10g，石韦 10g，莱菔子 10g，生牡蛎 30g，焦三仙 30g。

结果：上方每日 1 剂，水煎分 2 次服。连服 30 剂后，自感心悸头晕明显缓解，早搏已消失。口唇周围出现暗红色痤疮。本周因饮食不慎，腹泻如水，呕吐一天，服用黄连素 3 天后缓解。现仍胃脘胀满，胃凉，得温痛减，食后胃痛，呃逆欲呕；颜面浮肿，双手肿胀。舌黯红，苔黄腻，脉沉细。气虚血滞缓解，痰浊内停明显，改用和胃降浊、祛痰利湿的温胆汤。

竹茹 10g，枳壳 10g，云苓 10g，陈皮 10g，石菖蒲 10g，郁金 10g，败酱草 30g，丹参 30g，川楝子 10g，元胡 10g，生牡蛎 30g，香附 10g，高良姜 10g，木香 10g，车前草 30g，焦三仙 30g。

连服 1 月后，胃脘胀满疼痛消失，双手浮肿减轻，面部痤疮消退，坐车后偶感心悸，夜眠梦多。舌淡黯，苔薄白，脉沉细。实邪已除，虚证显现，改用调肾的杞菊地黄汤加减。

枸杞子 10g，野菊花 10g，生地黄 10g，当归 10g，泽泻 10g，山药 10g，丹皮 10g，石菖蒲 10g，郁金 10g，生杜仲 10g，桑寄生 10g，焦三仙 30g，车前草 30g，夜交藤 30g，炒枣仁 10g。

续投 1 月后症状消失，无明显不适，已恢复正常工作。心电图复查大致正常。嘱其服用正心泰胶囊，每次 4 粒，每日 2 次；杞菊地黄胶囊，每次 5 粒，每日 2 次。

（韩学杰，李成卫. 沈绍功验案精选·全国名老中医医案医话医论精选. 北京：学苑出版社，2006）

【诠解】 三参饮是沈绍功老中医治心悸的经验方，含党参、丹参、苦参。党参益气健脾，丹参活血化瘀，苦参祛痰泻火。据《本草经百种录》记载"苦参专治心经之火"。本案证属气虚失健，兼夹痰瘀，投三参饮益气活血，祛痰利湿。案中生芪益气健脾；蒲公英、连翘、野菊花、石韦，清心利尿；川芎引经药，与石韦配合升降气机，是治疗心悸的药对。全瓜蒌、莱菔子清热祛痰，通利大便，驱邪外出。

患者服药期间出现胃肠炎，投以温胆汤加良附丸调理胃肠，健脾利湿，温胃散寒，利小便实大便。善后以杞菊地黄汤加减调节肾之阴阳，以丸药巩固疗效。

赵冠英医案

医案 1（进冷饮肠炎复发，人参四逆汤加减）

丛某，女，58 岁，干部。1998 年 3 月 20 日初诊。

患者 3 年前发作阵发性心慌、心悸，伴胸闷气短，心电图示频发室性早搏。经中西药治疗后好转，此后饮食不甚则有发作。本次患病是 1 周前生气后又进冷饮，夜晚发作心悸胸闷，同时伴头晕、腰酸痛，腰以下小腹、会阴部冷凉，外阴重坠疼痛，黎明时绕脐腹痛，痛即腹泻，每日 2～3 次；便后脱肛，不能自行还纳；神疲乏力，嗜睡，无寒热，饮食一般。心电图示：多发性室性早搏，多呈三联律。其他检查尚正常。

西医诊断：心律失常，频发性室性早搏、三联律。该患者有慢性肠炎病史，有高血压病史、冠心病史。赵老专家门诊应诊，诊见患者面色苍白，精神萎靡，手足欠温，舌淡红，苔薄白，脉沉细结代。病为心悸，证属心肾阳虚，脾阳下陷；治当温肾助阳，健脾养心。方取人参汤加减：熟附片、仙灵脾各 10g，炒白术 15g，人参、干姜、吴茱萸、桂枝、甘草各 6g。每日一剂，水煎服。

二诊（1998 年 3 月 27 日）：上方 6 剂后，心悸胸闷减轻，腹冷腹泻也轻，余症略减。上方续服 12 剂。

三诊（1998 年 4 月 10 日）：药后诸症大减，胸闷心悸不显，腰酸腹冷坠痛消失，大便正常，晨起 1 次，仍有脱肛，但自能纳还。心电图示：偶发室早。但头晕加重，睡眠欠佳。测血压 22.3/13.3kPa，舌淡红、苔薄白，脉结代。上方去熟附片、干姜，加天麻 10g，钩藤（后下）、黄芩、杜仲各 15g。

四诊（1998 年 4 月 23 日）：上方又进 12 剂，头晕止，眠安，血压降至 150/86mmHg。然脉复软沉细结代，前证复作。

处方：熟附片 8g，西洋参、吴茱萸各 6g，麦冬 15g，熟地 10g。每日一剂，水煎服。

五诊（1998 年 5 月 17 日）：上方连服 24 剂，心悸胸闷未作，早搏消失，未发头晕，腹冷、下利、脱肛诸症皆除。血压正常，心电图示：大致正常心电图。嘱其服附子理中丸，每次 1 丸，早晚各 1 次，忌食寒凉。

（杨明会、窦永起、吴整军，等．赵冠英验案精选．北京：学苑出版社，2003）

【诠解】 本案患者有慢性肠炎病史，久病身体虚弱，肾阳不足，又因进冷饮引发心悸胸闷发作，伴小腹、会阴部冷凉，五更泄，脱肛。结合舌脉，证属少阴病阳气虚衰，脉微下利，阴寒凝滞，心神失养。本案是脾肾阳虚，中焦虚寒，心阳无以充养而致。人参四逆汤（《伤寒论》）回阳益气，本案方证与此相符。附子大辛大热，补下焦命门之火，可大增温补中上焦之力，加吴茱萸专走下焦，温经散寒，温肝暖肾，可增添扶阳祛寒之功。

医案 2（心梗后心功不全，参附汤合生脉散）

李某，男，50 岁，职工。1997 年 12 月 11 日初诊。

今年 7 月突发前间壁心肌梗死，并发室性心动过速和室颤，经抢救治疗缓解，虽服用异山梨酯、硝酸甘油、普罗帕酮、复方丹参片等多种药物治疗，仍感心慌气短、胸闷汗出，并时有心前区闷痛发作。经冠状动脉造影检查示左前降支狭窄，堵塞 80%，故于 9 月 12 日行 PTCA 术。术后心绞痛发作减少，但仍感心慌气短，动则气喘，自汗，胸闷，手足不温，夜尿频，睡眠不佳。

来诊时见其精神不振，面色㿠白，语声低弱，舌暗红、苔薄白，脉细弱。病为心悸，证属元阳不足，心气衰弱，血脉不畅之证。法当益气温阳，活血通脉。方取参附汤合生脉散加减：

生晒参 6g（另煎兑服），黄芪 30g，白术 15g，麦冬 15g，五味子 6g，熟附片

6g，丹参15g，石菖蒲15g，川芎15g，红花10g，白芍药15g，细辛4g。每日一剂，水煎服。

二诊：服药6剂，症状稍减，效不更方，继服18剂。

三诊：心慌、心前区疼痛减轻，仍气短、乏力，动则气喘，多汗。舌脉同前。上方加北五加皮10g，桑白皮10g。继服12剂。

四诊：服药期间心前区疼痛发作减少且较轻，心慌胸闷减轻。但近日因天气较冷，症状反复，心前区疼痛发作增多，并且心慌胸闷加重，眠差易醒，手足不温。舌淡、苔薄白，脉细弱。上方加桂枝8g，炒酸枣仁15g。继服12剂。

五诊：疼痛发作减少，心慌胸闷减轻。仍气短乏力，手足不温，夜尿频，怕冷多汗，面色㿠白。舌淡，苔薄白，脉细弱。上方去北五加皮、桑白皮，加鹿角胶10g，水蛭10g。继服2个月，每日一剂。

六诊：症状逐渐好转，疼痛发作明显减少，心慌胸闷气短明显减轻，体力改善，可步行1000多米，并上下2层楼，怕冷减轻，汗出减少，睡眠改善，夜尿减少。

（杨明会，窦永起，吴整军，等. 赵冠英验案精选. 北京：学苑出版社，2003）

【诠解】 本案属心肌梗死的恢复期，病后元气虚衰，心阳不振，心神失养故心悸；元气虚衰故精神不振，面色㿠白，语声低弱；舌暗红、脉细弱为血脉不畅，瘀血停留。本案其本心阳不振，治病必求于本，采用温阳益气，活血通脉兼以养心安神之法，补心气，温心阳，通心脉。方中细辛与附子相配可温阳消阴，有四逆汤之意；人参、麦冬、五味子为生脉散，补心气；川芎、红花活血；水蛭可活血通络、抗凝除栓；鹿角胶可温补肾阳，以助元阳。

心悸为临床多发常见病，起病虽缓，但若不及时调治，病势传变，也可发为急症、重症，诚如《素问·平人气象论》"脉绝不至曰死，乍疏乍数曰死"所言。临床应结合舌脉，谨守病机，以调补阴阳为纲，温补心阳为法，以为"平秘"。心悸病势缠绵，应坚持长期治疗。获效后亦应注意巩固治疗，并积极治疗原发病，对预防心悸发作具有重要意义。

医案 3（劳累加重心动缓，麻附细辛生脉散）

刘某，女，62 岁，退休干部。1997 年 8 月 20 日初诊。

心悸 3 年。

3 年来反复出现心悸，外院诊为窦性心动过缓、室性早搏。间断住院，中西药治疗，症状改善不明显。心率常低于 50 次/分，最低 43 次/分。近 1 个月因劳累、情绪郁闷，上述症状加重，经友介绍慕名前来求赵老诊治。诉心悸常作，伴乏力、多汗，昼间茶饭不思，夜间不能安眠，且常有夜间胸闷。平素易疲倦，不耐寒热；观其神态疲惫，面色苍白，唇色不华，唇色紫暗，舌暗红，苔薄白，脉细缓。病为心悸，证属心阳不足，心血瘀阻，心失所养。治宜益气温阳，活血通脉。方取麻黄附子细辛汤合生脉散加减：黄芪、党参、麦冬、川芎、丹参、石菖蒲各 15g，蜜麻黄、熟附片、五味子各 6g，薤白 10g，细辛 3g，三七粉（冲）2g。每日一剂，水煎服。

二诊（1997 年 8 月 27 日）：患者服上方 6 剂，胸闷、心悸皆好转，睡眠转佳，活动时已无明显不适。惟入睡静卧时偶觉心悸，手足易发凉，畏寒，稍遇寒凉则五更泄，纳差。加温补肾阳之品，补骨脂 15g，吴茱萸、肉豆蔻各 6g，桂枝 10g。

三诊（1997 年 9 月 4 日）：服上方 8 剂，五更泻已止，大便正常。心悸未再出现。上方续服 10 剂，精神状态及体力转佳，心率多日来维持在 60 次/分以上，生活自理。

（杨明会，窦永起，吴整军，等．赵冠英验案精选．北京：学苑出版社，2003）

【诠解】 心悸是指自觉心中悸动，惊惕不安，甚则不能自主的一种病症，临床一般多呈发作性，每因情志波动、劳累过度等因素引发加重。从本案患者乏力、多汗、夜间胸闷、易疲倦、面色苍白，唇色紫暗不华，结合舌脉，证属心阳不足，阴寒凝滞，心血瘀阻，心神失养导致。麻黄附子细辛汤，辛散温通心阳，散寒温振心阳；生脉散一方，平补气阴，兼顾阴阳，意在"补肺中元气不足"，以人参补气，麦冬滋阴，又佐五味子固表敛汗，防气阴外泄，以得平补之功。本案择用党参乃取其甘平之性，平补脾肺，以避免人参过补、温燥伤阴。取"阳得阴助而生化无穷"之意；川芎、丹参、三七粉活血通脉。患者后因遇寒则五更泄，取四神丸之意益气温阳，加入温补肾阳之补骨脂，更能助心阳。

医案 4（心梗后阳衰痰瘀，标本兼治通血脉）

鲁某，男，56 岁，干部。1997 年 6 月 12 日初诊。

患者于 1996 年 12 月和次年 3 月先后两次发生心脏前间壁和下壁心肌梗死，经当地西医常规应用扩张血管、抗心律失常、极化液等救治，病情缓解。但常觉胸闷气短，头晕心悸，体弱乏力，畏寒怕冷；行动稍快即觉心慌气短，甚则心前区痛，不能从事日常活动和家务劳动。查血压常在（8~12）/（6~8）kPa，诊断心肌梗死恢复期，心功能不全。除常规服用扩血管药治疗外，无其他有效方法，故请求中医治疗。来诊时其面色㿠白，语音低弱，多汗气喘，自诉头晕心慌，胸闷气短，畏寒肢冷，查血压为 11.6/7.6kPa，舌质淡有齿痕，脉沉细而弱。病为心悸，证属心阳衰弱，气血不畅；法当益气温阳，活血通脉。方取生脉散加减：

生晒参（另煎兑服）、熟附片、五味子各 6g，黄芪 20g，白术、丹参、石菖蒲、莪术、川芎、炒酸枣仁、白芍药各 15g，麦冬、红花、桑白皮各 10g，元胡 12g，三七粉（冲服）2g。每日 1 剂，水煎服。

二诊：服药 6 剂，胸间豁然，气短减轻，胸痛无发作。体力增进，精神改善，血压升至 14.6/9.3kPa。食欲仍欠佳，食后有时感胸闷心慌，舌脉无变化。上方去桑白皮、元胡；加砂仁 6g、焦三仙各 10g，再服 6 剂。

三诊：体力改善，进食增多，食后无胸闷心慌，有时夜间仍感胸闷。上方再加葶苈子 10g。

四诊：上方服 6 剂后，诸症均明显好转，血压稳定，面色转红润，舌脉象改善。返回本地，继以上方或稍事加减，治疗 1 个月余，症状完全缓解。

（杨明会，窦永起，吴整军，等．赵冠英验案精选．北京：学苑出版社，2003）

【诠解】 朱丹溪认为心悸的发病应责之虚与痰，《丹溪心法·惊悸怔忡》曰："怔忡者血虚，怔忡无时，血少者多，有思虑便动属虚，时作时止者，痰因火动。"清代《医林改错》重视瘀血内阻导致的心悸，故治疗心悸以虚为主，但也注重治痰、治瘀。从本案观之，该患者两次发生心肌梗死，导致元气耗伤，心阳衰弱，故表现为心慌气短，体弱乏力，畏寒肢冷，面色㿠白；心阳不展，心气不足，行血无力，故心前闷痛，或胸闷；舌淡，脉细弱为心阳衰弱征。证属心阳衰弱，气血不畅。本案其本在虚，治病必求于本，补其不足。法当益气温阳，活血化痰，养心通络。案中用生晒参、黄芪补元气，熟附片温心阳；以丹参、莪术、红花、川芎、元胡、三七粉活血化瘀；并用生脉饮养心复脉，桑白皮、葶苈子、石菖蒲、炒酸枣仁除痰饮，安心神，更用白术、砂仁、焦三仙健脾消食开胃，标本兼顾。

医案5（心梗后气虚血瘀，生脉散加味良效）

杜某，男，57岁，干部。

1997年7月8日初诊。

患者1991年突发急性前壁心肌梗死，经抢救治疗缓解，但常感心慌、乏力，活动即加重，有时伴有气喘，夜间不能平卧，也可因气候变化出现心慌气短，生活能力下降，病情逐年加重。在我院查超声心动图示左心收缩功能及舒张功能受损，左心扩大，广泛性室壁运动障碍，中度二尖瓣脱垂伴反流，左室假腱索，心电图示ST段异常。西医诊断陈旧性心肌梗死，心功能不全。患者诉心慌乏力，气短神疲，眠差多梦，时常惊醒伴胸闷憋气，大汗出，纳食不香，二便尚调。查其舌质暗淡，苔薄白，脉细弱。病为心悸，证属心脉瘀阻，心气衰弱；法当益气养心，活血通脉。方取生脉散加减：生晒参8g（另煎），麦冬、黄芪、白术、丹参、石菖蒲、川芎、瓜蒌、莪术、炒枣仁各15g，薤白、红花、元胡各10g，五味子6g。每日1剂，水煎服。

二诊：服药6剂，精神体力明显改善，心慌气短减轻，夜间睡眠可平卧，惊醒次数减少。服药有效，上方继服18剂。

三诊：病情稳定，症状无反复，再服1个月，原方不变，每日1剂，巩固治疗。

四诊：体力精神好，每天可步行2公里，日常生活完全自理，有时可帮助做少量家务，无心慌气短，睡眠平稳。心电图检查ST-T改善。

（杨明会，窦永起，吴整军，等. 赵冠英验案精选. 北京：学苑出版社，2003）

【诠解】 宗气聚于胸中，一方面上出于肺，循喉咙而走息道，推动呼吸；另一方面贯注心脉，推动血行。从本案观之，症见心悸、气短、乏力为宗气虚；气虚心失所养，故眠差多梦；心气虚，血脉不畅，宗气不布，肺失宣肃，故胸闷憋气；心阳虚衰，损及元阳，命火衰惫，肾不纳气，故动则气喘。舌质淡暗，有心脉瘀阻之象；脉细弱有心气衰弱之征。故本例为心梗后，心阳虚衰，元阳衰惫，诸脏皆伤之证。其病机为心脉瘀阻，心气衰弱，元阳不足，故采用益气活血，化瘀通脉兼以养心安神之法。

医案6（饮酒诱发心悸病，益气活血功神奇）

欧某，男，73岁，离休干部。1997年4月10日初诊。

自1988年始偶发心绞痛和心律不齐，确诊为冠状动脉硬化性心脏病，长期间断服用硝酸甘油、异山梨酯等药治疗，症状可以控制，但常因劳累或饮酒而诱发。1997年4月9日饮酒后再次出现心慌心悸，胸闷气短，服药不能缓解。经急诊查心电图示室性早搏，呈二联律、三联律，当即收入住院。入院后检查：血压17.4/10.6 kPa，心率72次/分，偶发室性早搏。超声心动图示：主动脉增宽，重搏波V低平，左室后壁搏幅低；二尖瓣前叶活动曲线异常，室间隔活动有僵硬感。动态心电图连续检测24小时，全部心跳91797次，室性早搏2972次，心率47～115次/分，平均71次/分。血清钾4.7mmol/L，钠141mmol/L，氯106mmol/L，钙2.6mmol/L，胆固醇214mg/dl，甘油三酯120mg/dl。先后给予美西律、利多卡因、奎尼丁、苯妥英钠、普鲁卡因酰胺、平脉合剂、乙胺碘呋酮、安他唑啉、硫氮䓬酮及将美西律、苯妥英钠、硫氮䓬酮三药合用等治疗，同时还加用复方丹参注射液和中药煎剂。前后治疗12周，不但无效，反而使室性早搏增加，患者亦感心慌心悸加重，食欲减退，体虚乏力，睡眠欠安。动态心电图连续检测24小时，全部心跳86401次，室性早搏7714次，心率为48～86次/分，平均心率60次/分。经中西医共同会诊，最后确定停用一切治疗心律不齐的西药，改为单纯中药治疗。当时主症为阵发性心慌心悸，神疲乏力，面色㿠白；舌质暗红，脉弦细结代。病为心悸，证属气虚血瘀，心神不宁；法当益气活血，养心安神。方取生脉散加减：太子参、麦冬、丹参、黄芪、鹿衔草、苦参、赤芍药、白芍药各 15g，石菖蒲 30g，元胡、五味子、人参叶各 9g，常山 5g，炙甘草 6g。每日一剂水煎分两次饮服。

二诊：药进两剂后，患者自感心慌心悸减轻，药进 4 剂后，患者无心慌心悸，听诊 2 分钟，只听到 2 次早搏。上方继服 6 剂巩固疗效。

三诊：多次心电图检测均示心律匀齐，其间患者有意增加活动量，心律一直匀齐，于第四周末进行动态心电图监测连续 24 小时，全部心跳 92865 次，室性早搏 96 次，心率波动在 49～120 次/分，平均心率 73 次/分。继续巩固治疗 1 周后出院。定期随诊观察两年，心律一直正常。

（杨明会，窦永起，吴整军，等．赵冠英验案精选．北京：学苑出版社，2003）

【诠解】 患者老年男性，体弱久病，出现心慌心悸，神疲乏力，面色㿠白，再合舌脉，当辨为心悸，证属气血不足，心脉瘀阻，心失血养，治拟益气活血通脉，补血养心之法，方取生脉散加减。生脉散中的太子参养阴益气，补肺气，生津液，是为君药；麦冬甘寒养阴清热，润肺生津，用以为臣；人参、麦冬合用，则益气养阴之功益彰；五味子酸温，敛肺止汗，生津止渴，为佐药。加丹参、白芍药、赤芍药来补血通脉，用石菖蒲、炙甘草、常山、苦参、元胡、鹿衔草来安神调整心气。

孙朝宗医案

医案 1（少阴病阴寒内盛，四逆汤加归人参）

傅某某，男，56 岁，干部。1983 年 9 月 11 日初诊。

据述：患冠状动脉粥样硬化性心脏病，经某医院中西药治疗数月，显效甚微，医嘱学点太极拳，只练了几天，亦无起到辅助治疗效果。目前，胸中苦闷，不时作痛，痛时左侧较重，有沉重感，每逢天气阴云，疼痛更加频繁。经常出虚汗，形寒畏冷，四肢不温，以脊背畏冷较重，过力劳动则心悸汗出。气短似喘，口淡乏味，食谷不香，二便调。诊其六脉沉细，舌质淡白不华，舌苔薄白。根据《伤寒论》第 323 条"少阴病，脉沉者，急温之，宜四逆汤"，着手调之，冀望机转乃幸。

处方：甘草6g，干姜3g，炮附子3g。

上3味以水3碗，微火煮取1碗，药滓再煮，取汁1碗，日分2次温服，避寒就温，勿食寒凉。

患者持方一阅，微微冷笑说："如此小小药方，能有几分药力。"余郑重相嘱："俗云药力大乎虎力，岂在乎药量大小？《太极拳》有'四两拨千斤'的说法，望勿疑虑，必当以法调治。"患者抱着试试看的态度，服药3剂，诸症均感减轻，又继服3剂，来诊述及"胸部已宽舒，疼痛已基本消失，四肢脊背畏冷亦减轻大半，活动过力，仍感气短。"诊其脉来沉细不若前甚，量其初获效果，方症不悖，仍步上方略佐养血益气之品，缓缓调之。

处方：甘草6g，干姜3g，炮附子3g，当归3g，人参3g。

上5味，以水3碗，微火煮取1碗，药滓再煮，取汁1碗，日分2次温服，忌生冷寒凉之品。

连续服药半月，脉转冲和，气力增加，胸痛消失，后数月，发现该患者不断将此小方赠给患有心脏病者。

（孙松生、刘政．孙朝宗临证方药心得．北京：人民卫生出版社．2006）

【诠解】 患者得冠状动脉粥样硬化性心脏病，与中医的胸痹相关。胸痹以胸部闷痛为主症，伴胸闷如窒，呼吸欠畅。病人胸闷不时作痛，痛时左侧较重，有沉重感，符合胸痹的诊断。

本案患者，每逢天气阴云，疼痛频繁，虚汗，形寒畏冷，四肢不温，脊背畏冷，舌质淡白不华，舌苔薄白，六脉沉细，此为上焦阳气不足，下焦阴寒气盛，为"阳微阴弦"本虚标实之证。本案病机素体阳虚，阴寒凝滞，气血痹阻，心阳不振。故治宜辛温散寒，宣通心阳。当归四逆汤温经散寒。方中干姜温中散寒，炮附子温肾散寒，人参、当归，补气养血活血。

医案2（冠心病感心中冷，当归四逆汤加味）

陈某某，男，51岁，干部。1978年3月3日初诊。

左胸膺部不时作痛，甚则循腋下而痛至无名指及小指。心电图及心向量图均示为冠心病。服西药数月，其病时轻时重，终未痊愈。精神萎靡，四肢倦怠，脉象弦细，时见代脉出现，舌淡少苔。拟瓜蒌薤白汤加味治之，依法服药半月，其症不增不减，余再度其脉象气色，别无发现异样，遂改服血府逐瘀汤。7 天后患者来诊，其病如故，并无起色，交谈中，患者谈及"服药多剂，始终未治了我这心中冷，甚则脊背冷。"余恍然忆及候氏黑散有"心中恶寒不足者"句，再三斟酌，拟四逆汤。小小剂量，缓缓图治，观其所以，再拟治法。

处方：附子 3g，干姜 3g，甘草 3g，当归 6g，川芎 6g。

上 5 味，以水 3 碗，煮取 1 碗，药渣再煮，取汁 1 碗，日分 3 次温服。避风寒，勿食寒凉之品。

治疗经过：7 天后，患者来诊。按其脉律，亦趋正常，心中恶寒之感已除，疼痛消失，精神振作。余仍书原方 7 剂，嘱其隔日煮服 1 剂以巩固疗效。半月后追访，病愈。嗣后余忆起《医理真传》的一段话，今录之案末，质之高明："附子是一团烈火也，凡人一身，全赖一团真火，真火欲绝，故病见纯阴。仲景深通造化之微，知附子之力能补先天欲绝之火种……干姜……荡尽阴邪，迎阳归舍，火种复兴，而性命立复，故曰回阳。甘草之甘，以缓其正气，缓者即伏之意也，真火复藏命根永固，又得永生也……"。

（孙松生、刘政．孙朝宗临证方药心得．北京：人民卫生出版社．2006）

【诠解】 心律失常是心血管疾病最为常见的一种病症，引起的病因多种多样，值得细细推究。该例左胸膺部不时作痛，甚则循腋下而痛至无名指及小指，脉象弦细，时见代脉出现，属"胸痹症"。先纯用宣痹法，选用瓜蒌薤白汤蠲化痰浊，疗效不佳，后投活血化瘀，行气止痛的血府逐瘀汤治疗，亦无起色。然患者主要以之"心中恶寒脊背冷"为主症，为胸阳不振，阴寒之邪上乘，阻滞气机所致。遂投"四逆汤"加味，温补阳气，振奋心阳。方中附子，温补真阳；干姜温中散寒，与附子协同作用，以温通心阳；当归、川芎养血活血，故心中寒冷除，脉律亦趋正常。

周仲瑛医案

医案 1 （房性早搏因泄泻，附子理中丸加减）

范某，女，35 岁。1988 年 9 月 17 日初诊。

主诉：心前区不适，胸闷心慌，寐差梦多半月，伴胃脘疼痛，食欲不振，大便溏薄，舌苔薄，脉细涩。心电图示：低电压，房性早搏。曾按心肌炎治疗，服用养心安神定志之品，疗效不著。周师细查病史得晓，心病发前曾患暴注下泄，而现仍大便稀溏，乃属中阳虚馁，健运失施，化源匮乏，心脉涩滞所致。遂变他医之法，温补中土治本为主，通脉宁心治标为辅。

处方：制附片、炙甘草、炙远志、淡干姜各 5g，潞党参、石菖蒲、焦白术、丹参各 10g，砂仁 3g（后下），白檀香 2g。每日 1 剂，水煎服。

服药 7 剂后来诉：胸闷缓解，心悸已平，大便转实，脘痛若失。

（过伟峰．周仲瑛教授标本论治经验简介．新中医，1990，7：5－6）

【诠解】 附子理中丸本治脾肾阳虚腹泻之症，此案患者因已服用养心安神定志之品，疗效不佳。早搏病发前有泄泻，现大便稀溏，伴胃脘疼痛，食欲不振，此为脾胃虚寒；胸闷心慌，寐差亦由中焦虚寒引起。"治病求本"，抓住急性暴泻致中焦阳气受戕这一病机关键，治从斡旋中焦以宁心安神。方取附子理中意温补中焦，振奋中阳；丹参饮行气活血，通行血脉；远志、石菖蒲化瘀宁心，引药入心经。诸药合用，中阳得振，血脉通利而能除瘀建功。

医案 2（心肺同病痰瘀阻，瓜蒌薤白半夏汤）

单某，男，68 岁。1998 年 5 月 5 日初诊。

既往有动脉粥样硬化病史多年。1997 年 9 月突发心梗，胸膺憋闷疼痛，连及后背，汗出，住院 2 个月方缓解。1998 年 1 月因气喘再次入院，查为心功能不全、肺通气功能障碍。目前气喘明显，动则喘息气急，咳痰质黏，胸部稍有闷痛，食纳、二便均正常。舌苔淡黄浊腻，质紫，脉细弦。证属心肺同病，痰瘀闭阻，宗气不足，胸阳不振。治以化痰祛瘀、宽胸开痹为主，兼顾益气养阴。

药用：全瓜蒌 12g，薤白 10g，法半夏 10g，石菖蒲 6g，丹参 15g，川芎 10g，桃仁 10g，红花 10g，苏木 10g，苏罗子 10g，生黄芪 15g，潞党参 15g，炙远志 5g。每日 1 剂，水煎服。

二诊（1998 年 5 月 11 日）：服药 7 剂，气喘好转，咳痰减少，质稠转稀，胸闷不著；大便溏，日 1～2 行。苔薄黄，质红，脉细滑。上方改生黄芪 20g，全瓜蒌 10g；加当归 10g，炒苏子 10g 以助行气活血，连服 14 剂。

三诊（1998 年 5 月 26 日）：停用利尿剂病情尚不稳定，气喘反复，下肢浮肿，稍感胸闷。苔黄，质暗，脉小弦滑。二诊方加葶苈子 10g，泽兰、泽泻各 10g，木防己 12g，五加皮 6g，连服 14 剂。

四诊（1998 年 6 月 2 日）：气喘胸闷俱平，肢肿已消，食纳尚可。苔淡黄薄腻，质暗紫，脉小弦滑。转从养心补肺、扶正固本为主治疗。

药用：炙黄芪 25g，党参 15g，炒白术 12g，炙甘草 3g，炮姜 3g，法半夏 10g，薤白 10g，丹参 15g，白檀香 3g（后下），砂仁 3g（后下），苏罗子 10g，泽兰 10g，泽泻 15g，石菖蒲 6g，红花 6g。每日 1 剂，水煎服。

守上方加减进退 7 月余，至 1999 年 1 月 8 日，胸闷气短均平，未见反复，精神食纳正常，二便通调，可缓慢散步。自测心率每分钟 70 次左右，未见早搏。

[袁园，过伟峰. 周仲瑛教授从五脏辨治胸痹的经验. 云南中医学院学报，2009，32（3）：47-49]

【诠解】 瓜蒌薤白半夏汤为《金匮要略》治疗胸痹痰瘀互结之名方。病人素患动脉粥样硬化病，突发心梗，以胸部闷痛为主症，兼咳痰质黏，此属胸痹之心肺同病；伴气喘，苔淡黄浊腻，质紫，脉细弦，辨证为气虚肺失宣肃，痰浊壅肺之证。治以化痰泄浊，祛瘀通痹为主，佐以益气养阴扶正。拟瓜蒌薤白半夏汤加石菖蒲、远志宽胸散结、化痰泄浊；丹参、川芎、桃仁、红花、苏木行血祛瘀；苏罗子宽胸行气；党参、黄芪补益心肺之气，以防喘脱之变。治疗过程中，以葶苈子、泽兰、泽泻、木防己、五加皮，以泻肺行水、祛痰定喘，治疗气喘，下肢浮肿。四诊后喘息、胸闷、咳痰等标实之证缓解，故转从本虚治疗。药用党参、黄芪、仙灵脾、肉桂、当归、白术、山药、玉竹等补养心肺，益气养阴，少佐化痰祛瘀、宽胸行气之品。

黄文东医案

医案 1（心阳不振痰瘀蕴，温通心阳化痰瘀）

吴某某，女，52 岁，干部。初诊：1974 年 12 月 6 日。

胸闷心悸及早搏已二年，近一年来早搏频繁。目前胸闷心悸，睡眠时好时差，四肢麻木，尤以下肢为甚，目干羞明。脉细带数（88 次/分），兼有结代，舌质胖，苔薄腻。北京某医院诊断"冠心病"。1974 年 11 月 5 日在上海某医院检查，心电图：心率 94 次/分，频发性室性早搏；胸透：主动脉伸展迂曲，左室稍丰满。胸阳痹阻，气失宣通，络脉瘀塞，血流不畅。治拟温通心阳，理气化瘀。

桂枝二钱，瓜蒌皮三钱，旋覆梗三钱，郁金三钱，赤白芍各三钱，枸杞子三钱，降香二钱，炙甘草二钱，茶树根一两，青陈皮各二钱。6 剂。

二诊：12 月 13 日。服上方后，感觉口干，各症如前。原方去桂枝、降香，加佛手片三钱。6 剂。

三诊：12 月 20 日。自觉心悸，胸闷、下肢麻木等症均减轻，心率 82 次/分，早搏 10 次/分左右。再守原意。

瓜蒌皮三钱，旋覆梗三钱，郁金三钱，赤白芍各三钱，炙甘草二钱，枸杞子三钱，佛手片二钱，茶树根一两。4 剂。

四诊：1975 年 1 月 7 日。上方加减，共服 18 剂。胸闷已除，心悸基本消失。脉细带数（88 次/分），无结代。

本院心电图复查提示：窦性心动过速（103 次/分），早搏消失。患者从楼下步行到二楼，故心率较切脉时增快。

（上海中医药大学附属龙华医院．黄文东医案．上海：上海人民出版社，1977）

【诠解】《金匮要略·血痹虚劳病脉证并治》曰："问曰：血痹病从何得之？师曰：夫尊荣人骨弱肌肤盛，重困疲劳汗出，卧不时动摇，加被微风，遂得之。……外证身体不仁，如风痹状……"，即说明血痹乃感受风邪，血行不畅所致，主要以局部肌肉麻木不仁为特征，如受邪较重可见酸痛。本案初诊见患者四肢麻木，尤以下肢为甚，且伴胸闷心悸，睡眠时好时坏，目干羞明，可辨属痰瘀阻滞，血行不畅而胸阳痹阻，舌脉亦为佐证。治当祛瘀化痰，温通心阳。方投桂枝甘草汤加味。选药以灵动流通为宜，用桂枝、甘草，辛甘化阳而助心阳；茶树根可有效缓解早搏，与郁金、枸杞子、赤白芍合用活血祛瘀，强心补肝肾；旋覆梗、瓜蒌皮化痰理气，佐以降香、青陈皮以复升降，调达气机。诸药合用，共奏温阳祛瘀，理气化痰之功。药后口干，各症如前，乃去辛温之桂枝、降香，加佛手疏肝理气，燥湿化痰。后以此为基础随证化裁，先后共计服药 30 余剂，方证相应而终愈诸症。

医案2（胸阳不振冠心病，瓜蒌薤白白酒汤）

高某，女，43岁，工人。初诊：1975年5月3日。

近一个月来时常心悸胸闷胸痛，痛时牵及左肩背，两下肢发冷，甚则疼痛。有子宫肌瘤，每次月经量多，大便干结。经某医院心电图提示心肌损害，做运动试验阳性，诊断为"冠心病"。舌苔薄，脉细弦。胸阳不振，血液循环不畅，脉络痹阻，兼有气血亏耗之象。治拟宣痹通阳为主，用瓜蒌薤白白酒汤加减。

全瓜蒌五钱（打），薤白头一钱半，郁金三钱，当归三钱，赤芍四钱，丹参三钱，党参三钱，陈皮三钱，木香三钱。6剂。

二诊：5月10日。服药后胸闷胸痛减轻，本次月经量略少，胃纳佳，大便转润，再予前法。原方加续断三钱。6剂。

三诊：5月17日。胸闷不舒，太息，易心悸，下肢冷如浸水中。苔薄腻，脉细。再守原意，增强通阳活血之力。

全瓜蒌五钱（打），薤白头一钱半，丹参三钱，郁金三钱，降香二钱，党参三钱，当归三钱，桂枝一钱半，赤芍五钱。6剂。

四诊：5月24日。胸闷心悸已减，肢冷亦明显减轻，嗳气较多。再守原意。前方加旋覆梗三钱。六剂。

五诊：5月31日。胸闷心悸续见减轻，近来背部酸痛转向下肢，不能安眠。再予前法出入。

党参三钱，当归三钱，赤芍四钱，郁金三钱，桂枝一钱半，全瓜蒌四钱（打），薤白头一钱半，降香一钱半，梗通二钱，威灵仙四钱。六剂。

六诊：6月7日。胸闷心悸、下肢阴冷及酸痛均已减轻，夜寐安。舌质偏红。再予前法。

原方6剂。

（上海中医药大学附属龙华医院.黄文东医案.上海：上海人民出版社，1977）

【诠解】《医门法律》曰："胸痹总因阳虚，故阴得乘之。"《金匮要略·胸痹心痛短气病脉证并治》言："胸痹之病，喘息咳唾，胸背痛，短气，寸口脉沉而迟，关上小紧数，瓜蒌薤白白酒汤主之。"脉象不离胸痹"阳微阴弦"之主脉，即上焦阳虚，胸阳不振，痰饮上乘于心胸而致胸痹。

本例患者初诊心悸胸痛胸闷，并伴左肩背牵掣痛，此乃痰浊内阻，胸阳不振之胸痹主证。阳气不达四末，失于温阳故双下肢发冷甚则疼痛；胸阳不振，痰瘀内阻则心悸不宁；阳虚不能鼓动血气，大肠传导失常则大便干结。结合舌脉，参考B超示子宫肌瘤，当辨属胸阳不振，痰浊内阻。治当宣痹通阳，化痰祛瘀。方投瓜蒌薤白白酒汤加减。药选瓜蒌、陈皮、薤白辛温通阳，化痰理气；当归与郁金、赤芍、丹参合用活血行气，与党参同用益气补血，佐以木香行气止痛，补而不滞。诸药合用，化痰理气，宣阳通痹，药后诸症俱减。二诊月经量略少，大便转润，遂加续断以滋补肝肾，培元固本。三诊述及下肢冷如浸水中，此乃阴邪得温药后发散外达欲解，但阳气不足以达四肢驱邪，邪重而药轻，故觉下肢冷如浸水中，遂加辛温之桂枝，温通经脉，助阳活血而散阴寒。四诊时下肢阴冷明显减轻，诸症续减，唯嗳气较多，乃气机上逆，故守前方，加旋覆梗降逆下气化痰，续服以固疗效。五诊胸闷心悸减轻，背部酸痛转向下肢，不能安眠，此乃病邪自胸背向下肢转移，疾病向愈之祥瑞。遂遵前法，药用瓜蒌、薤白、桂枝通阳化痰，理气宽胸；当归与党参合用益气补血，与郁金、降香、赤芍、通草合用活血利水，行气调经；威灵仙祛风除湿，通络止痛。诸药合用，痰浊既去，胸阳得运，气血和调，故效如桴鼓。

医案3（胸阳不振气血瘀，通阳理气化血瘀）

刘某某，男，57岁，工人。初诊：1975年2月18日。

胸闷不舒，偶有胸痛，心悸不宁，睡眠尚好，大便干结。近日感冒，略有怕冷咳嗽。舌苔腻，脉结代。患者在1972年因胸闷胸痛作心电图检查正常；1973年5月及1974年4月做运动试验均为阴性，室性早搏。属胸阳不振，气滞血瘀所致。治拟通阳理气，活血化瘀。

炙甘草三钱，桂枝一钱半，赤芍五钱，茶树根一两，红花二钱，郁金三钱，瓜蒌皮四钱，川朴二钱，陈皮二钱。6剂。

二诊：2月25日。近胸痛胸闷加剧，临寐胸前有重压感。咳已止，大便转润。舌苔薄黄，脉细未见结代。再予前法出入。

炙甘草三钱，桂枝一钱半，赤芍五钱，茶树根一两，延胡索五钱，木香三钱，香附三钱，瓜蒌皮四钱。10 剂。

三诊：3 月 6 日。胸痛胸闷已减轻，夜寐梦扰，左足略肿，大便偏干。苔薄腻，脉细。再守原意。原方加茯苓四钱，瓜蒌皮改为五钱。10 剂。

四诊：3 月 18 日。胸痛续见轻减，胸闷基本消失。给予成药调理。

（上海中医药大学附属龙华医院．黄文东医案．上海：上海人民出版社，1977）

【诠解】《太平圣惠方·卷第四十二·治胸痹心背痛诸方》曰："夫胸痹心背痛者，由脏腑虚寒，风冷邪气，积聚在内，上攻胸中，而乘于心，正气与邪气交争，阳气不足，阴气有余，阴阳不和，邪正相击，故令心背彻痛也。"即胸痛胸闷由胸阳不振，上虚不能制下，而阴邪上攻胸中，乘于心所致；阴邪上攻阻滞气机，而气为血之帅，久则气病血亦病。

本案患者初诊胸闷不舒，偶有胸痛，心悸不宁，舌苔腻，脉结代即胸阳不振，气阻血瘀兼有痰湿。治当通阳理气，活血除湿。药以炙甘草、桂枝温通心阳，振奋胸中阳气；赤芍、红花活血行气，佐以茶树根强心活血；郁金与瓜蒌皮、川朴、陈皮合用化痰理气，疏肝和胃。药后胸痛胸闷加剧，临寐胸前重压感，舌苔由腻转薄黄。服药后气机欲通而未通，药轻邪重，故守前方去化痰行气之川朴、陈皮及红花、郁金，加延胡索、木香辛温行气止痛，佐以香附疏肝行气，诸药合用，共奏通阳理气，活血定悸之功。三诊诸证俱减，但梦多，足肿而大便偏干，苔薄腻，故加重茯苓、瓜蒌皮用量以健脾祛湿，利尿消肿，化痰理气。药后诸症续减，患者年过半百，且病程日久缠绵，遂改用成药巩固疗效。

刘渡舟医案

（水气上冲"水心病"，通阳化饮益心气）

杨某某，男，33 岁，工人。1993 年 9 月 15 日初诊。

患者于一年前因连续加班，过于劳累，忽觉心悸不安，少寐，周身乏力，作心电图，提示"频发性室性早搏"，经服用培他乐克、肌苷等药物，心悸减轻，但停药后其症复作。现心悸频发，胸中发空，气短而不接续，动则汗出，倦怠乏力，睡眠不佳，观其舌质淡嫩，脉弦细而带有结象。刘老辨为心胸阳气不足，导致水气上冲的"水心病"之证。治法：通阳化饮，补益心气。疏方：

桂枝14g，茯苓20g，白术10g，炙甘草10g，丹参15g，党参15g，沙参12g。

服至七剂后，心悸明显减轻，胸中已不觉发空，守方又续进十余剂而病愈。

（陈明，刘燕华，李方. 刘渡舟验案精选. 北京：学苑出版社，2006）

【诠解】 本案冠心病心悸为水气上冲所致，刘老谓之"水心病"。病机总由心、脾、肾三脏阳虚，水不化气而内停，成痰成饮，上凌心肺为患。心阳虚衰，坐镇无权，水气因之上冲，则见心悸、短气而胸中发空等心病证候；经曰"阳气者，精则养神，柔则养筋"，阳气虚弱则形神失养，故见倦怠乏力，睡眠不佳。临床辨识此病，当注意四诊合参。其人面部多黧黑，即水色"，甚者在面部或皮里肉外出现类似"色素沉着"之黑斑，名为"水斑"；舌质淡嫩，苔滑欲滴；脉象或沉弦并见，或结代，或沉伏不起。治疗多以温阳健脾，化饮降逆为法。

刘老上承仲景"水气凌心"之旨，下启"水心病"之论，主张以苓桂术甘汤为基础灵活化裁为治，并创制治疗水气上冲证的系列方剂。该方在《伤寒论》用治"心下逆满，气上冲胸，起则头眩，脉沉紧；发汗则动经，身为振振摇者"；《金贵要略》亦用之疗"心下有痰饮，胸胁支满，目眩"，病机总属阳虚失运，水饮内停而致肺脾肾三藏失调，故均可用之温阳健脾而化饮，畅达气机而降逆。方中茯苓甘淡性平，利水渗湿，健脾养心，为本方之主药。桂枝辛甘而温，温补心阳，降逆平冲，通阳消阴，亦为本方之主药。二者相配，则温阳之中以制水邪，利水之中以复心阳，相得益彰，缺一不可。白术健脾燥湿，助茯苓以制水，炙甘草温中助桂枝以扶心阳。药仅四味，配伍精当，功专而力宏，用之疗"水心病"可谓妙算神机。

本案患者初因过劳引发，经云"劳则气耗"，现亦有动则汗出、胸中发空等宗气虚弱之征。《灵枢·邪客》曰："宗气者，积于胸中，出于喉咙，以贯心脉，而行呼吸焉"，宗气虚弱，无力推动气血，心脉迟缓，则必然加重"水心病"的病情。故在苓桂术甘汤基础上，佐以党参、沙参、丹参以益气养阴，祛瘀通脉，宁心安神，亦名为"三参苓桂术甘汤"，方证相应则霍然而愈。

钟耀奎医案

（心阳虚损伤及阴，四君生脉后真武）

林某，72岁。

病史：患冠心病室壁瘤多年。近突发心肌梗死，经广州市某医院抢救治疗后，病情有所缓解。但每天早晨仍见心动过速，心率100次/分。夜间往往突感气促，不能平卧，自汗出，口干，疲倦。检查双肺底可闻湿性啰音，有慢性心力衰竭表现。一直用西地兰或毒毛旋花子苷K等治疗，效果不佳。请钟耀奎会诊。钟耀奎细察患者，症见：气促，不能平卧，自汗出，口干，面色苍白，唇舌俱淡，脉细弱。诊为心阳虚衰，阳损及阴。急需温阳益气，养阴固脱。本应用姜附之类温阳，但考虑患者年事已高，出现阳损及阴之候，心气不足，气损及阴，不能忽略心阴不足，应兼顾及。且患者又合并有室壁瘤，暂不宜用姜附之峻温。先用生脉散合四君子汤加味。

处方：人参（另炖）10g，炙甘草9g，五味子9g，麦冬18g，茯苓20g，白术12g，丹参30g。每日1剂，水煎服。2周后，改用生脉散合真武汤。处方：五味子9g，麦冬18g，人参10g，干姜10g，茯苓20g，白术12g，白芍12g，丹参30g。服药1个月后，病者气促、自汗明显改善，夜间可以平卧，心率降至80次/分左右，心力衰竭明显得以纠正。尔后，上方酌加黄芪继续调治；追踪2年，病情稳定。

（钟敏莹，张熹煜. 岭南中医药名家钟耀奎，广州：广东科技出版社，2012）

【诠解】患者年高，冠心病室壁瘤多年，又突发心肌梗死，虽经抢救病情缓解，但仍有慢性心力衰竭表现，病情复杂。使用抗心衰西药，疗效不明显而转中医诊治。气促，不能半卧为心气虚；自汗出，面色苍白，唇舌俱淡，脉细弱，为心阳虚；口干为心血心阴不足。治宜温阳行瘀，益气养阴。方用真武汤合生脉散加丹参、三七末。本证表现虽然是以阳气虚弱为主，但主要由于心血不足，故治疗虽着重于温暖阳气为先，仍须兼顾心阴。生脉散益气养阴，真武汤温补脾肾，暖心阳。

邹云翔医案

医案 1 （心肌炎阳虚痰湿，四逆强心标本治）

朱某，女，31 岁，干部，1965 年 9 月 20 日初诊。

患者于 1 月前患"流感"后，登山时觉心悸气短，头昏乏力，纳谷减少。某医院做心电图检查，诊断为病毒性心肌炎。脉象迟细（心率 40 次/分），舌苔白厚。心气虚弱，湿痰内蕴。拟予强壮心气，化湿豁痰，标本兼治。

制附子 3g，潞党参 9g，炒当归 9g，制苍术 6g，生苡仁 9g，广郁金 9g，广木香 3g，云茯苓 9g，合欢皮 12g，炙甘草 5g，桂圆肉 12g，淡干姜 2.4g，小红枣（切开）5 个。

9 月 25 日复诊：诉药极合，心悸气短显著减轻，纳谷渐馨，脉细稍迟（心率 65 次/分），白厚之苔稍化，效不更方。原方 5 剂。

服上方 10 剂后症状消失，又服原方 15 帖，而停止治疗。复查心电图正常而恢复工作。

[黄新吾，邹燕勤，苏明哲（邹云翔校订）. 邹云翔医案选. 北京：中国中医药出版社，2013]

【诠解】 本例系由患流行性感冒引起的心肌炎。"邪之所凑，其气必虚"。流行性感冒而并发心肌炎，患者心气虚在先，而后邪毒乘之。病人表现心悸气短，头昏乏力，纳谷减少为心气（阳）虚，脾主运化能力减弱所致。脉象迟细，舌苔白厚，为湿痰内蕴之象。

心悸是本虚标实之证，心悸以气虚（阳虚）而兼痰浊者为多见。就心气虚而言，与脾的关系甚大。心气虚，主要表现其主血脉的功能低下，而要提高其功能，则有赖于气与血对心的濡养。脾为后天之本，气血生化之源，脾主升运，能升腾清阳，从根本上起到益气养心之效。脾胃运化失司，聚湿成痰，形成气虚成痰，痰浊阻滞致心悸脉迟。本例病患，舌苔白厚，责之阳气虚损痰浊闭阻，退白厚苔乃取效之本。治疗应首先以参、附、干姜强壮心气，扶正以达祛邪。本例尚有湿痰内蕴，故予强壮心气的同时，伍化湿豁痰之品，此祛邪以安正也。

医案2（慢支劳倦心悸起，补气柔肝化痰湿）

柯某，男，54岁，干部。1960年12月11日初诊。

患者于今年3月始患心悸，心率快至128～160次/分，先后大发作3次，皆用洋地黄等控制。西医多方面检查，诊断为"阵发性心动过速"。既往有慢性支气管炎史。诊时，心悸不宁，动则更甚，微咳痰多，稍感气喘，乏力，少寐，脉象两部劲大，左关较甚，重按则细，苔白。揆其心悸之因，颇与工作紧张，过度疲劳有关。兹拟补益宗气，辛开降气，化湿豁痰，佐以柔肝之品。

东北参4.5g，北沙参9g，紫苏子9g，紫丹参9g，炙桂枝0.6g，茯苓神4.5g，生白术9g，合欢皮9g，白蒺藜6g，枸杞子9g，橘络红各3g，海蛤粉（包煎）6g，旋覆花（包煎）5g，血珀粉（蜜调服）0.9g，甘草水炒远志肉3g。

12月15日复诊：服上方4剂，颇合病机，心悸减轻，咯痰较多，胸廓顿感舒畅。唯睡眠不实，夜梦纷纭，脉象两部大而重取有力，再拟化裁前制，扩充安神之品，以冀续效。

东北参4.5g，北沙参9g，紫丹参9g，炙桂枝0.6g，云茯苓6g，抱茯神6g，甘草水炒远志肉3.5g，化橘红3g，合欢皮9g，枸杞子15g，广橘络3g，熟枣仁（杵）9g，青龙齿（先煎）12g，血珀粉（蜜调服）0.9g，海蛤粉（包煎）5g，旋覆花（包煎）3.5g。

又服上方4剂后心悸完全消除，复查心电图正常，慢性气管炎亦有所好转。2月20日三诊，嘱原方再服10剂，以巩固疗效。随访半年，心悸未再发作。

[黄新吾，邹燕勤，苏明哲（邹云翔校订）. 邹云翔医案选. 北京：中国中医药出版社，2013]

【诠解】 心悸，是指病人自觉心动数疾，心慌不安而言。心悸与怔忡，在程度上有轻重之别。如《医学入门》说："怔忡因惊悸日久而成。"心悸的原因很复杂，与心血不足，心气衰败，情志刺激，外邪入侵，水饮内停，肾阴亏耗和各种失血等因素有关。

本案患者素有慢性支气管炎病史，此次因工作紧张和过度疲劳诱发心悸。情志不遂，气郁伤肝，肝气犯脾，气机逆乱影响及心，故心悸；气阴不足，故动则更甚，乏力；肝郁化热，木火刑金，引发慢支宿疾，故微咳痰多，稍感气喘；肝阴不足，肝阳偏旺，故少寐。病机为宗气不足，湿痰内蕴，肝阳偏旺。故以补气豁痰，佐以柔肝之品取效。东北参、北沙参补益气阴；旋覆花、橘红、苏子苦降化痰湿；白蒺藜、海蛤粉平肝；枸杞子补肝血；丹参活血；桂枝通脉；茯神、合欢皮、血珀粉、远志安神。

郭士魁医案

（冠心病感"心中空"，益气活血养阴法）

邓某，男，65岁，教师。

1975年12月19日初诊：曾有冠心病，近来自觉"心中空"感，气短心慌，乏力，有时胸闷。心电图示：ST-T改变，频发房性早搏。检查：舌质暗，舌体中心龟裂，苔白，脉沉弦结代，血压150/90毫米汞柱。郭老诊后辨证：心悸，胸痹（气阴两虚兼血瘀）。

立法：益气育阴，活血宁心。

方用：党参18g，川芎15g，鸡血藤24g，生地18g，玉竹18g，乌梅16g，生姜16g，桂枝9g，红花9g，瓜蒌24g，薤白18g，郁金18g，生龙骨30g，炙甘草3g。

1976年1月4日二诊：服12剂后心慌减少，未发生胸闷，舌质暗中心裂，苔白，脉弦细偶有结象。继用上方加丹参15g。

1976年1月20日三诊：再服12剂后，心悸心慌完全缓解。无胸闷，乏力感。舌暗中心龟裂，苔白，脉弦细未见结代现象。继用上方观察。

[翁维良，于英奇.郭士魁（中国百年百名中医临床家丛书）.北京：中国中医药出版社，2011]

【诠解】患者初诊诉自觉"心中空"感，有时胸闷，气短心慌，乏力，脉沉弦结代，乃胸阳不振，气血两虚不能濡养故也。且"气短者，气少不足以吸"为其佐证。舌暗，苔白，中心龟裂，《辨舌指南·辨舌之质本》云："舌生横列者，素体阴亏也。……中有裂纹者，多属胃气中虚，忌用寒凉，宜补阴益气。"并结合病史，参考心电图，此案当辨属气血两虚，胸阳不振，痰瘀阻络。治当益气养阴，振奋胸阳，祛瘀除痰而宁心。方投炙甘草汤、桂枝甘草龙骨牡蛎汤合瓜蒌薤白白酒汤化裁。药用生地、玉竹、党参益心气养心阴；桂枝、生姜、炙甘草合用，辛甘化阳而助心阳，并去咸寒之牡蛎以防伤及心阳，而重用甘平之生龙骨，重镇潜阳而宁心；瓜蒌、薤白化痰理气，温通胸阳；川芎、鸡血藤、红花与郁金同用活血通络，疏肝行气；心主神明，"神者伸也，人之神好伸而恶郁"，郁则神伤。前用益心气养心阴，重用乌梅酸收以宁心安神。药后诸症俱减，遂以上方为基础，后随症加减而终愈顽疾。

邓铁涛医案

医案 1（气虚痰瘀心悸病，温胆加味祛痰瘀）

患者吴某，男性，52 岁，广东省惠东籍，退休人员。

因"反复心悸气促 2 年余，加重伴头晕 2 天"于 2001 年 1 月 10 日入院。患者 2 年前开始出现心慌，劳累后气急。2 个月前开始症状加重，伴恶心、乏力、无尿，于广东省某医院诊为"扩张型心肌病，心功能 3 级"、"急性肾功能衰竭"，行抗心衰、血透等治疗，心衰、肾衰缓解，但恶心、乏力、纳差一直未愈。2 天前症状再次加重，伴头晕、血压低（6.6/2.7kPa）入我院。查体：神志清，精神极差，慢性病面容，发育正常，营养较差，半卧位，唇稍紫绀，颈静脉稍充盈，双肺呼吸音稍粗，双肺底少许湿啰音。心尖搏动无弥散，叩诊心界向左下扩大，心率 140 次/分，闻及早搏 3 次/分，心尖区可闻及 SM 4/6 级吹风样杂音，向左腋下传导。腹稍膨隆，腹软，肝右肋下 2 指，腹部叩诊移动性浊音（±），双下肢无浮肿。血生化检测示：肌酐 249μmol/L，尿素氮 23.7mmol/L；心电图示：心房扑动，频发室性早搏，心肌劳损。

西医诊断：①扩张型心肌病，心功能Ⅲ级；②急性肾功能不全。

邓老诊：患者气促心悸，神萎困倦，气短息微，头晕，呕恶，纳食即吐，尿少，阙庭暗淡，准头晦滞，口渴欲饮，大便 3 日未行，肢体尚温。舌嫩，色暗，苔浊。尺脉弱，余脉虚。

邓老分析：按八纲辨证，属里证，阴阳俱病，虚实夹杂，病位与心脾肾有关，病理因素涉及痰瘀。按气血辨证，主要为"气"病，综合起来，属于气阴两虚，痰瘀互结，闭阻于脉，枢机不利。治宜益气养阴，化浊行瘀。处方如下：

橘红 6g，法半夏 12g，茯苓 15g，枳壳 6g，竹茹 10g，党参 30g，北黄芪 12g，田七末 3g（冲服），麦门冬 10g，五味子 6g，白术 5g，生姜 2 片，益母草 30g，甘草 5g。

方中法半夏、橘红化痰燥湿，入脾、胃、肺经，为君药；党参、白术、北黄芪益气培正，脾气旺则痰浊自化，竹茹降逆化痰泄浊，共为臣药；田七活血化瘀，麦门冬、五味子养阴，为佐药；再以甘草调和诸药，生姜降逆，益母草化浊。共奏益气养阴，化浊行瘀，调理枢机之功。

二诊：患者药后头晕、呕恶已愈，气促心悸大减，小便频数量多。口干饮多，双下肢始现浮肿，按之凹陷；腹稍膨隆，血压恢复正常。脉虚，尺脉弱，舌质嫩、暗，准头转亮。检查肾功能示：血清肌酐 156μmol/L，尿素氮 8mmol/L。心电图示：阵发性室上性心动过速。

邓老分析：胃气来复之象，中焦脾胃功能渐复，枢机已转，故诸症皆减轻。但为何反见肢肿，盖胃气来复，患者引水自救，但中焦运化功能、肾主水功能、心化气行水功能仍未及恢复，加以痰瘀未去，阻碍水液的正常运化，故入水不化，津液泛于肢体。治法仍宜围绕中焦脾胃、痰瘀阻络的病机关键，治疗继用原方案，是谓不治水而治水。现口干，尿多，慎防伤津，原方加石斛 12g，另以生晒参 10g 炖服，进服 7 剂。

结果：患者药后小便量多，次数减少，肢肿腹胀尽退，无气促，纳食如常，口稍干，稍觉疲劳，大便正常。查体：血压 17.3/12.0kPa，心律 84 次/分；血清肌酐 125μmol/L，尿素氮 8mmol/L，恢复正常；心电图示：肢体导联低电压。临床症状痊愈出院，继以二诊方调理。

（葛鸿庆，赵梁，郝李敏．邓铁涛教授从脾论治慢性充血性心力衰竭之经验．上海中医药杂志，2002，4：9-10）

【诠解】 心衰的病位虽在心，但五脏相关，其病理变化与肺、肝、脾、肾密切相关，亦即"五脏皆可令心衰，非独心也"之谓。然则心为火脏，主血脉；脾为土脏，为气血生化之源，生理上心脾乃母子关联，病理上亦相互传变。若脾之转输功能失常，气血生化乏源而致心失所养，则子病累母，可诱发或加重心衰。邓老通过大量临床案例观察，认为心衰的病理产物虽多，但"痰"与"瘀"最重要，且二者均为津液之病变，故其治重在调理心脾，尤其调理脾胃，益气化浊行瘀，方可达标本兼治之功。

本案患者气促心悸，神萎困倦，气短息微，头晕，呕恶，纳食即吐，尿少，阙庭暗淡，准头晦滞，口渴欲饮，大便3日未行，肢体尚温。邓老辨属气阴两虚，痰瘀互结。施以益气养阴，化浊行瘀。方投温胆汤合生脉散化裁，并佐以行瘀化浊之品。广东地处岭南，气候湿热，病例以气阴两虚兼痰浊为多见，故俟其胃气来复，中焦枢机已转，即守前方加石斛、生晒参以益气养阴液。连续两诊，方证相应故霍然而愈。

医案2（二十载心悸因气虚，益气活血病痛除）

某女，45岁。

因"反复心悸、气促20年，加重1个月"于2000年4月1日入院。

患者1981年在市红会医院确诊为"心室间隔缺损（VSD）"，1993年10月在省人民医院行AVR及三尖瓣DEVEGA成形术，1997年因子宫肌瘤在省人民医院行子宫次全切术。

入院中医诊断：心悸（心气不足，心脉瘀阻）

西医诊断：①主动脉瓣置换术后；②心肌梗死（重），TI（重）；③心衰，心功能Ⅳ级。

4月6日邓老查房时精神可，时觉心慌、气促，纳眠欠佳，小便量可，大便2天未解。舌暗淡，苔薄白，右关浮紧，左手脉细数。患者久病体弱，心气不足，致血行无力，停而为瘀，心脉瘀阻，心失所养则见心慌、心悸，气虚舌淡、脉细数，血瘀则舌暗。目前以气虚表现为主，气虚推动无力，故大便难解。治疗上重在补气，气行则血行，故以健脾益气为主。拟方：

高丽参10g，西洋参5g，党参30g，茯苓皮30g，白术30g，枳壳5g，火麻仁15g，大枣4枚（去核），炙甘草10g。

每日1剂，水煎服。

配合西药凯时、硝普钠，并予强心、利尿等药物，治疗 1 个月余。

5 月 11 日第 2 次查房：服药后患者心慌、气促改善；现头痛，纳差，眠差。右寸脉浮，结脉，舌质嫩胖、边有齿印，苔白微腻。邓老认为，仍以气虚为主，脾失健运生痰，故仍见气促，纳差，而舌嫩胖、有齿印，苔腻。脾为气血生化之源，脾气亏虚，气血生化乏源，以致心血不足，同时气虚运血无力，血行迟滞而为瘀，脉络阻滞。心失所养则见心慌、眠差，头目失养则头痛，脉结为有瘀之征。治疗以健脾益气为主，兼以补血调血、化痰。方药如下：

北黄芪 20g，党参 30g，云茯苓 15g，白术 15g，当归头 12g，川芎 10g，熟地黄 18g，白芍药 12g，炙甘草 6g，炒酸枣仁 24g，法半夏 10g，竹茹 6g。每日 1 剂，水煎服。

服后心慌、气促明显改善，头痛消失，半个月后带药出院。

[吴焕林，严夏，郭力恒.邓铁涛治疗先天性心脏病验案 2 则.中医药临床杂志，2005，17（3）：205－206]

【诠解】 本案患者反复心悸气促多年，并有子宫次全切及心脏手术病史，邓老查房仍时有心慌、气促，胃纳、睡眠欠佳，大便欠通畅等脾胃不和之证。舌暗淡，苔薄白，右关浮紧，左手脉细数提示气血亏虚，内有瘀滞。《脾胃论》曰："元气之充足，皆由脾胃之气无所伤"，虽病位在心，但五脏相关，母病及子，心病日久必致脾土受损，脾不养心终见心脾两虚。何况"欲实元气，当调脾胃"，脾胃乃后天气血生化之源，因此调理脾胃首当其冲。故邓老施以健脾益气之法，兼以滋阴养心。方投四君子汤与大枣合用，健脾益气；复加用高丽参、西洋参大补元气；以茯苓皮易茯苓并重用之，加强健脾祛湿之功；佐以火麻仁滋阴润肠而通便，加以少量枳壳调畅肝脾之气。诸药合用，以达到调脾护心之功。

药后元气渐复，上证略有改善。舌嫩胖，边有齿痕，苔腻提示脾虚湿停；右寸肺脉见浮乃卫表不固之征；心病日久，子病累母，可累及肝木，故在健脾益气的基础上佐以养肝之法。继用四君子汤合四物汤化裁。并佐以黄芪实表固卫，使"正气存内，邪不可干"，从而避免反复感受风寒湿热之邪。法半夏化痰理气，竹茹清热化痰，炒枣仁补肝养心安神而收全功。

颜正华医案

（气虚痰瘀阻心脉，祛瘀豁痰益气瘳）

黄某，女，37岁，干部。1992年3月26日初诊。

半年前曾患心肌炎，经治疗虽缓解，但仍时有心悸心慌，胸闷憋气，倦怠乏力，寐差梦多。心电图示心肌供血不足。服西药治疗效不佳，遂来求治。刻诊除见上症外，又见肢末发凉，晨起头晕不清，口干欲饮，偶有咽痒干咳。大便干，二日一行。月经正常，白带多。舌暗红，中苔黄腻，脉细数。证属痰瘀阻脉，气虚内热，兼有肠燥。治以豁痰通脉，益气安神，清热润肠。

药用：全瓜蒌30g，薤白10g，丹参15g，郁金10g，香附10g，首乌藤（夜交藤）30g，炒酸枣仁15g（打碎），远志10g，茯苓15g，太子参20g，生甘草5g，金银花12g。共7剂，每日1剂，水煎服。忌食辛辣油腻，畅情志，勿过劳。

二诊：咽痒咳止，心悸胸闷见轻，余如前。原方去远志、金银花、生甘草；加炒枳壳10g，生龙骨、生牡蛎各30g（打碎，先下），竹茹10g，丹参增至30g，续进7剂。

三诊：胸闷虽减而胸痛时作，苔薄黄，余如前。原方去炒枳壳、香附，加当归10g，远志10g。续进7剂。

四诊：胸闷大减，心悸心慌偶发；口干，便干日一次，苔少。原方全瓜蒌减至15g，茯苓增至30g，并加麦冬12g，五味子5g（打碎），续进7剂。

五诊：胸闷除，口干、白带减，身感有力，偶有心慌，便稍干。原方再进10剂，以巩固疗效。

（常章富．颜正华学术经验辑要．北京：人民军医出版社，2010）

【诠解】 案中患者半年前患心肌炎，虽经治缓解，但时有心悸心慌，胸闷憋气，倦怠乏力，寐差梦多等不适，而以心悸心慌尤剧，故归属中医心悸范畴。颜老指出，其舌中部苔黄腻，白带多，乃痰湿内停下注，且有化热之象；舌暗红并参考辅助检查结果，提示体内有瘀血为患；痰瘀互结，痹阻心脉，心失所养，气机不畅，故心悸心慌，寐差梦多，胸闷憋气；痰湿内蕴，阻滞气机，浊阴不降，清阳不升，故倦怠乏力；痰瘀互阻，血运不畅，阳气不能温养四末，故肢末发凉；咽痒干咳、口干欲饮、便干，脉细数均为痰湿内蕴，气津运化失常所致。故辨属痰瘀阻脉，夹虚夹瘀。治当豁痰化瘀，通阳理气。方投瓜蒌薤白汤加味。药用全瓜蒌、薤白豁痰通阳，与丹参、郁金合用祛瘀通脉，与香附合用行滞气、散痰瘀、通大便；太子参、茯苓益气健脾以祛湿，与首乌藤（夜交藤）、炒酸枣仁、远志合用，养心益肝而安神；佐以金银花、生甘草等清热之品。并嘱忌食辛辣油腻，畅情志，勿过劳。

二诊时咽痒咳止，心悸胸闷见轻。去远志、金银花、生甘草，加炒枳壳、竹茹、生龙骨、生牡蛎，并丹参用量加倍，意在增强祛瘀化痰，收敛心神之力。至三诊，胸闷虽减而胸痛新作，苔由黄腻变为薄黄，示体内痰湿郁热渐减，而瘀仍差，故去炒枳壳、香附之辛温，复加当归、远志，以增强化瘀祛痰，通脉安神之功。四诊诸症大减，唯口干、便干、脉细、苔少，此乃痰瘀渐去，祛瘀豁痰之后阴虚已现，思其病久正气亏虚，故全瓜蒌用量减半，茯苓用量加倍，并加麦冬、五味子，意在合太子参共奏益气养阴，健脾祛湿之效。药后诸症大减，遂于五诊原方再进，以资疗效。

高辉远医案

（虚实夹杂房纤颤，化痰和营益气阴）

王某，男，56岁。1988年5月20日初诊。

缘于1976年起病，心悸不宁，时发时缓，心电图显示：心房纤颤。10余年来服用西药、中成药疗效不佳，近因心悸频发而入院，经西药治疗，症情趋于稳定，然心电图复查"心房纤颤"如故，要求出院调治，离院前慕名来高师处索方。主诉因情绪紧张或劳累后则易发胸闷心悸，近日口咽干燥，脐旁时隐痛，纳眠尚可，二便调。舌质红，舌下脉络有瘀点，苔薄白，脉促，脉势强弱不整。辨证为心气阴虚，内夹痰瘀。治宜益气养阴，化痰和营。

药用：太子参10g，茯苓10g，菖蒲8g，远志8g，炙甘草5g，桂枝8g，延胡10g，乌药10g，建曲10g，麦冬10g，五味子6g。

服上方20余剂后，自感脉搏已恢复正常，心悸未再复发。心电图查心房纤颤已转为："窦性心律"。据称其间未服其他药物，劳累后汗多，且易疲劳，要求继续服药以巩固疗效。诊其脉弦细，脉律齐整，脉势和缓。守前方减乌药、五味子，加小麦 10g，大枣 5 枚。随访一年，心房纤颤未复发。

（王发渭，于有山，薛长连等．高辉远验案精选．北京：学苑出版社，2007）

【诠解】 心房纤颤属中医"心悸"范畴，其证情纷繁，虚实夹杂，治疗往往顾此失彼，难以切中要害。本患者罹"房颤"10 余载，其心气虚弱自不待言，心气鼓动无力，痰瘀易滞其间，进一步影响心脉运行。高师详审细辨，立益气养阴，化痰和营之方竟能"除颤"，说明恰中心气阴虚，内夹痰瘀之机杼，故病霍然。

颜德馨医案

（阳气虚弱心悸重，温阳益气"衡法"施）

某患者，男，47 岁。1998 年 3 月 2 日初诊。

患顽固性心律失常 3 年，呈室性早搏、二联律或三联律。24 小时动态心动图示：室性早搏 40070 次，最多 2624 次/小时。超声心电图示：升主动脉扩张。服大量西药治疗无效。诊见：胸闷，心悸惕惕然，头晕肢倦，手足不温，少寐。舌红、苔白腻，脉沉细、结或代。

西医诊断：①冠心病；②室性心律失常。

中医诊断：心悸。

辨证：阳虚心气不足为本，气血瘀滞为标。

治则：温阳益气，化瘀通络。

处方：附子、炙甘草、五味子各 6g，丹参、蒲黄（包煎）各 15g，麦门冬、川芎、薤白各 9g，黄芪、煅龙骨、煅牡蛎各 30g，桂枝 3g。每天 1 剂，水煎服，连服 21 剂。

二诊：诸症明显好转，面亦有润泽，胸前区时有堵塞感，口干苦而不思饮，少寐。舌淡紫，苔白，脉沉迟。以前方酌加健运脾胃之品，盖脾统四肢，土旺则诸脏可安也。上方附子用 9g，加苍术、白术、茯神、远志各 9g，小麦 30g，石菖蒲 6g。

服药 2 个月后三诊：诸症大减，神清气爽，多次复查心电图均正常。

[王昀，颜乾麟，孔令越. 颜德馨教授应用温阳法治疗心血管疾病经验介绍. 新中医，2005，37（12）：17－18]

【诠解】 颜老认为，心血管疾病多为气血失调所致的本虚标实证。心居阳位，为清阳之域，诸阳皆受气于胸中，阳气为人一身主宰，充沛则布达周身，客于体内之邪气即散去，乃"离照当空，阴霾自去"之意。若心阳不振或心阳虚衰，则无以温煦，心脉失养，而见虚实证。若心气不足，鼓动乏力，则可出现心脉瘀阻证。故临床倡导"衡法"治则，以温运阳气，活血化瘀，扶正祛邪为治疗心血管疾病重要治法，其组方则以活血化痰、行气益气等药为主。

本案患者患顽固性心律失常 3 年，胸闷、心悸惕惕然，头晕肢倦，手足不温，少寐，舌红苔白腻而脉沉细、结或代，一派阴盛阳气亏虚之象。《诊家枢要》亦云："阴胜阳亏之候，为寒，为不足。"故治以温通心阳，益气活血为大法。方投参附汤、生脉散合桂枝甘草龙骨牡蛎汤化裁。以黄芪易人参并重用，意在温养脾肺之气；丹参与薤白、川芎、蒲黄振奋胸阳、祛瘀通脉，与石菖蒲引药入心，合用亦可化痰安神。虽舌红用附子，但方中炙甘草、麦门冬、煅龙骨、煅牡蛎等可制附子之刚燥。药后诸症俱减，但胸前区时有堵塞感，口干苦而不欲饮，少寐而舌淡紫，此乃阳气得复，痰瘀欲解之象。故守法续进，增强温阳之力，佐以健运中焦、护养心神之法而奏全功，亦充分体现了颜老所倡导的"衡法"治则。

李振华医案

（心动速气虚血瘀，益气祛瘀调胃心）

卢某，男；54 岁。

于 1992 年 7 月 4 日来诊。

主诉：心悸气短一年。

病史：一年前患者出现心悸、胸闷、气短，未予正规治疗。自 1986 年开始，每当饮酒或食用辛辣食物后就会出现胃脘疼痛发胀，晨起嗳气。曾在当地医院作胃镜检查，诊断为"浅表性胃炎"，服数剂中药后症状消失。今年以来，饮酒或食用辛辣食物后又出现胃脘疼痛，饮开水亦感食道与胃中不适，晨起易嗳气，在当地医院诊断为"浅表性胃炎"。心电图诊断：窦性心动过速。现心悸胸闷，全身乏力，胃痛时作，纳差，嗳气，体倦懒言，语音低微。舌体大，边有齿痕，舌质淡，苔薄白，脉沉细数。

中医诊断：①心悸（气虚血瘀，心脉不畅）；②胃痛（胃气郁滞）。

西医诊断：①心动过速；②浅表性胃炎。

治法：益气活血，养心安神。

处方：归脾汤合炙甘草汤加减：西洋参6g（另煎），麦冬15g，五味子10g，白术10g，茯苓15g，丹参15g，远志10g，炒枣仁15g，节菖蒲10g，川芎8g，桂枝3g，白芍12g，龙骨15g，砂仁8g，当归12g，炙甘草6g。5剂，水煎服。

医嘱：注意休息，忌食辛辣生冷之品。

二诊：1992年7月10日。胸闷气短明显减轻，自觉精神体力有所好转，心慌心悸基本消失。舌体大，舌质淡，苔薄白，脉沉细稍数。上方再服5剂。

三诊：1992年7月17日。心悸、胸闷，气短乏力，仍时感胃痛，纳差，嗳气。舌体大，舌质淡，脉沉细。改用心胃同治法。

处方：香砂六君子汤加减：西洋参6g（另煎），白术10g，茯苓15g，橘红10g，香附10g，砂仁10g，厚朴10g，枳壳10g，焦三仙各10g，丹参10g，川芎10g，白芍10g，节菖蒲10g，炒枣仁15g，炙甘草6g。15剂，水煎服。

四诊：1992年8月4日。胃痛减轻，食欲转佳，饮食增加，嗳气较前减少。舌体大，舌质淡，苔薄白，脉沉细。上方继服。持续服药3个月，情况较好，饮食睡眠均可，胃中不痛不胀，大便日行一次，体重增加3kg。上周复查心电图基本正常。

[郭淑云，李郑生. 李振华（中国百年百名中医临床家丛书）. 北京：中国中医药出版社. 2011]

【诠解】患者素患浅表性胃炎，胃痛时作，纳差，嗳气，病位在脾胃；心悸、胸闷病位在心，此为心脾胃同病。体倦懒言，语音低微。舌体大，边有齿痕，舌质淡，苔薄白，脉沉细数为脾胃虚弱，化源不足，气阴两虚。药用西洋参、麦冬、五味子益气养阴补心；西洋参合白术、茯苓、炙甘草益气健脾；炒枣仁、远志、龙骨、节菖蒲等安神定志；川芎、白芍、当归补血活血；桂枝温通心阳；丹参凉血活血，安神通脉。心悸诸症好转后再据症予以心胃同治法，药以白术、茯苓、橘红、香附、砂仁等药健脾理气和胃；厚朴、枳壳增强理气之功；焦三仙消食化滞等，而使诸症向愈。

刘志明医案

（阳虚血瘀致心悸，益气温阳祛瘀良）

张某，男，56 岁。1978 年 3 月 12 日初诊。

主诉：心慌胸闷 10 余年，加重 4 年。

病史：患者 10 年来反复发作心慌，每因劳累后复发或加重，伴有头晕。经北京某医院检查诊断为"病态窦房结综合征"，曾服用阿托品治疗，效果不明显。今天因心慌胸闷加重而导致晕厥一次，晕厥大约持续 3 分钟，由家人送入医院。现患者感心慌胸闷，伴有头晕，疲乏无力，少气懒言，畏寒肢冷，胸背冷痛。诊查：面色苍白，微发黄色，表情淡漠；舌质淡暗，有瘀斑，舌苔薄白，脉沉迟无力。血压：120/75mmHg；心率：42 次/分，心尖部可闻及 3/6 级收缩期杂音。心电图：窦性心动过缓（心率：45 次/分）；阿托品试验：静脉注射阿托品前心率42 次/分，注射阿托品后 30 分钟内，心率最快为 68 次/分，阿托品试验（＋）。

中医诊断：心悸。

西医诊断：病态窦房结综合征。

辨证：阳虚血瘀。

治法：益气温阳活血。

处方：保元汤合麻黄附子细辛汤加减，炙黄芪30g，红参10g（另煎），熟附子6g（先煎），桂枝9g，生麻黄3g，细辛3g，丹参24g，三七6g，炙甘草9g。水煎服，日 1 剂，6 剂。

1978 年 3 月 17 日二诊：患者服药 6 剂后心慌胸闷减轻，未再发生晕厥。心率较前增快，为 58 次/分。但仍感疲乏无力，畏寒肢冷。舌质淡暗，有瘀斑，舌苔薄白，脉沉迟无力。上方改生麻黄 6g，熟附子 9g（先煎），继续服用 14 剂。

1978 年 4 月 6 日三诊：服用上方后心率逐渐增快，测心率大约在 65 次/分。胸背疼痛消失，心慌胸闷、头晕乏力症状明显减轻。复查心电图：窦性心律，心率：67 次/分。效不更方，继续服用前方治疗。

1978 年 4 月 26 日四诊：间断服药 14 剂后，心慌胸闷、疲乏无力、畏寒等症状消失。复查阿托品试验：静脉注射阿托品 15 分钟后，心率达 91 次/分，阿托品试验（－）。

（刘如秀．刘志明医案精解．北京：人民卫生出版社，2010）

【诠解】 病态窦房结综合征简称病窦综合征或病窦，是由于窦房结或其周围组织（亦可包括心房、房室交接区等）的器质性病变，导致窦房结冲动生成障碍和传出障碍而产生的心律失常，常表现为持久而严重的窦性心动过缓、胸闷、心悸、畏寒肢冷、头晕乏力，甚者晕厥、猝死等症，是临床常见的疑难病。其病程长、传变慢，发病以 40~60 岁为最多，西药疗效欠佳，远期预后主要受基础心脏病影响。

刘老经过长期的临证实践，认为此病以阳虚血瘀为多见，其病机为心肾阳虚。《素问·生气通天论》曰："苍天之气，清净则志意治，顺之则阳气固，虽有贼邪，弗能害也，此因时之序。……阳气者，若天与日，失其所则折寿而不彰。故天运当以日光明，……凡阴阳之要，阳密乃固。两者不和，若春无秋，若冬无夏。因而和之，是谓圣度。"张景岳亦言："天之大宝只此一九红日，人之大宝只此一息真阳。"阳气之重要可见一斑。阳气不足，气血鼓动乏力，机体失于温阳，故见脉沉迟无力、疲乏无力、少气懒言、畏寒肢冷及胸背冷痛；血得寒则凝，得温则行，阳气不足而鼓动乏力则成瘀，故舌淡暗，有瘀斑；面色苍白，微发黄色，表情淡漠俱为阳气不彰，机体失于温养之故。法随证立，故治当益气温阳，祛瘀通脉；方从法出，刘老选用保元汤合麻黄附子细辛汤加味。方中炙黄芪、红参、炙甘草大补元气；熟附子温补心肾阳气；桂枝辛温，平冲降逆而止心悸，与细辛同用可温通阳气，宣痹止痛；生麻黄辛温宣散，与细辛、熟附子同用温补少阴阳气，散表寒而止痹痛；丹参、三七合用祛瘀而不伤正，养血不碍瘀。诸药合用，阳气得温，大气一转，心阳无碍，血脉充实而起沉疴。

外邪侵袭

何炎燊医案

（风心病寒邪外束，先行人参败毒散）

陈某某，女，61岁，香港居民。

患风湿性心脏病多年，经九龙某医院诊断为二尖瓣狭窄，兼闭锁不全。缠绵岁月，日渐虚羸。1991年春节，来东莞某镇探亲，感受风寒，引发宿疾，在当地医院治疗三天不效，于2月18日（年初四）来我院就诊。

患者颜面浮肿，色悴不华，两颧暗红，下肢凹陷性浮肿，足踝尤甚，按之没指。心悸怔忡，咳嗽气促，痰稀白。近日恶寒，发热（38.7℃），无汗，头项强痛，肢节酸疼；溺短，便溏，口淡不渴。舌略胖，色暗红不活，边尖少许瘀斑，脉细而浮，时有歇止，轻取有轻微震颤，重按空豁。此痼疾久延，累及心肺脾肾，目下寒邪外束，水饮内停，急则治标，予人参败毒散加术。

党参30g，羌活12g，独活12g，柴胡15g，前胡10g，川芎15g，炙甘草5g，茯苓30g，枳壳10g，桔梗10g，生姜3片，白术20g（两剂，每日一剂）。

再诊：患者服药1剂即汗出热降；服第二剂，热全退，头痛骨楚止，但浮肿未消，喘咳未减。此外寒已解，转方温阳泻肺行水，防己黄芪汤合葶苈大枣泻肺汤加味。

黄芪30g，防己20g，白术30g，炙甘草7g，生姜10g，大枣20g，葶苈子20g，茯苓50g（皮肉各半），细辛7g，北杏15g，枇杷叶15g。

患者服药后，尿量日增，咳嗽渐减，一周后肿消七八，呛咳亦止，恢复未感冒前状态。而心悸怔忡，动则气喘，神倦声低，肢体无力等宿疾依然。患者明日返港，求一长服之方，询知其能饮酒，乃授一药酒方，长期饮用，以助康复。

高丽人参 60g，黄芪 100g，当归 80g，元肉 100g，大枣 80g，丹参 100g，三七 60g。上药浸中度米酒 2000 毫升，每日餐后饮 1 小杯，1 日量不超过 60 毫升。

患者长期饮用此酒，随访 5 年，虽病根未除而健康有所改善，不但生活自理，且能协助家务，外出串门。

（何炎燊，马凤彬．何炎燊医著选集．广州：广东高等教育出版社，2002）

【诠解】 患者久病体虚，外感风寒而致表证兼水饮内停。急则治其标，人参败毒散具益气解表，祛风散寒功效，而白术补气健脾又能燥湿利水，是治疗痰饮水肿之良药。何老医生用人参败毒散加术解其风寒，健脾利湿。表邪既解，水饮内停依旧，针对其水肿和肺内寒饮分别用防己黄芪汤和葶苈大枣泻肺汤，并加茯苓加强健脾利水，细辛温肺化饮，北杏、枇杷叶以止咳平喘。最后治其本，患者动则气喘、少气无力、舌暗红有瘀斑，何老认为其属气血两虚兼有瘀血，故用高丽人参、黄芪补气，当归、元肉、大枣、丹参补血活血，三七散瘀，而酒有升提之力，能通经活血，制成酒剂既方便服用又能助诸药宣通血脉。

李可医案

（肺心病急性感染，清热涤痰定喘方）

郝根生，61 岁，南关矿退休工人。

1983 年 9 月 5 日县医院中医科门诊病例。心电图：窦性心动过速（132 次/分）；Ⅱ度二型窦房传导阻滞。内科诊断：肺心病急性感染。病史：气管炎病程 38 年，发展为肺心病已 8 年。患者从 1 楼到 2 楼中医科，虽有人扶持，仍抬肩大喘约 6 分钟，始能讲话。7 日前患重感冒后无汗而喘，胸闷痰黄稠，五六日不大便，心动悸，脉洪数时一止，舌干红苔白腻，中根已黄。断为素有咳喘宿疾，痰湿中阻，风寒外袭，失于疏解，入里化热，急则治标：

生石膏、瓜蒌、生半夏各 30g，麻黄、杏仁、五味子、细辛、厚朴、桂枝、白芍、炙草各 10g，带壳白果打 21 枚，炙紫菀、炙冬花各 12g，竹沥膏 100 毫升、姜汁 10 滴（兑入），鲜生姜 10 片，枣 10 枚，2 剂。

此方由小青龙汤、麻杏石甘汤、厚朴杏仁汤合方化裁，共奏散寒解表，清热涤痰定喘之效。

9月9日二诊，药后汗出、便通、咳喘已减十之七八。脉滑大、胸中发热，前方加鱼腥草30g，清热解毒。清除肺部感染残存之渗出物。患者带药2剂回家静养。

9月19日三诊，患者由南关来城，病已好。唯服最后2剂后，神疲思睡，胃口觉凉，食后泛酸嘈杂。诊脉弦劲搏指，殊少和缓之象。患者年过六旬，劳苦一生，久病耗伤，肾元必亏。此次暴病，本属标热本寒，投剂之后，既已十退七八，便当温养脾肾，以复元气。不慎事烦失察，寒凉过剂，损伤患者脾肾元阳，罪不可恕！虽未见变证丛生不可收拾，但脉象弦劲，非老人所宜，已显露真气不能内守之象；神疲思睡，则是"少阴病但欲寐"渐变之先兆。乃拟四逆汤加红参、山萸肉，隔日1剂，连服10剂，以救药误。后于当年腊月，患者来城购置年货，满面红光，扔掉拐杖。并说今冬只穿一身毛衣，亦不觉冷。戒烟之后，食量增加，咳喘再未犯过。得见患者康复，余心始安。

另，方中白果又名银杏，味甘，微苦、涩，入肺、肾经。功能敛肺气，定喘嗽，止带浊，缩小便，为痰嗽、哮喘要药。果仁有小毒，过量则令人头脑昏晕如醉。南方有煮食白果者，常有中毒发生，出现一系列中枢神经症状，如头痛、发热、惊厥不安，呕吐腹泻，呼吸困难……间亦有不及救治而死亡者。急救之法，可用生甘草60g，白果壳30g煎汤送服绿豆粉30g，麝香0.3g，可解。由此可知，白果壳善解白果毒。故凡用白果入药，宜带壳打碎，果仁炒黄与壳同煎，可避免发生意外。白果性收涩，表实者，与麻黄同用，一散一收，治痰喘极效。

（李可.李可老中医急危重症疑难病经验专辑.太原：山西科学技术出版社.2002）

【诠解】 患者素有肺心病，且从1楼到2楼中医科，虽有人扶持，仍抬肩大喘约6分钟，始能讲话。这是肺气虚，体质虚而易感冒。感冒后风寒束肺没有及时就诊，而且肺虚失宣降，导致邪气入里而化热。患者本肺虚标实热，宜先治标。小青龙汤为辛温解表药，用于驱散未尽之风寒，以发散表邪。麻杏石甘汤为辛凉解表药，用治表邪入里，邪热壅肺，清宣肺热以助肺气宣降。厚朴杏仁汤则降气平喘。三者合一可清热解表，祛痰宣肺。而后补虚。由于医者之前清热过度，使患者虚证发展至肺心肾，用四逆汤加红参、山萸肉。四逆汤回阳救逆，补心肾阳虚；红参偏温，能补心肺之阳气；山萸肉可助火补肾阳。心为生之本，肾为先天之本，此汤主补心肾，兼补肺气，滋阴补阳，相得益彰。

戴裕光医案
（外感引发心肌炎，清热养阴众方治）

何某某，男，24岁，大学生。

初诊（1992年2月5日）：一周前发烧，咽喉疼痛，有时心慌。以急性扁桃体炎收入内科。查体温39.6℃，咽部充血，扁桃体Ⅱ度肿大。经抗生素治疗，咽痛有缓解，但昨天上午出现心悸、胸闷。心电图：房性早搏呈二联率，伴Ⅱ度房室传导阻滞；血沉80mm/h，抗"O"（-），胸片未见异常。诊断为风湿性心肌炎。今日请中医科会诊。刻诊：体温37.8℃，胸闷，心前区隐痛，心悸，舌质红，苔薄腻，两脉细数。此风热上犯，咽喉红痛，痰湿阻肺，心经郁火，法当疏利咽喉，化痰热，清心开窍。

玄参10g，麦冬12g，桔梗12g，生甘草4g，白僵蚕12g，蝉衣12g，象贝9g，枳壳12g，天花粉12g，石菖蒲9g，胆南星12g，丹参15g，银花15g，连翘9g。连服3剂。

二诊（1992年2月8日）：咽喉已利，但心悸未停，体温37.4℃，心律不齐，92次/分。舌红，脉细数，有间歇。风热已疏，低热未解，痰热扰心，拟以黄连解毒汤。

黄连9g，黄芩12g，黄柏9g，山栀9g，生甘草6g，丹参15g，苦参12g，白僵蚕12g，淡豆豉15g，荆芥9g。连服3剂。

三诊：心慌心悸已减轻，体温正常，胸闷已除，但心率仍84次/分，两脉细数。继服原方3剂。

四诊：诸症有缓解，效不更方，再服3剂。

五诊（1992年2月17日）：体温正常，心悸平稳，胸不闷。唯口干，舌红，脉沉有力。复查心电图：窦性心律，未见房性早搏，Ⅰ度房室传导阻滞。治则：益气、清热、养阴，投竹叶石膏汤加味。

南北沙参各 15g，淡竹叶 12g，生石膏 30g，麦冬 15g，制半夏 12g，生甘草 6g，丹参 15g，肥玉竹 15g，石菖蒲 9g，红花 5g，大枣 12g，连服 5 剂。

六诊（1992 年 2 月 23 日）：查住院病例，患者已于 2 月 22 日出院。出院前心电图复查阴性，体温正常，心律齐，未闻早搏。医生又给前方带药 5 剂。

（戴裕光．戴裕光医案医话集．北京：学苑出版社，2006）

【诠解】 病人因急性扁桃体炎入院，其症状心悸、心慌、胸闷、房性早搏、房室传导阻滞等均表明病人有心脏疾病。而从发热、白细胞数增多（炎症）、血沉加快、抗链球菌溶血素 O 增高、Ⅱ度房室传导阻滞等症状可进一步诊断为风湿性心肌炎。从中医的角度辨证，咽痛、舌质红、苔薄腻、脉细数等无一不表明病人热痰壅盛；胸闷、心痛、心悸则证实了邪入心包。故治疗以清热化痰、扶正固表、活血通脉、清心开窍为治则，在发病早期即可较好地控制住，患者于半个多月后出院。

沈绍功医案

（心肌炎热毒外袭，清热解毒银翘散）

高童，6 岁，2002 年 3 月 13 日初诊（惊蛰）。

病史：2 月前因感冒发热，体温在 38.5℃～39.3℃ 之间，服用"感冒清热冲剂"、"百服宁"等药，外感症状缓解，但仍低热，体温 37.2℃～38.5℃，心前区疼痛。在儿童医院做心电图示：心率 84～130 次/分，窦性心律不齐，心动过速。诊断为病毒性心肌炎。经消炎及对症治疗，无明显好转，故前来求治。近 2 周来患儿心悸气短，低热咽痛，食纳不香，脘腹疼痛，大便干燥，夜眠不安，寐中汗出。

检查：舌尖红有紫斑，苔黄腻，脉结促。血压 80/50mmHg，体温 37.5℃，心率 114～130 次/分，心律不齐，扁桃体红肿Ⅱ度，无脓点。就诊前 3 天心电图示：窦性心律不齐、心动过速。心肌酶各项均增高。

辨证：热毒外袭，正邪相争，肺卫失和，则发热咽痛；热扰心神而致心悸气短，夜眠不安；热邪熏蒸，发热汗出；热邪阻遏，气机不畅，见食纳不香，脘腹疼痛；热灼津液，可致大便干燥。其病位在心肺。证属热毒侵袭，心脉阻滞。

中医诊断：心悸。热毒外袭，痰瘀内停证；

西医诊断：病毒性心肌炎。

治法：清热解毒，通腑宁神。选用《温病条辨》银翘散加减。

处方：金银花 10g，连翘 10g，生甘草 5g，青蒿 10g（后下），牛蒡子 5g，桑白皮 10g，芦根 10g，莱菔子 10g，车前草 15g，焦三仙 30g，生内金 30g，全瓜蒌 15g，丹参 15g，生牡蛎 15g。

结果：上方每日 1 剂，水煎分 2 次服。连服 14 剂后，低热发于下午及傍晚（37.2℃~37.4℃），其余时间体温正常，心悸气短明显减轻，食欲增加，大便 2 日 1 行，近日易感乏力，夜间汗出，舌黯红，苔薄黄，脉细数。血压升为 90/60mmHg，心率减为 114 次/分，心电图 Ⅱ、Ⅲ、aVR 波低平。心肌酶谱已正常。热毒渐清，脾胃气虚之象显现。治疗改为益气健脾，佐以清热解毒。方选补中益气汤加减。

生芪 10g，党参 10g，升麻 5g，柴胡 5g，陈皮 10g，生白术 5g，连翘 10g，全瓜蒌 15g，莱菔子 5g，丹皮 5g，地骨皮 5g，丹参 10g，桑白皮 5g，知母 5g。

上方每日 1 剂，水煎分 2 次服。连服 1 个月后，偶有午后发热，持续约 1 小时，体温 37.2℃左右，精神转佳，食欲增加，大便正常。心律不齐，加苦参、野菊、川芎、石韦；气短乏力加元参、黄精、西洋参（另煎）、仙鹤草；低热汗出时加鳖甲、知母、丹皮；咽痛甚时，加射干、牛蒡子。经 2 个月加减治疗，患儿已无低热，食纳馨香，二便自调，活动如常，体力恢复。上药做成丸剂，每次 3g，每日 2 次。巩固 2 月。复查心电图大致正常，心率 89 次/分。恢复上学，随访 2 年未曾复发。

[韩学杰，李成卫. 沈绍功验案精选（全国名老中医医案医话医论精选）. 北京：学苑出版社，2006]

【诠解】 本案因外感风热，邪袭肺卫，病毒侵入心包，致病毒性心肌炎。治宜疏风清热，解毒护心。方选辛凉解表的银翘散加减。患儿咽痛，此为风热外犯肺卫，故选连翘、金银花、生甘草疏风散热，清热解毒。药理研究，金银花有比较广泛的抗菌作用，有抗乙型链球菌感染之效。《珍珠囊》曰："连翘之用有三：泻心经之客热，一也；去上焦之热，二也；为疮家圣药，三也"。病在肺胃，肺与大肠相表里，桑白皮、莱菔子泻肺通便，驱邪外出；风热壅痰，涤痰为先，故佐清热祛痰的全瓜蒌；小儿脾胃娇嫩，治疗时应顾护脾胃，加焦三仙、生内金健脾和胃；青蒿、芦根退热止渴；射干、牛蒡子清热解毒，祛痰利咽；车前草利尿，既助涤痰之力，又使邪从小便排出体外。热毒渐清，脾胃气虚显现，应以补益中气为本，故选用补中益气汤，补中益气，甘温除热，扶正祛邪，随症加以元参、黄精、西洋参补气养阴，因气阴互根，养阴增加补气之力，全方取其甘温除热之意。仙鹤草补益心脾之气而不碍胃，低热多用鳖甲、知母、丹皮、地骨皮清热凉血。

病毒性心肌炎应早期祛邪为主，兼以清热解毒，顾护脾胃；中后期扶正祛邪，益气养阴，兼以清热解毒。

魏执真医案

（外感引发室早搏，清凉滋补调脉汤）

某男，58 岁，干部。2004 年 6 月 5 日初诊。

患者 7 个月前开始无明显诱因发作心悸，3 天前外感后心悸加重，伴有咽痒咳嗽，于外院查心电图示：窦性心律，频发室性早搏、结区早搏。予口服西药治疗，效果不好，遂来就诊。现症见：咽干咽痒，时有轻咳，痰少，多晨起有痰，心悸频繁，常感心跳间歇，基本呈持续状态，并觉乏力、气短，平素易感冒；纳少，寐尚安，大便干溏不定，日一次，小便黄。

既往史：否认肝炎等传染病、高血压病、糖尿病病史。

查体：血压 135/60mmHg，神清，精神可，双肺未闻干湿性啰音，心率 84 次/分，心律不齐，早搏 6～10 次/分，各瓣膜听诊区未闻及病理性杂音。腹软，肝脾不大，双下肢不肿。舌质暗红，苔薄黄，脉细促。心电图示：窦性心律，频发室早。超声心动图：左室舒张功能降低。

西医诊断：心律失常，频发室早，频发结早。

中医诊断：心悸。

辨证：心气阴虚，血脉瘀阻，瘀而化热兼风热化毒证候。

立法：急则治标，先予疏风清热、宣肺止咳、解毒利咽之法。

处方：前胡 10g，白前 10g，炙杷叶 10g，紫菀 10g，双花 15g，连翘 15g，板蓝根 10g，锦灯笼 10g，钩藤（后下）10g，蝉衣 10g，贝母 10g，黄芩 10g，甜杏仁 10g，水煎服，日 1 剂。

服药 5 天后，外感风热症状已愈，咳嗽已除，心悸减轻，早搏减少，改用益气养心、理气通脉、凉血清热法，用自拟的清凉滋补调脉汤。

处方：太子参 30g，麦冬 15g，五味子 10g，丹参 30g，川芎 15g，香附 10g，香橼 10g，佛手 10g，乌药 10g，丹皮 15g，赤芍 15g，黄连 10g。水煎服，日 1 剂。

服药 3 周后，心悸、气短、乏力明显改善，早搏开始减少，出现早搏时自数 4~6 次/分。服药 1 个半月后，早搏基本消失，偶有，自测心率 74 次/分，早搏每分钟不到 4 次，心悸不甚。服药 3 个半月后，心悸早搏无发作。随访半年未复发。

（魏执真，易京红，周燕青．魏执真·中国现代百名中医临床家丛书．北京：中国中医药出版社，2011）

【诠解】 患者频发室性早搏、交界区性早搏，其脉细促。促脉是数而有间歇，主病是主阳、主热、主火，为阳热极盛，阴液欲亡，为阳热类心悸；从舌象看其舌质暗红苔薄黄，为血脉瘀阻、瘀而化热之征。乏力、气短、易感冒，为心气阴虚、卫表不固所致。立法处方应抓住"火热"，因本次心悸发作由 3 天前外感后引发，现除心悸外，咽干咽痒、咳嗽咯痰为主要症状，急则治标，先予疏风清热、宣肺止咳、解毒利咽方。药用双花、连翘、蝉衣疏风清热；前胡、白前、炙杷叶、紫菀、贝母、甜杏仁、黄芩清热宣肺止咳；钩藤、板蓝根、锦灯笼解毒利咽。全方共用可使表证解、风热清、咽喉利，心悸减轻。待风热基本消退，则改用益气养心、理气通脉、凉血清热法。方中太子参、麦冬、五味子益心气养心阴；丹参、川芎活血通脉；丹皮、赤芍清热凉血；黄连厚肠；香附、乌药、香橼、佛手理气以助通脉。

张伯臾医案

（外感病毒心肌炎，清热解毒利气机）

郑某某，男，37岁，住院号：76/2828。

一诊：1976年9月2日。旬日前感冒，现仍有低热，胸闷气短，心悸且慌，咽梗口干，头晕乏力。脉滑带数，舌质红，苔薄。心电图提示Ⅱ度房室传导阻滞。外感操劳，热伤心肌，拟清心热，利气机。

黄连4.5g，黄芩9g，板蓝根18g，生甘草6g，全瓜蒌12g，薤白头9g，广郁金9g，炒丹皮9g，鲜竹叶6g，通草4.5g，灵磁石30g（先煎）。稍加减连服14剂。

二诊：1976年9月16日。低热退神清，胸闷气短，心悸心慌均减；口干，脉弦小，舌质红苔薄。心脏蕴热虽减未清，再宗前法出入。

北沙参18g，黄连4.5g，黄芩9g，生甘草4.5g，朱茯苓12g，麦冬12g，炒枣仁9g，益母草30g，贯众12g。10剂。

三诊：1976年9月25日。胸闷已舒，心悸心慌亦瘥，纳增，二便如常；脉虚弦，舌质淡红。心电图已恢复正常。心脏蕴热已清，气阴两亏，再拟滋阴益气养心以善后。

北沙参15g，党参12g，麦冬12g，五味子4.5g，丹参15g，朱茯苓9g，益母草30g，莲子心1.5g，贯众12g。7剂。

（严世芸，郑平东，何立人. 张伯臾医案. 上海：上海科学技术出版社，2003）

【诠解】 中医学认为本病的病机为（气阴）虚、瘀、毒，三者贯穿始终；根据病机无论是急性期还是慢性期都可以在辨证的基础上配伍应用清热解毒、益气养阴、活血化瘀等药物。本案因外感而起，热伤心肌，故治疗以清热解毒泻火为主，随症加减，同时又要顾及热毒伤阴一面。方中黄连、黄芩、板蓝根、贯众清热解毒祛邪；沙参、麦冬、莲子心滋阴泻火；枣仁安神；丹参、益母草活血化瘀。诸药合用，标本兼治，从而气阴俱充，瘀去脉通，邪去正安。

怔忡篇

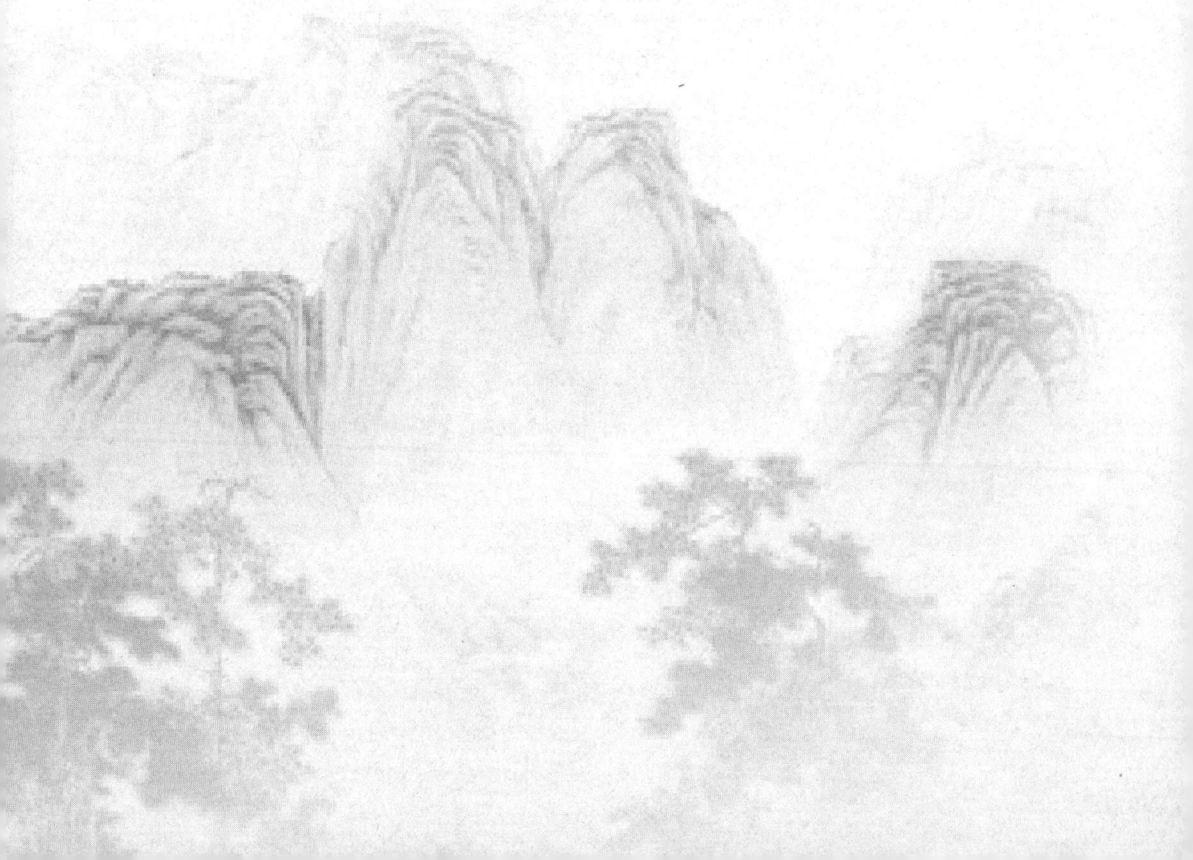

痰 湿 内 蕴

徐大椿医案

医案 1（痰热体实误补剂，清热涤痰有殊功）

怔忡：淮安巨商程某，母患怔忡，日服参术峻补，病益甚，闻声即晕，持厚聘邀余。余以老母有恙，坚持不往。不得已，来就医诊视。见二女仆从背后抱持，二女仆遍体敲摩，呼太太无恐，吾侪俱在也，犹惊惕不已。余以消痰之药去其涎，以安神之药养其血，以重坠补精之药纳其气，稍得寝。半月余，惊恐全失，开船放炮，亦不为动，船挤喧嚷，欢然不厌。盖心为火脏，肾为水脏，肾气挟痰以冲心，水能克火，则心振荡不能自主；使各安其位，则不但不相克，而且相济，自然之理也。

（《洄溪医案》）

【诠解】《丹溪心法·惊悸怔忡》："人之所主者心，心之所养者血，……心虚而郁痰，则耳闻大声……，心为之忤，使人有惕惕之状……心虚而停水，则胸中漉，虚气流动，水既上乘，心火恶之，心不自安……"肾为生痰之根，亦为元气之所寓，且"脏之气非此不能滋，五脏之阳气非此不能发。"患者年事已高，元气亏虚不能蒸腾水湿而化痰，且"日服参术峻补"而关门留寇。痰随气动，故怔忡时发时止，受惊易作；受惊恐则更伤肾，病情亦甚，二者恶性循环。此乃肾阳亏虚而挟痰扰心之证，当豁痰定惊，宁心安神，补肾纳气以复君相之位。

医案 2（经营过劳损心脾，消痰补心滋肾良）

长兴赵某，以经营过劳其心，患怔忡证，医者议论不一，远来就余。余以消

193 |

痰补心之品治其上，滋肾纳气之药治其下，数日而安。此与程母病同，而法稍异。一则素体多痰，误服补剂，水溢而火受克之证；一则心血虚耗，相火不宁，侵犯天君之证，不得混淆也。

（录自《洄溪医案》）

【诠解】"心者，君主之官，神明出焉。"患者经营过劳，长期忧思不解而伤心脾。心气郁结，阴血暗耗而不能养神；且母（心）病及子（脾）而致脾失健运，痰湿内生而扰动心神。阴血耗于上，相火窜于下，而致心神不宁发为怔忡。肾为元气之所寓，且"脏之气非此不能滋，五脏之阳气非此不能发。"故当补心养血，健脾化痰，益肾纳气而收全功。

黄寿人医案

（旧患多痰热瘀阻，清化热痰佐通络）

魏某某，男，60 岁。心慌，时发胸痛，头昏闷胀疼痛，失眠健忘，神疲乏力，大便秘结。曾患中风致偏瘫，治疗后虽能行走，但感活动不自如。旧患胆囊炎、慢性结肠炎、慢性气管炎等病。舌赤苔黄，脉象弦滑。显系痰热瘀血阻滞脉络，治用清化痰热，佐以通络。

方药：陈胆星 9g，黄芩 9g，法夏 12g，杏仁 12g，瓜蒌仁 24g，玄参 12g，麦冬 12g，丹参 12g，蔓荆子 9g，白芍 12g。共 4 剂。

二诊：咳痰略畅，头闷减轻，两胁作胀，心胸绞痛依然。治宗上法，加重通络。

方药：上方去杏仁，加川楝子 9g，桃仁 9g。共 3 剂。

三诊：凌晨突然心慌作胸剧痛，额汗不止，气短神疲。咳嗽痰多，舌赤苔黄，脉象细弱有结代。显系心、脾气阴两亏，脉络阻滞，治用补心健脾，化痰通络为法。方药：

（1）高丽参 9g，麦冬 15g，另炖急服。

（2）党参 15g，黄芪 12g，炙甘草 6g，茯苓 12g，白术 12g，法夏 12g，橘红 9g，黄芩 9g，薤白 9g。共 5 剂。

四诊：服药后心胸酸痛减轻，额汗已止，精神转佳。但仍不思食，大便二日未解，时有矢气。苔黄微腻，脉来较前有力。治宗前法，佐以润肠。方药：

（1）高丽参9g，麦冬15g，另炖分服。

（2）党参12g，黄芪12g，炙甘草6g，白术12g，法夏12g，橘红9g，黄芩9g，丹参9g，麻仁12g，瓜蒌仁12g。共2剂。

五诊：大便已行，知饥欲食，睡眠略好，胸闷微有疼痛，头昏仍卧床未起。再宗前法，佐以安神。方药：

（1）高丽参9g，麦冬15g，另炖分服。

（2）上方去橘红、麻仁；加茯神9g，枣仁12g，白芍15g。共2剂。

六诊：食欲转佳，精神渐好，已能起坐，时有胸闷，心慌，头昏，苔黄，脉象细滑。治用补心清热，化痰通络。方药：

（1）高丽参6g，西洋参6g，麦冬15g，另炖分服。

（2）党参15g，黄芪12g，白术12g，炙甘草6g，法夏9g，白芍15g，黄芩9g，枣仁12g，丹参9g，茯神9g，菊花9g。共3剂。

七诊：心痛未作，食睡尚可，心胸时闷。治以补心通络为主。

方药：上第二方，加鳖甲15g，三七末5g，入煎。共5剂。

连服半月，精神转佳，已能下床活动。调理月余后，心痛未作，病情稳定。至次年夏初发一次，但较前次发作为轻，仍以补心化瘀通络法，主以生脉散、四君子汤、二陈汤合裁加减施治，三月余，病复向愈。

（武汉市卫生局．黄寿人医镜．武汉：湖北人民出版社，1983）

【诠解】《症因脉治·卷三·胸痹》曰："胸痹之因，饮食不节，饥饱损伤，痰凝血滞，中焦混浊，则闭食闷痛之症作矣。"胸痹之因，或饮食不节，饥饱损伤，脾胃失养致胸痹纳少；或痰凝血滞，中焦混浊，痰湿、瘀血等有形实邪停滞，气机不畅而发为胸膺部闷痛。

本案患者年至六旬，气血亏虚，正气不足，且既往有胆囊炎、慢性结肠炎、慢性气管炎等病史，亦中风偏瘫病史，且经治疗后仍感活动不自如，当仍有痰瘀内停，气机不畅之根。初诊时心慌且时发胸痛，头晕闷胀疼痛，失眠健忘，神疲乏力，大便秘结，此为久病正气亏虚，气机不畅，痰瘀内阻，属于虚中挟实之候。结合舌赤苔黄，脉象弦滑，且《脉经·脉形状指下秘诀第一》曰："滑脉，往来前却流利，展转替替然，与数相似。"观其脉证，当辨属痰热瘀血，气机不畅。治当清热化痰，祛瘀通络。药用陈胆星、法夏、黄芩清热化痰；杏仁、瓜蒌仁理气化痰，与玄参、麦冬合用养阴安神，兼以润肠通便；丹参与蔓荆子合用清理头目，活血止痛；与白芍合用调理心肝脾，缓急止痛兼安神。连续两诊，均以此化裁，化痰清热之力异猛。三诊时突发心慌胸痛，额汗不止，气短神疲及脉细弱结代等元气欲脱之急证；咳嗽痰多，且舌赤苔黄提示痰湿内盛，脉络阻滞。故以高丽参、麦冬急煎顿服以救欲脱之元气；另投汤剂，以香砂六君子汤合黄芪健脾益气祛湿，黄芩清化痰热，薤白振奋胸中阳气。后连续四诊均以此为基础，随症加减，直至病情趋向稳定方止。后至次年复发一次，仍以补心化瘀通络法施治而终愈诸症。

此案初诊、复诊中均以攻邪之法疗邪实之证，当属恰当，然三诊却见疾病突变，病势急转直下，危急存亡于一线，何至于此？此并非辨证不妥，施治失当，乃邪去而正亦伤，病邪欲解之故。医者须明断是非，当机立断，随证施治，切不可彷徨自乱而延误病情。

邹云翔医案

（痰湿阻滞心动速，调中焦化痰安神）

曹某，男，52岁，干部，1960年4月14日初诊。

患者自1958年起经常阵发心悸、心荡（胸口空虚感），心率有时100～120次/分。心电图诊断为室性阵发性心动过速。曾经西医治疗，只能暂时控制。中医用过归脾汤、天王补心丹和桂枝甘草龙骨牡蛎汤等加减治疗，效亦不著。近10年来，心悸不时发作，有时一天发作数次，伴胸闷、嗳气、寐不安神，诊脉细弦而沉，舌苔薄，质偏红。上焦气郁不展，升降失司。方从疏气开郁，豁痰和络，安养心神治之。

煅赭石9g，炙紫菀9g，合欢皮18g，旋覆花（包煎）4.5g，炒枳壳3g，玉桔梗2.4g，北沙参9g，陈海蜇（切洗）60g，广郁金3g，法半夏9g，陈橘皮5g，鲜荸荠（切开）7个，云茯苓9g，炙甘草3g，川贝母（杵）9g。

4月18日复诊：上方连服3剂，每剂服后皆吐出大量痰涎，胸廓舒适，心悸未作，脉来细弦，舌质淡红，苔薄，效不更方。

上方连服30余帖，心悸完全消除，胸闷、嗳气等症状亦消失。1年后来诊他病时，称心悸未曾复发。

[黄新吾，邹燕勤，苏明哲（邹云翔校订）. 邹云翔医案选. 北京：中国中医药出版社，2013]

【诠解】 心悸是指病人自觉心动数疾，心慌不安而言。心悸与怔忡，在程度上有轻重之别。如《医学入门》说："怔忡因惊悸日久而成。"心悸的发生与脾胃病变的关系密切。脾胃位居中焦，为后天之本，气血生化之源。若脾胃虚弱，化源不足，可使气血不足，心失所养，心神不宁，发为心悸；中焦运化失司，蕴湿成痰，痰湿阻滞经脉，或痰饮上凌于心，或痰浊蕴结，日久化火，痰火扰心，均可致心悸不宁。

本案患者其发作无时，已历10余年，属于心悸之重证怔忡。因前医投归脾不效，非心血不足；天王补心丹不效，非阴虚火旺；桂枝甘草龙骨牡蛎汤又不效，非心气不足。病在气分，气机不疏，脾胃升降失常，故见胸闷嗳气；痰热内蕴故见舌质偏红。治当疏气开郁为主，清化痰热，和其络脉为佐。药后吐出大量痰涎，气机展，痰热清，络脉通畅，升降正常，故心悸止。

赵冠英医案

（快慢综合征多方治，泻黄散合生脉散）

孙某，女，46岁，农民。1997年10月6日初诊。

患者从1997年3月开始，心率呈发作性忽快忽慢，发作时心率首先减慢，慢到40~51次/分后，再徐徐加快，心率升到90~120次/分时又渐渐下降，至65次/分左右时进入间歇期。其长短无规律，少则几分钟，多则数小时，每次发作的时间长短不定。当地医院诊断为心脏神经官能症。服谷维素、维生素 B_1 等10余种药品罔效。辗转来北京某医院，经心脏及有关多项检查，诊断为原因不明的心率快-慢综合征。给予植物神经调节药物（具体药名不详），口服数日不能好转。先后请多位名老中医调治，服过生脉散、炙甘草汤、血府逐瘀汤等，历时 2 月余，病状如初。经友人介绍，慕名前来我院中医科求赵冠英教授诊治。自述心脏如悬，悸动不宁，倦怠乏力，且头胀、胸闷、脘腹胀满。舌暗红，舌体胖大，苔微黄稍腻，脉细涩，迟数不匀。病当属心悸，证当为气虚血瘀。赵老思之，前医用药似乎合拍，然用之不应，其故何也？观患者其身材高大，恐药量不足，加量给生脉散合血府逐瘀汤 12 剂，病情依然。

二诊（1997 年 10 月 19 日）：患者自述经常有"口甜"的感觉，发人深思。赵老认为，"口甜"乃脾浊上泛所致，脾浊上泛乃中焦湿热内蕴，细问病史，病情发作常伴有轻度腹泻，再结合脉及其他症状，辨证为湿热蕴脾。脾为土、心为火，二者为"母子关系"，今脉率不匀，恐心血失盈为标，中焦湿热，脾运障碍为本。以往用药多以心治，故无效。改拟泻黄散合生脉散加味：

生黄芪 30g，生石膏 40g，太子参、麦冬、山栀子、川芎各 15g，藿香、防风各 10g，五味子、炙甘草各 6g。6 剂，每日一剂，水煎服。

三诊（1997 年 10 月 25 日）：上方 6 剂，诸症大减，口中甜味已除，食欲振作，体力渐增，舌体淡胖，苔薄腻，脉细弱，心率 70 次/分。续进 6 剂后，患者来院复诊时诉说此次药效最佳，诸症消失；血压 16.0/10.6kPa，心率稳定在 75 次/分左右，未再出现快慢不匀现象。六脉和缓均匀。随访 3 年，至今未复发。

（杨明会，窦永起，吴整军，等 . 赵冠英验案精选 . 北京：学苑出版社，2003）

【诠解】 本案临床表现为心率的改变，心率忽快忽慢，西医诊断为快 – 慢综合征，对症治疗也相当困难。若治心动过缓，恐导致下一步的心动更速；若治心动过速，恐导致下一步心率更缓。本案先后以生脉散、炙甘草汤、血府逐瘀汤调治，疗效不佳。本案治疗的关键点是从"口甜"入手，通过理脾而治愈心率疾患。心脾关系甚为密切，脾属土为心之子，心主血，而血的生成和运行都离不开脾。若脾脏运化失常，气血生化无源，统摄无权，心无所主而生病变。本案患者经常有"口甜"的感觉，病情发作常伴有轻度腹泻，结合脉证，辨证为中焦湿热，脾胃运化功能障碍，泻黄散合生脉散加味收功。生石膏、栀子清热泻火；藿香、防风疏风化湿；黄芪、太子参补气；川芎活血，血中之气药；麦冬、五味子养阴安神。

阴虚阳亢

柳宝诒医案

医案 1（肝素伏热五志扰，龙牡磁朱补心丹）

郭。人身魂藏于肝，肝有伏热，则魂气不得安其舍，而浮越于上。凡惊魇不寐，忡悸诸病，由于此者诚多。贵体木火本旺，偶因五志烦扰，心肝两脏，失其静守之常，则魂魄不能相抱，每于将寐之时，神魂有浮越之象。若身之精气，有生发而无敛藏，积久恐有厥晕之变。拟用道藏补心法，增入龙牡磁朱丸，以交构之、镇摄之，常服久服，乃能奏效也。

西洋参、丹参、元参、大生地（烘研）、远志炭（甘草汤浸）、大熟地（制膏）、枣仁（川连煎汁，拌炒）、云茯神、大麦冬、归身（蒸熟炒）、黑山栀、白芍、丹皮、龙骨粉（煅研）、牡蛎（煅水飞）、磁石（煅）、大劈砂（水飞，留半为衣），上为细末，另用龙眼肉煮汁和熟地膏泛丸，辰砂为衣。每临卧开水送下三钱。

（录自《柳宝诒医案》）

【诠解】《素问·金匮真言论》："东方色青，入通于肝……其病发为惊骇"，指出肝病可致惊骇。患者木火本旺，劫灼肝阴，母病及子，加之五志烦扰而见诸不适。一则阴血亏虚，神魂失养而外越，二则肝火上扰心神。心舍神，肝藏魂，木旺扰心则魂不归位，神不能内守而见眠差，气机逆乱冲心而发为心悸。证属阴血亏虚，阳亢扰神。治宜养血滋阴以潜阳，重镇安神以定悸。故用天王补心丹化裁养血滋阴以安神，去甘寒之天冬、竹叶以防伤阴，本已阴虚而阳亢，故去升浮之桔梗；龙牡磁朱丸重镇安神以定悸，二者合用功专而力雄。重用生地一则滋肾水以制火，二入血分以养血润燥；白芍养血敛阴，平抑肝阳。再佐以大熟地增强补养肝肾之功，龙眼肉养心补脾，黑山栀、丹皮合用既能清泄血分虚热，亦可行气活血则补而不滞。于临卧开水送下，借阳入阴之天时，服药之人和，而成滋阴敛阳安神之效。诸药合用，阴得养而阳可敛，终收全功。

医案2（老年肝木失养证，磁朱丸合补心丹）

季。怔忡眩晕不寐。老年肝木失养，风阳浮越，扰及经络，则痉掣不安。法当养肝熄风。

制首乌藤、大归身、大白芍、刺蒺藜、青龙齿、左牡蛎、甘菊花炭、丹皮炭、茯神、酸枣仁、制马料豆、龙眼肉、竹二青。

另：磁朱丸一两，天王补心丹二两。和匀，每服三钱，临卧灯心汤送下。

（《柳宝诒医案》）

【诠解】《黄帝内经》云："诸风掉眩，皆属于肝"，头为六阳之首，耳目口鼻，皆系清空之窍，所患眩晕者，非外来之邪，乃肝胆之风阳上冒耳。患者年老体弱，肝肾之阴亏虚，不能敛阳而致肝风内动，风阳浮越上扰清窍，而见眩晕；肝血不足，夜卧血不归经，母（肝木）病及子（心火），可致心失所养而见怔忡不寐；肝在体合筋，肝血亏虚不能濡养筋脉，则见"小筋软短"之痉掣不安。证属肝肾阴亏，虚阳上扰。治宜滋阴潜阳，补养心肝肾。选用当归、白芍滋养肝血，制首乌藤、刺蒺藜养肝补肾；龙齿、牡蛎平肝潜阳，丹皮炭、甘菊花炭入肝凉血；龙眼肉、酸枣仁合用补肝养心，与茯神合用养心健脾安神，竹茹化痰理气。再佐以磁朱丸重镇安神，天王补心丹补养心神，并以灯心汤送服可加强理气安神之功。诸药合用，阴得育而阳得潜，风息神安。

林珮琴医案

（病久失调成虚损，归脾加减后六味）

汪氏。病久失调，延成虚损，怔忡汗出，手足心热，坐起眩晕，善饥无寐。诊左寸虚散，右寸关虚弦，两尺稍大。此阴亏火炎之渐，惟营虚生内热，故手足如烙；寤烦，神失安，故汗液自泄。虚阳挟风上蒙清窍，故头目眩晕；肝阳肆横，阳明当其冲，风火消铄故善饥。滋液熄风，全用柔剂，归脾汤去芪、术、木香、归、姜，加白芍、丹皮、熟地、甘菊炒，六服渐安。去丹皮、甘菊，再加山药、柏子仁，晚服六味丸痊愈。

（《类证治裁》）

【诠解】 久病失调伤正而成虚劳，不仅耗损心之气阴，更有情志不遂而伤肝脾，致气血生化乏源，脏腑功能失常而发为怔忡。正如《丹溪心法·惊悸怔忡》曰："人之所主者心，心之所养者血，心血一虚，神气不守，此惊悸之所肇端也。"患者手足心热、坐起眩晕、善饥无寐及脉象等均为阴虚风动之故。治当滋阴熄风。拟用归脾汤加味补心益脾，养血安神；去温燥之芪、术、木香、姜、归，以防伤阴之弊；佐以白芍、熟地、炒甘菊养阴清热之品。用之滋阴清热，养血安神而病家渐安，后随症去清肝凉血之丹皮、甘菊，加山药以平补肺脾肾三脏，柏子仁养肝安神，加用六味丸缓补元阴以固本，颇有釜底抽薪之意。

沈仲理医案

（心阴不足肝阳亢，益阴平肝化痰瘀）

魏某，男，58岁。初诊：1999年3月27日。

心悸怔忡已有3年之久，伴有早搏，胸闷隐痛，痛甚彻背，头胀耳鸣，血压偏高，两手欠温，下肢麻木，伴有胃炎。苔薄腻，脉细弦。心电图诊断为：二尖瓣后叶脱垂伴中度反流，主动脉瓣轻度反流，主动脉弹性减低，左室顺应性减低。心血不足，肝阳偏亢，挟痰热内恋，心血循环欠顺，心气不和。治拟补益气阴，活血化瘀，平肝潜阳，佐以豁痰疏络之品。

太子参15g，北沙参15g，麦冬12g，紫丹参20g，茶树根20g，毛冬青20g，生龙骨（先煎）30g，紫贝齿（先煎）30g，生牡蛎（先煎）30g，天竺黄10g，川贝母10g，旋覆花（包煎）10g，罗布麻叶20g，汉防己20g，粉葛根15g，石菖蒲10g。7帖。

另：丹参舒心胶囊2盒，每次2粒，日服2次。

二诊：4月3日。心悸早搏减轻，胸痛未作，干咳已平，两手欠温，下肢麻木，苔薄腻，脉细软。心血不足，心气欠顺。再拟补益气阴，平肝宁心。

太子参 15g，北沙参 15g，麦冬 12g，紫丹参 20g，茶树根 20g，毛冬青 20g，生龙骨（先煎）30g，紫贝齿（先煎）30g，生牡蛎（先煎）30g，怀牛膝 10g，天竺黄 10g，旋覆花（包煎）10g，粉葛根 15g，汉防己 20g，罗布麻叶 20g，石菖蒲 10g。14 帖。

另：①麝香保心丸 2 盒，每次 1 粒，每日 2 次。②丹参舒心胶囊 3 盒，每次 2 粒，每日 2 次。

三诊：5 月 8 日。心悸早搏较为减轻，腰部酸痛异常，偶有胃脘不适，苔薄，脉细软。再拟养血活血，顺气宁心，佐以补肾和络。

太子参 15g，麦冬 12g，紫丹参 30g，茶树根 30g，毛冬青 20g，黄精 20g，生龙骨（先煎）30g，紫贝齿（先煎）30g，八月札 15g，桑寄生 15g，杜仲 15g，秦艽 12g，旋覆花（包煎）10g，粉葛根 20g，伸筋草 30g，石菖蒲 10g。14 帖。

四诊：7 月 17 日。心悸不宁，早搏有而不多，胸闷异常，有时胸痛彻背，苔薄腻，脉细软。心血不足，心气不顺。再拟补益气阴，顺气宁心，佐以化痰之品。

太子参 15g，南北沙参（各）9g，麦冬 12g，丹参 20g，鸡血藤 30g，当归 10g，茶树根 30g，毛冬青 20g，旋覆花（包煎）10g，生龙骨（先煎）30g，生牡蛎（先煎）30g，炙甘草 10g，益母草 20g，广郁金 15g，川贝母 10g。14 帖。

另：丹参舒心胶囊 4 盒，每次 2 粒，每日 2 次。

五诊：9 月 4 日。药后心悸早搏见轻，腰痛已平，但精神欠佳，胸宇不畅，经乙肝血清学检查，"澳抗"阳性。舌质红，脉细弦。再拟补益气阴，养血宁心，佐以疏肝消肿。

南北沙参（各）9g，黄芪 15g，丹参 20g，鸡血藤 30g，当归 10g，茶树根 30g，络石藤 30g，田基黄 20g，益母草 20g，生牡蛎（先煎）30g，炙甘草 10g，广郁金 15g，汉防己 20g，平地木 20g，石菖蒲 10g。14 帖。

另：丹参舒心胶囊 2 盒，每次 2 粒，每日 2 次。

六诊：2000 年 2 月 12 日。心悸心慌，心动过缓，平卧则咳呛，胸闷不舒。经乙肝血清学检查，呈小三阳。苔薄腻，脉细缓。心气不足，心血衰弱，导致心血循环欠佳。再拟补益气血，顺气宁心，佐以疏肝安神。

紫丹参 30g，黄芪 30g，鸡血藤 30g，黄精 20g，枸杞子 15g，茶树根 30g，毛冬青 20g，络石藤 30g，益母草 20g，炒补骨脂 6g，紫石英（先煎）30g，炙甘草 12g，平地木 30g，粉葛根 15g，山海螺 15g。14 剂。

七诊：2000 年 2 月 26 日。心悸心慌，偶有早搏心动过缓，头胀不适，胸痛彻背，夜寐欠安。苔薄腻，微黄，脉细软无力。气血两亏，血不养心，心气不顺。再拟补益气血，顺气宁心，佐以疏肝止痛。

丹参 30g，黄芪 30g，鸡血藤 30g，益母草 30g，枸杞子 15g，降香 10g，广郁金 15g，茶树根 30g，毛冬青 20g，络石藤 30g，炒补骨脂 10g，田基黄 30g，粉葛根 15g，炙甘草 10g，石菖蒲 15g。7 剂。

八诊：3 月 4 日。心悸不宁，伴有早搏，心动过缓，胸痛减轻。苔薄腻，微黄，脉细软。心血不足，心气不顺，肾亏肝旺。再拟补益气血，顺气宁心，滋肾疏肝。

丹参 30g，黄芪 30g，鸡血藤 30g，益母草 30g，枸杞子 15g，降香 10g，茶树根 30g，毛冬青 20g，络石藤 30g，炒补骨脂 10g，田基黄 30g，平地木 30g，汉防己 20g，炙甘草 10g，石菖蒲 15g。14 剂。

（沈春晖．沈仲理临证医集．上海：上海中医药大学出版社，2001）

【诠解】 本例属心脏病较为严重者。因心气心血两虚，血不养心，心脉瘀阻，故心悸早搏，胸隐痛；肝阳偏亢挟痰热上扰，故头胀耳鸣。一至五诊以补益气阴，养血宁心为根本，太子参、北沙参、麦冬平补气阴；丹参、毛冬青活血祛瘀；龙骨、牡蛎平肝潜阳，重镇安神；天竺黄、贝母、旋覆花、石菖蒲豁痰；茶树根止悸；罗布麻叶、葛根有降血压作用。诸药共奏补气阴、活血平肝之功。自六诊起再予补益气血、顺气宁心药物，佐以滋肾疏肝法。

赵绍琴医案

（阴虚热郁月经病，养血凉血祛瘀痉）

蔡某，女，47 岁。

初诊：形体消瘦，面红唇紫，阵阵汗出，心烦急躁，夜寐梦多，自觉心中悸动不安，闻声易惊。近一年来月经前后不定，量少色深，夹黑色粒块状物。诊脉弦细且数，舌红少苔且干。证属阴分不足，热郁血分，扰动心神，故悸动不安也。治宜养血育阴，凉营和瘀之法。

生地黄 10g，赤白芍各 10g，生地榆 10g，丹参 10g，茜草 10g，柴胡 6g，黄芩 10g，川楝子 10g，钩藤 10g（后下），7 剂。

二诊：心中悸动渐减，已能安睡，仍觉梦多，烦急虽减而未全除。脉仍弦细数，舌红少苔，已不甚干，大便偏干。继用前法进退，益以二至养阴为治。

生熟地黄各 10g，赤白芍各 10g，柴胡 6g，生地榆 10g，丹参 10g，茜草 10g，女贞子 10g，旱莲草 10g，夏枯草 10g，7 剂。

三诊：癸事适至，较前量多色红，黑渣减少。自觉心中舒畅，烦急续减，心悸渐安，舌红脉数，二便如常。阴分久亏，不易遽复，仍用前法加减。忌食辛辣刺激之物，是为至嘱。

生熟地黄各 10g，天麦门冬各 10g，赤白芍各 10g，生地榆 10g，丹参 10g，茜草 10g，茯苓块 15g，柴胡 6g，7 剂。

癸事已净，诸症向安。脉象细数，舌红苔薄。继用前法，并和胃气。

生熟地黄各 10g，天麦门冬各 10g，赤白芍各 10g，丹参 10g，生山药 10g，香稻芽 10g，宣木瓜 10g。7 剂。

（彭建中，杨连柱．赵绍琴验案精选．北京：学苑出版社，2005）

【诠解】《素问·上古天真论》曰："女子七岁，肾气盛，齿更发长……七七，任脉虚，太冲脉衰少，天癸竭……"，案中患者系女性，以肝为先天，以血用事。然则已近七七之年，任脉虚而太冲脉衰少，阴血不足之征已现，阴虚不能敛阳，故阴血亏虚于内，而虚阳浮越于外，而见热郁火升之象。初诊患者阴血亏虚，邪热上扰心神，故见形神失养诸证；阴血已亏虚且被虚热煎灼，则凝而妄行，故见月事前后不定期，量少色深而夹杂块状。阴愈虚则阳愈亢，阳愈亢则阴愈伤，故治当首凉血清肝，次养血育阴，连续三诊后诸症俱减。四诊时续用前法，并和胃气，以固后天之本，俟气血生化而阴液渐复。知阴伤者难复，特以养阴之法贯彻始终，若善调摄者能获预期之效，故为之至嘱。

祝谌予医案

（冠心房颤气阴虚，杞菊地黄生脉散）

贺某，男性，72 岁，干部。门诊病历。1992 年 5 月 4 日初诊。

主诉：胸闷、心慌 20 余年，加重 3 年。

患者自 1972 年因胸闷、心慌、心跳有间歇在北京医院检查诊断为冠心病、心房纤颤，曾经两次除颤复律治疗均未成功，但可从事一般工作。近 3 年因工作繁忙，胸闷、心慌加重，劳累后尤为明显，加服地高辛 0.25mg/日，可缓解症状。患者对久服地高辛有所顾虑，因之来诊。

现症：胸闷心慌，头晕乏力，腰酸膝软，时感足下如踩棉絮。失眠多梦，靠服安眠药入睡，大便干燥。血压 26/13.3kPa。舌暗红，苔白，脉弦细，脉律不整。

辨证立法：心气不足，肝肾阴虚，瘀阻心脉。治以益气养心，滋补肝肾，活血通脉。拟生脉散合杞菊地黄汤加减。

处方：沙参 10g，麦冬 10g，五味子 10g，柏子仁 10g，枸杞子 10g，菊花 10g，生地 10g，山药 10g，山萸肉 10g，丹皮 10g，茯苓 15g，泽泻 15g，夏枯草 15g，牛膝 10g，丹参 30g，川芎 10g。水煎服。

治疗经过：二诊（5 月 25 日）：服药 20 剂，精神体力极佳，头晕、胸闷、心慌均减轻，大便较畅。今测血压 18.8/10.6kPa。（入睡仍差，因前列腺增生，夜尿 3~4 次，仍宗前法，辅以软坚散结，养心安神。）

处方：沙参 10g，麦冬 10g，五味子 10g，柏子仁 10g，当归 10g，丹参 30g，王不留行 10g，橘核 10g，荔枝核 15g，生牡蛎 30g（先下），川芎 10g，菊花 10g，夏枯草 15g，白蒺藜 10g，首乌藤 15g。14 剂。同时以上方加琥珀 10g，西洋参 20g，生山楂 40g，草薢 10g，女贞子 10g，枣仁 10g，取 3 倍量制成蜜丸，续服以资巩固。

三诊（7 月 6 日）：自述服药期间无明显胸闷心慌之感，夜尿减少，入睡好转。舌暗红，脉细弦不齐。嘱守方再配丸药继服。随诊至今 3 年有余，病情稳定。

（董建华，季元，范爱平，等.祝谌予验案精选.北京：学苑出版社，2005）

【诠解】 冠心病即缺血性心脏病，又称冠状动脉粥样硬化性心脏病，是由于冠状动脉粥样硬化致冠脉管腔狭窄或闭塞，或（和）冠状动脉痉挛，导致心肌缺血或坏死引起的心脏病。临床多见胸闷，心悸心慌，胸骨后疼痛如刀绞，患者常有烦躁、恐惧及濒死感，为心血管系统常见病。多发于40岁以上的中年人，男性高于女性，可因劳逸失常、情绪不稳、饮食不当、外感或用力排便而诱发。症状可因病情程度而差别较大，发展迅速，严重可随时危及生命，当密切关注病人病势，及时对症处理。而祝师认为冠心病以心悸怔忡、脉律不整为主证者，多为气阴两虚兼瘀血阻络，治疗常用生脉散加减以益气生津，养血复脉。

本案患者年过七旬，患胸闷、心慌达20余年，迁延反复。近因劳累而病情加重，现除心慌、头晕乏力、脉律不整等气血亏虚之征外，腰酸膝软、失眠多梦、大便干燥乃肝肾阴虚；脉弦细亦为气血亏虚不能充盈脉管，运行不畅；时感足下如踩棉絮者，原因有二：一则气血亏虚不能濡养髓海，二则因虚致实，瘀阻脉络。辨属肝肾阴虚，气血不足，瘀阻脉络。治当滋补肝肾，益气养阴，祛瘀通络。方投生脉散合杞菊地黄汤化裁。前者以沙参易人参增强养阴之功，后者滋养肝肾之阴。佐以柏子仁养肝补心安神，夏枯草泄热散结；牛膝补肝肾，强筋骨兼活血散结；丹参、川芎合用补血安神兼活血。药后诸症俱减，仅入睡差，因前列腺增生致夜尿3~4次，故宗益气养阴之法，辅以软坚散结。沙参、麦冬、五味子滋阴养液；当归、丹参、川芎合用养肝补血兼活血；白蒺藜与王不留行、橘核、荔枝核、生牡蛎合用行气化痰、软坚散结，与首乌藤合用养血祛风；菊花、夏枯草清肝热兼散结。以汤剂益气养阴，软坚散结，气血并治。并以此方佐以西洋参益气养阴，琥珀、生山楂与萆薢合用行气活血、利湿祛瘀，蜜丸以燮理阴阳气血达巩固疗效之目的。

王锡章医案

（肾阴虚心肾不交，八仙长寿丸加减）

汤某，男，28岁。初诊：1957年7月9日。

怔忡心悸，虚烦发脱，夜梦盗汗，腰酸遗精，面白少华，体倦瘦削；舌红无苔，左寸脉细数，两尺脉沉弱。此属阴虚火旺，心肾不交。权拟育阴清热，交通心肾，方用八仙长寿丸出入。

处方：山茱萸12g，枸杞12g，生地黄15g，山药10g，茯神12g，牡丹皮9g，泽泻6g，菊花10g，麦门冬10g，五味子9g，车前子10g（包煎），木通10g。水煎服，6剂。

7月18日2诊：怔忡心悸减半，各症亦有转机，续用原法，原方更进一筹，加夜交藤12g，酸枣仁12g（炒研）。水煎服，4剂。

7月25日3诊：药后诸症痊愈。

方解：八仙长寿丸加夜交藤、酸枣仁、枸杞、菊花、车前子、木通，诸药共奏育阴清热、交通心肾之功。

王老曰：因操劳伤心，房劳伤肾，致怔忡心悸，虚烦不眠，体倦瘦削。肾水亏虚，不能上济于心，心阴不足，心火上亢，不能下交于肾，以致寐梦不安。阴虚阳动，津液外泄，为盗汗。肾虚，阴血不荣，则面白发脱。腰为肾之府，肾虚则腰酸。相火妄动则遗精。舌红无苔，脉沉弱细数，为阴虚火旺，心肾不交之象。

（王清国．王锡章医案．贵阳：贵州科技出版社，2001）

【诠解】 心为火脏，藏神，其华在面，在液为汗；肾为水脏，主蛰，藏精，其华在发，在液为唾。心阳下潜则肾水得温，肾水上济则心阳不亢，此乃心肾相交之祥瑞。操劳伤心神则心血暗耗，肆欲耗伤肾精则肾水下亏。怔忡心悸、虚烦、夜梦、面白少华、体倦瘦削等均为阴血亏虚，神失所养之故；腰为肾之府，腰酸遗精，一则肾水亏虚失养，二则相火妄动而关门不固；阳加于阴谓之汗，入夜阴虚而阳亢，阳迫于阴则盗汗；结合舌脉乃为阴虚火旺之征。辨属心肾阴虚，相火妄动，神失所养。治当交通心肾，滋阴清热，宁心安神。方投八仙长寿丸加减。

八仙长寿丸即麦味地黄丸，六味地黄丸滋阴补肾；麦冬清养肺阴，解热除烦，滋养强壮；五味子滋肾敛肺，八味合用则滋阴清热之力强；枸杞、菊花养肝平肝；车前子、木通渗利下行，导龙入海，交通心肾；方证相应，则犹拔刺雪污，诸症俱减。复诊更进一筹，再佐以夜交藤、酸枣仁养肝宁心安神。则诸药共奏育阴清热、交通心肾之功，遂药到病除。

黄寿人医案

（心肾阴虚内热扰，生脉散合增液汤）

江某某，男，四十八岁。

心慌心烦，头昏，有时眼花耳鸣，腰腿酸软，手心微热，夜难入寐，口苦乏味，纳食尚可。舌尖赤，苔薄黄，脉细数。此属心肾阴虚，虚热内扰。治用补心益肾，佐以清热安神。

方药：条参15g，麦冬15g，五味子3g，玉竹9g，枸杞12g，黄精9g，玄参15g，生地15g，白芍12g，黄连6g，枣仁12g。共5剂。

二诊：虚烦渐除，夜能安寐；有时心慌，仍然头昏，余症同前。治以补心益肾为主。

方药：条参15g，麦冬15g，五味子3g，玄参15g，生地18g，白芍12g，枸杞12g，枣仁12g，续断12g，首乌12g，党参15g。共5剂。

三诊：迭服十剂，头昏、心慌均见减轻，腰不酸软，眼花耳鸣也有好转。因不慎进食过饱，感觉心胸闷胀疼痛，不能入睡；乏味口苦，腹胀，大便干结，有时作呕。苔腻微厚，脉弦细。治用补心清热，消食和胃。

方药：条参15g，麦冬15g，甘草6g，茯苓15g，法夏9g，橘红9g，竹茹9g，山楂12g，黄芩9g，枳壳9g，莱菔子9g。共5剂。

四诊：服上方3剂，大便通畅，腹胀解除，心胸胀闷疼痛消失。5剂后，纳食如常，不觉心慌。但头昏眼花，两腿无力，舌苔薄，脉象细。再用补心益肾为主治之。

方药：条参15g，麦冬12g，五味子3g，茯苓15g，生地15g，枸杞12g，首乌12g，白芍12g，当归12g，山药12g，橘红9g。共5剂。

五诊：头昏、腰腿无力均减。有时眼花，食睡尚佳。守方再进。方药：上方。共5剂。

（武汉市卫生局．黄寿人医镜．武汉：湖北人民出版社，1983）

【诠解】《灵枢·经脉》云:"心手少阴之脉,起于心中……上挟咽,系目系。……循臂内后廉,抵掌后锐骨之端,入掌内后廉,……肾足少阴之脉,起于小指之下……以上踹内,出腘内廉,上股内后廉,贯脊属肾,……上贯肝、膈,……络心,注胸中。"手少阴心经与足少阴肾经相互络属,心为火脏,藏神,而肾为水脏,藏精,心火下潜则肾水不寒,肾水上济则心阳不亢,如此则君相安位,精神互用。若心阳亢于上,肾阴亏于下则心神失养,虚热内扰而诸症蜂起。

案中患者心慌心烦,眼花耳鸣,头晕且腰腿酸软,手心微热,夜难入寐等一派心肾阴虚之征,病变部位均在心肾经络循行路线,且舌尖赤,苔薄黄而脉细数。辨属心肾阴虚失养,阴不敛阳致阳亢于上。治宜补心养肾,滋阴安神。方投生脉散合增液汤加减。生脉散益气养阴除热,增液汤滋阴增液濡养官窍,佐以玉竹养阴润燥生津,枸杞子、白芍、黄精滋养肝肾阴液,枣仁养肝宁心安神,黄连清心除烦安神。药后效佳,仍心慌头昏,续以补心益肾之法,守上方加续断、首乌滋补肝肾,党参益气健脾。三诊发病,因晚餐饱食,致病情加重而现食积内停,胃失和降之征。治法仍遵益气养阴而佐以消食和胃,理气化痰之法。方投生脉散合二陈汤化裁,并加消食化痰和胃之品而使病情缓解。此时,如果拘泥于以补虚为主,而不用消导药物,势必犯"实实"之过。消食和胃后,再补心益肾,以治其本。由此可见,论治的原则性与选方用药的灵活性,皆源于审证求因。

颜正华医案

(情志内伤心肝脾,平肝养心健脾痊)

孙某,女,63 岁,退休职工。1992 年 3 月 16 日初诊。

患者体胖,平素易着急生气。自 5 年前始,时常头晕目眩,胸闷时发憋,心悸,气短。血压在 180/90mmHg(24/12kPa)左右徘徊。西医诊为高血压 III 期,冠心病,劳力型心绞痛,心房纤颤。近因家庭琐事与家人生气,致使诸症加重,又因连服 4 盒黄连上清丸,致使大便溏泻,每日 3~4 次。刻下除见上症外,又见两颧微红,心慌,眠差,梦多,动则气短加重;腿肿,按则微凹。舌体胖,质暗红,中苔灰腻,脉结代来往不匀。既往从事高度紧张工作,无药物过敏史,亦无家族高血压史。

证属：肝阳上亢，气滞血瘀，心神失养，兼脾虚湿停。治以平肝潜阳，理气活血，养心安神，兼以益气健脾利湿。

药用：天麻 10g，钩藤 15g（后下），赤、白芍各 10g，石决明、生牡蛎、生龙骨各 30g（打碎，先煎），怀牛膝 15g，郁金 10g，生黄芪 15g。共 7 剂，每日 1 剂，水煎服。停服黄连上清丸，忌食辛辣油腻及生冷。

药后诸症均减，从二诊至七诊均据病情变化，以本方加减进剂，连服 60 余剂，终使头晕、目眩、胸闷发热、心悸等症大减，二便正常。

至第八诊（9 月 10 日）：除见口干口苦，乏力，心慌，眠差外，又见手心热，腹胀纳少等。且舌红苔少，脉结代中带细数。血压 170/90mmHg（22.67/12kPa）。证属气阴两虚，心神失养，兼脉瘀湿停，脾胃虚弱。治以益气养阴，养心安神，佐以通脉利湿，健脾开胃。

药用：西洋参 5g（另煎，兑服），麦冬 10g，五味子 3g（打碎），生龙骨、生牡蛎各 30g（打碎，先下），炒酸枣仁 15g（打碎），茯苓 30g，丹参 15g，首乌藤（夜交藤）30g，陈皮 6g，炒枳壳 6g，生薏苡仁 30g，赤小豆 30g，炒谷芽 15g。续进 7 剂。

九诊：心慌已，头晕、口干口苦、气短出汗、腿肿均减轻，身感有力；伴阵发性发热，纳少，纳后腹胀等。血压 170/80mmHg（22.67/10.67kPa）。原方续进 10 剂。

十诊：胸闷发热、口干口苦、出虚汗等症基本消失，纳增，腹胀、腿肿大减。舌红苔少，脉唯细弦无力，血压同上，仍少力眠差。上方去枳壳、炒谷芽，五味子增至 4g，再进 10 剂，以善其后。并嘱其平日要畅情志，勿着急生气，按时起居，适当活动，以强健身体。

（常章富. 颜正华学术经验辑要. 北京：人民军医出版社，2010）

【诠解】本案患者既往病情复杂，多病并发且虚实夹杂，颜老临证之时抓主证，随病情病机的变化，设立先攻邪后扶正和治主证顾兼证的原则，进行分步辨治。纵观前后十诊，针对患者平素体胖形实，易着急生气而显阳亢化风之征，第一阶段即从初诊至七诊，以攻邪（潜阳熄风、理气活血）为主兼以扶正（健脾祛湿，养心安神）。初诊患者头晕目眩，胸闷时发憋、心悸气短，此乃肝阳上亢、气滞血瘀之邪实；心慌气短、眠差、梦多而脉结代，为气虚脾弱、心神失养之正虚；下肢肿，舌胖暗红，苔灰腻即为水瘀互结；而服黄连上清丸自伤中州之气，方致大便溏泻。故颜师投以天麻钩藤饮化裁，佐以益气健脾之品。方中天麻、钩藤平肝熄风，复佐生龙骨、生牡蛎、石决明镇肝潜阳，敛心安神；赤白芍与郁金同用，养血活血，行气解郁；牛膝引血下行，并能活血利水；并伍以生黄芪，既利水消肿，又可益气补中。并嘱停服黄连上清丸，当以清淡易消化饮食调养。药证相应，服后诸症俱减，故至七诊均守方随证化裁，疗效显著。炒酸枣仁、首乌藤（夜交藤）、茯苓并合生龙骨、生牡蛎、丹参养心安神；生黄芪、泽泻并合茯苓健脾益气消水肿。诸药相合，既可收平肝潜阳、理气活血之功，又可显养心安神、补气利湿之效。二诊之后，以此方为基础，随证加减，主兼二证并治。

　　第二阶段即八诊至十诊，以扶正（益气滋阴，养心宁神）为主兼以攻邪（化湿消肿，祛瘀通脉）。患者经前法数月调治，肝阳渐平，气血趋畅。至八诊时，又见手心热、口苦口干、舌红苔少、脉结代而带细数，此乃气阴两虚、心神失养之征；腹胀纳少、心慌、乏力、眠差等脾胃虚弱、湿停血瘀之象。故颜老在八诊中，以生脉散加味。方中西洋参、麦冬、五味子益气养阴兼清热；生龙骨、生牡蛎重镇固涩，敛心安神；首乌藤（夜交藤）、炒酸枣仁、茯苓养心益肝健脾，补养安神；丹参合赤小豆、首乌藤（夜交藤）活血利水、通脉安神，合五味子敛心安神；生薏苡仁、茯苓健脾利湿；陈皮、枳壳、炒谷芽理气开胃。诸药相合，既益气养阴而清热，又健脾开胃而养心，还可通脉利湿。药后诸症改善，效不更方，原方续进。十诊纳增，腹胀腿肿减轻，仍少力眠差，知胃气渐复，滞气渐通，故去枳壳、谷芽，稍加重五味子用量，增强益气养阴之功，再进数剂，以巩固疗效。同时嘱生活亦当畅情志，适起居，动静结合以形神共养，既合《内经》养生之法，又合为人处世之道，实乃中医精华所在！

刘惠民医案

（怔忡脉快心肾虚，滋肾养心豁痰瘀）

李某，男，52 岁。1955 年 12 月 18 日初诊。

病史：于 1934 年某日突感心慌，胸闷，心跳加速，脉快 160～180 次/分，经用洋地黄治疗后好转。此后上述症状经常发作，时间长短不定，多于紧张、劳累、气候变化等情况下诱发。1949 年曾有一次发作，持续六天之久，经用奎尼丁后始得控制。但其后仍时有发作，曾作心电图检查，确诊为室上性阵发性心动过速。近日来发作逐渐频繁，有时一天即可发作数次，时感心烦，失眠，食欲欠佳，血压偏高，来诊。

检查：面色赭红乏泽，两目下发青，舌质淡红，舌苔白厚，气息短浅，脉濡细。

辨证：心肾虚弱，痰瘀内阻。

治法：滋肾养心，温阳健脾，益气豁痰，通络开瘀。

处方：炒酸枣仁 30g，枸杞子 12g，菟丝子 9g，橘络 9g，白术 9g，鸡内金 9g，槐实 9g，海藻 9g，麦门冬 9g，钩藤 9g，豆豉 9g，柏子仁 9g，水煎两遍，分两次温服。

另以猪心（烘干）1 具，琥珀 2.5g，朱砂 19g，三七 31g，人参 12g，麝香 0.9g，蛤蚧 19g，共研细粉，每日三次，每次 1.5g，以蜜调服。

12 月 31 日二诊：服药十剂，并配服药粉，睡眠略好，心慌发作次数较药前减少，发作时间也较前缩短，血压已正常。仍有时烦躁不适。舌苔厚而略黄，脉诊同前。原汤药方加龙齿 9g，山栀皮 6g，灯心 1.5g，水煎服。煎服法同前。继服药粉。

1956 年 7 月 4 日随访；又服汤药数十剂，配服药粉，烦躁逐渐减轻，阵发性心悸已数月未发，偶于疲劳、紧张时小发，极轻微，不用药物短时可自行缓解。目前仍间断服用汤药，持续服用药粉中。嘱原汤药方去山栀、豆豉、灯心。药粉方去麝香，继服。

（戴岐，刘振芝，靖玉仲．刘惠民医案．济南：山东科学技术出版社，1979）

【诠解】 本案西医诊断为阵发性室上性心动过速，即阵发性出现3个或3个以上连续发生的过早搏动，其异位节律点的部位为心房或房室交界区，以突发突止的心跳加速为特点，持续短者数分钟，长者可数日。常见于无器质性心脏病的年轻人或有风心病、冠心病、心肌病及甲亢病人，其特征是突发突止，可见胸闷心慌、心悸眩晕、气促、心绞痛、焦虑紧张等症状，甚则出现心衰与休克。其治疗在坚持发挥中西医特长挽救生命的基础上，当坚持辨病与辨证相结合。功能性心律失常临床以快速型多见，辨证多为气阴两虚，心神不宁。治宜益气养阴，重镇安神；器质性心律失常临床以风心病、冠心病及病毒性心肌炎为多见，辨证为心肾阳虚，痰瘀内阻，湿热内盛。治宜温阳益气，活血利水，清热化痰。临证更当观其脉证，随证治之，不可拘泥。

由于患者心慌心悸，可因过劳、气候变化或情志异常而诱发，发作持续长，病情重并伴有精神情志异常，故可归属中医"怔忡"范畴。心为十二官之主，主血脉，藏神明，其发生多因体虚劳倦、情志不遂、感受外邪及药食不当，以致气血阴阳亏损，心神失养；或气滞、血瘀、水湿痰饮瘀阻心脉，内扰心神。此案患者心悸断续发作二十余年，心慌胸闷，气息短浅，时感心烦失眠即心神失养，肾不纳气之故；面色赭红乏泽为阳虚失于温养之故，两目下发青乃目下水色，阳虚不能温化而水饮内盛。辨属为心肾两虚，痰瘀内阻，舌脉乃其佐证。治当滋肾养心，温阳化饮，豁痰通络。故方中用酸枣仁、柏子仁、枸杞子养肝益心；鸡内金、麦门冬、白术合用健脾和胃；槐实、钩藤、豆豉合用凉肝除热；橘络、海藻合用消痰软坚，理气通络；加甘平之菟丝子，补肾养肝。诸药合用，共奏温阳健脾，滋肾养心之功。再以人参蛤蚧散之意化裁，研粉蜜调，益气豁痰，通络开瘀而安神。药用猪心补虚养心，安神定惊；人参、蛤蚧合用补肺益肾健脾，纳气平喘；麝香、三七醒神开窍，祛瘀通络；用琥珀、朱砂等重镇之品安神定悸。后以此随证化裁，方证相应，竟愈多年重疾。

裘沛然医案

（冠心病肝肾阴虚，八仙长寿补肝肾）

曹某，女，53岁。就诊日期：1991年3月16日。

主诉：心悸5年余，近又发作1个月余。

病史：患者从五年前因心悸、胸闷在本市某医院做心电图检查，示频发性室性期前收缩，拟诊"冠心病"。长期服用中西药，或轻或重，时发时止。近1个月来又发心悸不宁，自觉有期前收缩现象。平素睡眠不佳，易醒，伴耳鸣，纳食尚可，二便调。

初诊：一般情况尚可，面色红润，心率：72次/分，心律齐。两肺听诊无异常。舌苔薄，边有齿痕，脉细。

辨证分析：心痛日久，波及肝肾，肝肾不足，心失所养，出现心悸。如《石室秘录》所说："心悸非心动也，乃肝血虚不能养心也。"故症见耳鸣、心悸。肝阳不得潜降，故夜寐不安。

中医诊断：心悸、怔忡（肝肾阴虚型）。

西医诊断：冠心病。

治法：养心补肝益肾，用《医方集解》八仙长寿丸（又名麦味地黄丸）增减。

处方：熟地黄30g，怀山药15g，山茱萸9g，茯苓12g，泽泻15g，车前子（包）12g，麦冬15g，五味子9g，丹皮9g，陈皮10g，大枣7枚。7剂。

复诊：1991年5月15日。上药坚持服用一段时间后，一度证情好转。近诉头晕头胀，神疲倦怠，腰膝酸软，少气，足心发麻，纳可便调。舌淡，苔薄，脉细弦。血压：120/70mmHg。此脾肾亏虚，阳气不振。治拟健脾补肾，扶阳益气。

处方：生黄芪30g，熟附块12g，生白术18g，茯苓12g，枸杞子12g，菊花12g，白芍30g，甘草12g，白芷12g，炒枣仁18g，当归10g，山茱萸9g。7剂。

三诊：1991年6月12日。双膝关节酸痛麻木，足跟重着胀痛，稍口干。追寻病史，1983年曾有类似病史，被某医院诊断为"关节炎"。舌苔薄，脉细，查两膝关节无明显肿胀、畸形。拟独活寄生汤加减。

处方：独活15g，桑寄生15g，秦艽15g，防风15g，川芎12g，细辛12g，当归15g，生地30g，白芍15g，杜仲15g，川牛膝15g，党参18g，桂枝15g，甘草15g，茯苓12g。14剂。

四诊：1991年9月11日。右腕关节活动稍久而疼痛；胃脘部疼痛，大便日行两三次，稍溏；左胸骨旁稍痛，与呼吸无关。检血压：135/75mmHg，心率：

68 次/分，律齐，A2 > P2，左胸骨旁有压痛。过去有胃病史。

治法：苦辛通降，佐以通络止痛。

处方：黄芩 24g，川黄连 10g，干姜 12g，党参 18g，甘草 18g，牡蛎 30g，当归 15g，川芎 12g，白芍 15g，海螵蛸 15g，延胡索 12g，木茴香（各）12g，焦楂曲（各）12g。7 剂。

五诊：1991 年 11 月 13 日。服上药后胃痛已息，关节疼痛好转。近诉神疲乏力，稍口干，关节酸楚，心悸好转，睡眠欠佳。苔薄，边有齿痕，脉细。改拟归脾汤出入。

处方：生黄芪 30g，党参 18g，炒白术 12g，茯苓 15g，当归 12g，甘草 9g，炙远志 6g，酸枣仁 12g，木香 9g，龙眼肉 12g，大枣 7 枚，牡蛎 30g，泽泻 12g。14 剂。

（裘沛然 . 裘沛然医论医案集，北京：人民卫生出版社，2011）

【诠解】患者初诊时以冠心病诉心悸、胸闷，先生辨属心病日久而致肝肾不足，此乃子病累母；肝肾亏虚，精血不足又致心失所养。子虚补母，故不治心但治肝肾，而取麦味地黄丸加减，坚持服用一段时间，病情好转。裘老常云：中医辨证施治，切勿为西医病名所困，否则治疗的路子会越来越狭窄，于此可窥一斑。

后患者心悸基本控制，出现头晕头胀，少气，神疲倦怠，腰膝酸软，足心发麻等证，裘老以脾肾亏虚，阳气不振而施以健脾补肾，扶阳益气之法。药后关节炎旧恙复燃，而见双膝关节酸痛麻木而无明显肿胀、畸形，足跟胀痛等证。《张氏医通·痿痹门》曰："盖气虚则麻，血虚则木，治当利湿为主，祛风解寒，亦不可缺，更须参以理脾补气之剂。"裘老遵此施以祛风湿，补肝肾，强筋骨之法，投以独活寄生汤加减。药后关节炎得以控制，而复有胃脘及左胸骨疼痛，便溏等中焦脾胃不和之证。遂以辛开苦降，平调寒热之法畅达中焦气机，佐以补血养肝之法健运中焦，行气消食之法通络止痛。方投半夏泻心汤合四物汤化裁。俟中焦得运，寒热平调后，针对心脾气血两虚之证，继用归脾汤补心健脾以善后。法随证改，方随法变。所谓辨证论治乃是一个动态的据证施治之法。倘若死守"冠心病"、"关节炎"等西医概念，动辄以活血化瘀守治，恐于此病无补。

肾不纳气

丁泽周医案

（心悸重症难平卧，扶土化痰顺纳气）

俞　左　咳嗽已延数月，迩来气急，不能平卧，心悸跳跃。脉象弦硬不柔，无胃气之象。肾虚不能纳气，冲气逆肺，肺失肃降，症势重险。姑拟扶土化痰，顺气纳气。

南沙参三钱，炙白苏子二钱，甜光杏三钱，朱茯神三钱，仙半夏二钱，炙远志一钱，左牡蛎四钱，花龙骨二钱，花龙齿二钱，厚杜仲三钱，炙款冬钱半，金沸花（包）钱半，补骨脂钱半（核桃肉二枚，拌炒），磁朱丸三钱（包煎）。

（丁甘仁著，吴中泰整理．丁甘仁医案续编．上海：上海科学技术出版社，1989）

【诠解】《素问·经脉别论》云："饮入于胃，游溢精气，上输于脾。脾气散精，上归于肺，通调水道，下输膀胱……"。体内水液运化均离不开中焦脾胃的转输、肺的宣发肃降及下焦肾与膀胱的蒸腾气化功能，而中焦脾胃为人体气血、水火、阴阳斡旋之枢纽，其作用就尤为重要。如若水液代谢失常，则停聚体内为痰为饮而阻滞气机，百病遂生。

患者咳嗽数月，现气急不能平卧，乃痰阻气滞之危象；且心悸跳跃，心中"筑筑惕惕然"，责之脾肺肾三藏不调，纳化失司。法当培土运中，化痰安神，补肾纳气。药选炙白苏子、甜光杏、仙半夏、金沸花降气化痰平喘；南沙参、炙款冬合用润肺化痰；厚杜仲、补骨脂共奏补肾纳气之功；朱茯神、炙远志、左牡蛎、花龙骨、花龙齿合用镇惊安神定悸；磁朱丸既可重镇安神，其中神曲又可与仙半夏健脾运中而除痰。诸药合用，力宏而功专，则脾运而痰化，气得以顺纳，而诸症自消。

阳 气 亏 虚

黄寿人医案

(心肾亏虚元阳衰，真武汤加附子汤)

向某某，男，50岁。怔忡病。心慌气短，稍动尤甚，怯寒肢冷，夜难入睡，面色㿠白，头昏食少，小溲短频，两足背肿。舌淡苔薄，脉沉细数。此属心肾亏虚，元阳不振。治用补心温阳益肾为法。

方药：党参24g，附片15g，干姜9g，白术12g，茯苓24g，杜仲15g，龟板12g，白芍12g，牛膝15g，山药12g，姜半夏12g，朱枣仁12g。共5剂。

二诊：服上方，心慌气短减轻，纳食转佳，怯寒亦轻。足背仍肿，小便欠畅，再宗上法增减。

方药：党参24g，附片15g，姜半夏9g，干姜9g，茯苓24g，白术12g，朱枣仁12g，山药24g，杜仲15g，白芍12g，车前仁24g，牛膝15g，龟板12g。共5剂。

三诊：足肿减轻，怯寒亦除。有时心慌，头昏，气短，胸闷疼痛，纳食尚可。仍觉肢冷，寐少。脉沉细。治仿上法，佐以通络。

方药：上方去牛膝、车前；加丹参15g，红花9g。共3剂。

四诊：诸症减轻，胸痛渐失。头昏腰酸，有时足背微肿，小便清长。苔薄白，脉沉细。再拟益肾温阳为治。

方药：金匮肾气丸，每次9g，早、晚开水送服。

(武汉市卫生局. 黄寿人医镜. 武汉：湖北人民出版社，1983)

【诠解】《伤寒论·辨少阴病脉证并治》云："少阴病，身体痛，手足寒，骨节痛，脉沉者，附子汤主之。"身痛骨节痛乃太阳经风寒表实证也，然太阳则脉浮紧，且无手足寒之证，故有麻黄之治。此条文以脉沉而手足寒，则知此乃少阴阳虚寒盛，气血亏虚，且四末为诸阳之本，阳虚失于温阳则见手足寒，脉沉细。

本案患者初诊心慌气短，稍动尤甚，怯寒肢冷，小溲短频，两足背肿乃少阴阳虚，水湿不运之证；且《素问·生气通天论》曰："阳气者，精则养神，柔则养筋"，说明阳气温养正常则形神俱安。现患者少阴阳虚，不能温养故夜难入睡，面色㿠白，头昏食少。舌淡苔薄，脉沉细数。故可辨属少阴阳虚，寒湿凝滞，气血亏虚。治当扶阳温经，散寒除湿。方投附子汤化裁。药用附片扶真阳散寒除痹；党参健脾益气，与附片同用，峻补元气；干姜与茯苓、白术同用温阳健脾而利水，与姜半夏同用则调理中焦气机；芍药和营通痹，制术、附之温燥而护阴；山药、杜仲、牛膝滋补肝脾肾，引药下达病所；龟板、朱枣仁潜阳敛阴，安神宁志。药后诸症减轻，足背仍肿，小便欠畅，寒湿欲去不去，故守上方，加重山药平补肺脾肾之功，以畅达三焦而化水液，又佐以车前子利水渗湿。三诊时诸症续减，连续两诊均用祛湿之品，且水湿内停阻碍气机亦可致血行不畅，祛湿亦当兼顾活血，方可畅通气机，遂于上方去渗利之车前子、牛膝，加用丹参、红花活血利水祛湿。四诊时诸症向愈，但阳虚之弊未除，故仍以温肾助阳为法，续服金匮肾气丸而固本。

郭士魁医案

（心动过缓心悸频，温阳益气复脉法）

胡某，男，42 岁，病历号：19179。

1978 年 7 月 19 日请郭老会诊。患者三年前发现心动过缓，无晕厥史。两年前出现阵发性心慌，以后逐渐频繁发作。检查心电图为房性早搏，阵发性心房颤动。曾在外地某医院用 ATP、辅酶 A、维生素 C 及奎尼丁治疗。心房颤动仍有发作。改用苯妥英钠等药物治疗，因心动过缓停药。后加阿托品治疗，心率略加快，阵发性心房颤动，仍有发作且渐加重，每日 2～5 次。近半年来心悸更加频繁，以夜间为主，致使患者不敢入睡。心电监测发现：夜间短阵心房颤动达 10～20 次，每次持续 20～30 秒或 5 分钟。心率慢，夜间 38～50 次/分，昼间 48～

56次/分。近几天心房颤动发作时间有延长，昨夜1次达2小时方复律。自觉乏力，畏冷，手足凉，出汗较多。舌胖淡，苔白，脉沉细缓结代，心律绝对不整，心率72次/分，未闻杂音，双肺（－），血压：120/80mmHg。

方用：党参18g，川芎15g，丹参18g，桂枝16g，干姜16g，制附片9g，细辛3g，麻黄6g，玉竹15g，红花9g，柏子仁9g，甘草9g。

1978年7月26日二诊：服上方，心慌发作有减少，昨日2～6时监测中未见心房颤动，夜间也有明显减少。舌胖淡，苔薄白，脉沉细缓。心律整，心率60～62次/分，血压120/80mmHg。继用上方加女贞子16g。

1978年8月2日三诊：近一周，昼间无明显心悸，心慌，夜间偶有心慌。心电监测：心房颤动逐渐减少，昼间发作2～5次，每次几秒～5分钟，夜间也有明显减少。舌略胖淡，白苔，脉沉细缓。心律整，心率60～62次/分。

方用：党参18g，川芎15g，丹参18g，红花9g，玉竹15g，枸杞子16g，柏子仁9g，生地18g，女贞子16g，炙甘草9g，珍珠母30g。

1978年8月16日四诊：服上方，自觉无不适，睡眠好。舌略胖淡，苔薄白，脉沉细缓。心律整，心率59～64次/分。心电监测：昼间无心房颤动，夜间有1～3次，短阵心房颤动持续几秒～1分钟。夜间最慢心率42次/分。上方继服。

（翁维良，于英奇．郭士魁·中国百年百名中医临床家丛书．北京：中国中医药出版社，2001）

【诠解】《伤寒论·辨少阴病脉证并治》第281条曰："少阴之为病，脉微细，但欲寐也。"结合同篇第323条"少阴病，脉沉者，急温之，宜四逆汤。"此仲景提示少阴病阳虚阴盛而见但欲寐、畏寒蜷卧、手足逆冷、冷汗自出及脉沉微细者，乃阴精阳气虚衰，阳不摄阴，阳气不能温养精神、形体四末，即经曰"阳气者，精则养神，柔则养筋"是也。治当急温回阳，宜四逆汤。且手少阴心为火脏，主血脉，藏神，为五脏六腑之大主，心血充沛，心阳旺盛则精神振奋，若心阳耗损可见《伤寒论》第64条所言"其人叉手自冒心，心下悸，欲得按"，治当以桂枝甘草汤温补心阳。

本案患者既往有心动过缓、阵发性心慌且渐剧，病情迁延反复，初诊见心悸心慌、畏冷、手足凉、脉沉细缓结代、舌胖淡苔白等症，系少阴心肾阳虚阴盛。

昼为阳，夜为阴，至夜阳入阴分摄阴则寐，阳虚阴盛而不能摄阴，故夜间病势较重。当辨属少阴阳虚，气血不足。治当急温回阳，益气养血。方投麻黄附子细辛汤、四逆汤急温里阳散寒；桂枝甘草汤温补心阳复脉，佐以党参并重用，与玉竹合用益气养阴而健脾；川芎、丹参、红花、柏子仁祛瘀通络，宁心安神。药后诸症俱减，二诊时重用女贞子滋补肝肾，诸症再减，后均以前方为基础随证化裁，终收全功。

张伯臾医案

医案 1 （窦房结阻滞脉迟结，养心扶阳兼养阴）

于某某，女，41 岁，住院号：76/3443。

患者心悸，心跳缓慢，每分钟四十次左右，胸闷不适，动则更甚，时有昏厥，已经年余，心电图提示：窦房结阻滞，脉细迟结，舌苔薄白。张老考虑由疲劳过度，阳虚气弱所致，连续用养心扶阳，调气活血法。投之以附子、党参、黄芪、桂枝、炙甘草、丹参、当归、茺蔚子、首乌、川芎、红花、茯苓、白酒露等品，先后一月余，未效。斟酌再三，悟阳伤日久，必及阴分，故按张景岳"善补阳者，必从阴引阳"之意，于原方中增入养阴之品，并予静脉滴注麦冬注射液。仅用二十日，胸闷舒，心悸减，心率恢复至 70～80 次/分，心电图亦大致正常。

（严世芸，郑平东，何立人．张伯臾医案．上海：上海科学技术出版社，2003）

【诠解】 患者脉迟结代、胸闷动则更甚，时有昏厥诸症，乃心阳不振，肾阳不足，气弱血寒，致使气血不相接续而引起。首诊治疗先温通心肾，益气活血，治一月仍症状同前。二诊考虑阳伤日久，必及阴分，原方中增入养阴之品而获效。事实说明，灵活地运用辨证治疗，既能迅速地提升心率，使阳气通达而提高心率以治标，病情稳定。

医案 2 （心动过缓脉迟症，麻黄附子细辛汤）

施某，女，29 岁。

经常胸闷，胸痛已年余，夜间尤甚；头晕昏厥。心率最慢仅 34 次/分，心电图示：室性心动过缓，窦性心律不齐，窦性静止，结性逸搏。外院拟诊为窦房结功能低下。刻下：胸闷，畏寒肢冷，舌质淡胖，苔薄白，脉细迟。此乃浊阴用事，心阳不振，拟温运心阳而化阴凝。

药用：熟附片 12g，炙麻黄 4.5g，北细辛 5g，黄芪 12g，桂枝 6g，紫石英 30g（先煎），炙甘草、川芎各 9g，赤芍 12g。14 剂。

二诊：畏寒肢冷明显减轻，胸闷痛亦减，舌淡，脉沉细。再拟前法续服。

药用：熟附片 9g，炙麻黄、细辛各 3g，黄芪 12g，桔梗 6g，丹参 15g，炙甘草 9g，当归 12g，紫石英 30g（先煎）。14 剂。

三诊：精神好转，胸痛渐平，心率可维持在 60 次/分左右，苔脉同前。胸阳渐展，阴寒已散，再守原法加减。

药用：熟附片 9g，黄芪、党参各 12g，炙甘草 9g，茯苓、麦冬、当归各 12g，远志 6g，炒枣仁 12g。14 剂。

[张菊生. 张伯臾治疗心痹验案二则，辽宁中医杂志，1997，24（6）：279]

【诠解】 病理性心动过缓临床治疗的难度较大，中医多以温心通阳为主治疗，虽能显示出较好疗效，但效果常不稳定。患者具有明显的脉迟以及畏寒肢冷，舌质淡胖苔薄白，乃心阳不振，肾阳不足，气弱血寒，致使气血不相接续而引起。治疗上首先温通心肾，化阴凝，益气活血，使阳气通达而提高心率以治标，待证情稳定，再大力补肾阳以图治本，巩固疗效。首诊投麻黄附子细辛汤温心阳，散寒凝；桂枝、紫石英温通心阳；黄芪、甘草健脾益气；川芎、赤芍活血通络。二诊时阳气渐复，气血尚未调畅，加丹参、桔梗调和气血。三诊时则温阳益气，养心以善后。

赵冠英医案

（劳累引发心衰病，桂枝甘草汤加味）

季某，男，60 岁，农民。1998 年 3 月 10 日初诊。

1996 年 8 月因劳累后出现阵发性胸闷，心慌症状，时发时止，并逐渐出现夜间阵发性呼吸困难，端坐呼吸，未予诊治。1997 年 8 月后，胸闷，心慌症状发作频繁，并出现双下肢浮肿，经当地医院住院检查，经强心利尿剂治疗，症状减轻，此后若遇重体力劳动则发胸闷、心慌症状。1998 年 3 月 1 日因劳累后受凉感冒，又发作胸闷、心慌，并出现双下肢凹陷性水肿，慕名前来求赵冠英教授诊治。查体：血压 20.0/11.0kPa，口唇紫绀，颈软，颈静脉无怒张，桶状胸，两肺底部可闻及少量湿啰音。心浊音界稍向左扩大，心率 41 次/分，律不齐，心尖部第一心音强弱不等，可闻及 III 级收缩期吹风样杂音。腹部平软，肝脾未触及，双下肢浮肿，按之凹陷。心电图示房颤合并高度房室结传导阻滞；心脏 B 超示二尖瓣狭窄合并关闭不全；胸片示心影横经增宽，心胸比 >0.5。舌淡白、苔白滑，脉沉细结代。病为心悸，证属心阳虚衰，不能化气行水。

处方：人参 6g，熟附片 8g，桂枝 10g，麦冬、车前子（包）各 15g，五味子、炙甘草各 5g，大枣 6 枚。6 剂，每日一剂，水煎取汁 350ml，频频饮服。

二诊（1998 年 3 月 6 日）：患者胸闷，心慌症状明显减轻，心率 57 次/分，律不齐，心电图示：房室传导阻滞消失，仍呈房颤表现。上方加石菖蒲 20g，甘松 10g，穿山龙 15g。续服 6 剂。

三诊（1998 年 3 月 12 日）：诸症大减，心率维持在 60 次/分左右，心电图检查：未再出现房室传导阻滞。

（杨明会，窦永起，吴整军，等 . 赵冠英验案精选 . 北京：学苑出版社，2003）

【诠解】 本例患者，发病之初表现为胸闷、心慌、夜间阵发性呼吸困难、端坐呼吸、下肢水肿，主要病机为心脾肾阳虚，水饮凌心，水饮聚肺，水湿下聚，治疗以温阳利水宁心为主。桂枝甘草汤为《伤寒论》太阳病变证中治疗心阳虚证之方。心阳虚弱，心阳不振为病本。桂枝甘草汤加味能振奋心阳，化气行水；加人参、熟附片益气温阳；车前子味甘微寒，有利尿渗湿和祛痰的双重作用。诸药合奏，改善房室传导阻滞而获良效。

刘渡舟医案

（入冬天寒心动缓，温阳散寒益气阴）

盛某某，男，65 岁。1994 年 12 月 8 日就诊。

有"冠心病"史。每遇入冬，天气严寒之时，出现心动过缓，心率不满40次/分，心悸不安，胸中憋闷，后背恶寒。视其舌淡嫩，苔白，切其脉沉迟无力。辨证：脉沉迟为阴为寒，寒则血脉不温，阴霾用事；背为阳府，而虚其护，则心肺功能失其正常，故见胸满背寒之变。为疏：

附子12g，麻黄3g，细辛3g，红人参12g，麦冬20g，五味子10g。

服尽三剂，脉增至一息四至。又服三剂，则心悸、气短、胸满、背寒等症消除，脉搏增至一息五至而愈。

（陈明，刘燕华，李方．刘渡舟验案精选．北京：学苑出版社，2006）

【诠解】《素问·金匮真言论》曰："言人身之阴阳，则背为阳，腹为阴……所以欲知阴中之阴，阳中之阳，何也？为冬病在阴，夏病在阳……背为阳，阳中之阳，心也"，可知每至入冬严寒时节胸背部不适，即提示少阴心脉阳气不足，阴寒内凝；且心藏神，主血脉，阳气不振，温运不及，亦可致气血濡养失常。案中患者素有"冠心病"，每至入冬天气严寒即发心悸不安，胸中憋闷乃少阴心脉阳气不振，气血不能温养君主；而后背畏寒者，因胸阳不振而阴寒逆上，内寒与外寒"同气相求"而乘阳位之故。当辨属少阴阳虚，舌脉亦为之佐证。治当温阳散寒，益气养阴。方投麻黄附子细辛汤合生脉散。

前方始出仲景《伤寒论》，用治太阳、少阴同时感于外寒之证，功在温经发表；后者为《内外伤辨惑论》中方，用治热伤元气或金为火制，水失所主，功在益气生津，敛阴止汗。本案将二者合用，意在温阳散寒而复脉，益气养阴而定悸。方中附子大辛大热，直温坎离在里之阳；麻黄辛温，有发表散寒，通调水道之功；细辛辛温雄烈，与麻黄同用可散外寒，与附子相伍可温里阳；以红参易人参，甘而微温变为甘温，补虚之力更强，年高体弱或久病之人尤为适宜；麦冬甘寒养阴，五味子酸温生津。诸药合用，阳气得温而阴寒自去，气阴得复而津液自生，故药尽而病愈。刘老在临床治疗心脏病之心动过缓，脉来迟涩，心悸气短，胸满背寒等证属少阴里阳虚兼气阴不足时，常用麻黄附子细辛汤合生脉散，在振奋心阳之余，以滋养心肺之阴，临床疗效极佳。

李可医案

医案 1（突发心衰命垂危，急投破格救心汤）

张建亮，男，28 岁，静升镇狐子沟村农民。

1999 年 4 月 13 日急诊。

患者从事牧羊 3 年，传染布鲁杆菌病 1 年半，迁延失治，心、肝、肾实质损害。4 月 3 日，突发心衰，紧急住入省人民医院（住院号 230511），最后诊断："全心扩大，室性早搏，心功能Ⅳ级，心衰Ⅲ度；胸腔积液；大动脉病变，肝功损害，低蛋白血症；Nec 赘生物伴脱垂 AR（重）MR（轻～中）PR（轻）TR（轻），已经 5 日全力抢救无效，4 月 8 日早 8 时病危，专家会诊认为，随时有生命危险，出院准备后事，邀余作最后挽救。

诊见患者端坐呼吸，频咳暴喘，喉间痰鸣漉漉，呕吐涎沫；面色灰暗，神情萎顿，似睡似醒，声若蚊蚋；唇指紫暗，胸痛彻背；全身凹陷性水肿，脐凸胸平，睾丸水肿，尿少，日夜约 150 毫升；厌食，食入则胀急欲死，日仅喝点稀粥；憎寒无汗，亦无涕泪。脉促，114 次/分，频见雀啄，舌紫暗，满布紫黑瘀斑。病人气息奄奄，口不能言，本病何以演变为三阴寒凝，气化冰结局面，已无法察知。从脉证推断，必是初病失表，致外邪深入五脏，正虚无力驱邪外出，伏于血分，渐致阴竭阳亡。脉见雀啄，时时有心跳骤停之险，故古代医典把七怪脉列为必死之候。而患者接病危通知书已达 11 日而未死，则正气尚存，又正在壮年，便有一线生机。询知此次因感冒而突发心衰，则此"感冒"二字便是生死关键，凡病皆由表入里，"表"既是邪之入路，亦是邪之出路。今病半月，仍憎寒无汗，是表气闭塞，外邪欲出无路。此亦三焦气化冰结，聚水成肿之主因。少阴与太阳同病，有麻黄附子细辛汤法，温里寒，开表闭，正堪借重。表闭一开，开门逐盗，伏邪外透，便有转机。遂拟以破格救心汤大剂，加麻黄、细辛开表闭，加油桂、五苓蒸动下焦气化而利水，更合瓜蒌薤白白酒汤、丹参饮开胸涤痰破瘀，麝香辟秽开窍而救呼吸衰竭：

附子 200g，干姜、炙甘草各 60g，高丽参 30g（另炖），五灵脂 30g，无核山萸肉 120g，生龙牡、活磁石、煅紫石英、瓜蒌各 30g，薤白 15g，白酒 100g，丹参 30g，檀降香、砂仁、企边桂各 10g，桂枝、白术各 30g，茯苓 45g，猪苓、泽泻各 15g，桃杏仁各 15g，麻黄、细辛各 10g，鲜生姜 30g，大枣 12 枚，麝香 1g（分冲）。

加冷水 2500 毫升，文火煮取 450 毫升，对入参汁，3 次分服，3 小时 1 次，日夜连服 3 剂。

上药于 2 日内分 9 次服完，当日服第 1 次后，头部见汗，喘咳顿减；服 2 次后，全身得畅汗，小便大增，日夜达 3000 毫升以上，水肿消去十之七八，次日进食面条 1 碗，起床托炕沿来回散步，面色由灰暗转红润，脉沉弱 82 次/分，雀啄脉消失，脱险。历来视汗法为小技，病至奄奄一息，汗法似无用武之地。殊不知，此际妥施汗法切中病机，常常扭转败局，救人性命。汗法之妙，竟有起死回生之效！

（李可. 李可老中医急危重症疑难病经验专辑. 太原：山西科学技术出版社；2002）

【诠解】 太阴为三阴之屏障，病入三阴，太阴首当其冲。太阴病证为脾阳虚弱，寒湿内阻的虚寒病变。少阴病是心肾机能衰退性病变。心肾为水火之脏，阴阳之根。病至少阴，心肾功能衰竭，阳虚阴盛，表现为少阴寒化证。厥阴为阴之尽，阳之始，阴中有阳。病至厥阴，为疾病之最后阶段。此例为三阴寒凝，阴寒极盛，阳气不续而先绝，病情重笃而垂危。病人因感冒而突发心衰，投麻黄附子细辛汤助阳解表，治体虚感冒风寒，表邪外透；瓜蒌薤白白酒汤、丹参饮开胸涤痰破瘀；五苓散温阳化气，健脾利水。

医案 2 （心衰少阴寒化证，急投破格救心汤）

灵石县土产公司书记吴云凯，55 岁。

患风湿性心脏病 12 年，顽固性心衰 5 年，心功能 III 级。近 5 年大部分时间在医院度过。1977 年 6 月 23 日，患者在城关医院住院治疗月余，病情加重，急性心衰合并室颤，心率 212 次/分，已发病危通知书，家属要求中医会诊。

9 时 30 分，诊见患者目暗无神，面如死灰，头汗如油，神识昏糊，喘不能言，气息奄奄，小便自遗。唇、舌、指甲青紫，口鼻气冷，全身冰冷，仅胸部微温；腹胀如鼓，下肢烂肿如泥，吸氧，测不到血压，寸口部脉如游丝。五脏绝症已见其三，元阳垂绝，危在顷刻。所幸下三部太溪根脉微弱可辨，是为一线生机。遂投大剂破格救心汤，重用附子200g，加沉香粉3g冲，油桂3g冲，云苓、泽泻各30g，以纳气归肾利水消肿。武火急煎，边煎边灌。10时许开始服药，一刻钟后阳回厥退，汗敛喘定。11时30分，知饥索食，心率100次/分，脱险。嘱原方再取3剂，3小时1次，昼夜连服。下午4时，水肿消退，心率82次/分，已能拄杖出游。计前后31小时，服附子0.75公斤、山萸肉0.5公斤，古今目测为必死之症，竟获治愈。

（李可. 李可老中医急危重症疑难病经验专辑. 太原：山西科学技术出版社，2002）

【诠解】　少阴病是心肾机能衰退性病变。心肾为水火之脏，阴阳之根。病至少阴，心肾功能衰竭，阳虚阴盛，表现为少阴寒化证。本案乃典型之少阴病，阳气式微，浊水停滞之证，证从寒化，病情危急，非辛热桂附无以回阳。

李可老先生的破格救心汤源于《伤寒论》四逆汤类方、四逆汤衍生方参附龙牡救逆汤及张锡纯来复汤，破格重用附子、山萸肉加麝香而成。方中四逆汤为中医学强心主剂，加人参成为四逆加人参汤，大补元气，滋阴和阳，益气生津。李可老先生认为，附子有大毒，附子为强心主将，其毒性正是其起死回生药效之所在。附子武火急煎1小时，正是其毒性分解的高峰。伤寒四逆汤原方，炙甘草是生附子的两倍，足证仲景当时充分认识到附子的毒性与解毒的措施，甘草既能解附子的剧毒。而在破格重用附子100g以上时，炙甘草60g已足以监制附子的毒性，不必多虑。张锡纯的来复汤一方（《医学衷中参西录》山萸肉60g，生龙牡粉各30g，生杭芍18g，野台参12g，炙甘草6g）可补四逆汤之不足。"全方主治凡内外妇儿各科危重急症，或大吐大泻，或吐衄便血，妇女血崩，或外感寒温，大汗不止，或久病气血耗伤殆尽……导致阴竭阳亡，元气暴脱，心衰休克，生命垂危（一切心源性、中毒性、失血性休克及急症导致循环衰竭），症见冷汗淋漓，四肢冰冷，面色㿠白或萎黄、灰败，唇、舌、指甲青紫，口鼻气冷，喘息抬肩，口开目闭，二便失禁，神识昏迷，气息奄奄，脉象沉微迟弱，一分钟50次以下，或散乱如丝，雀啄屋漏，或脉如潮涌壶沸，数急无伦，一分钟120～240次以上，以及古代医籍所载心、肝、脾、肺、肾五脏绝症和七怪脉绝脉等必死之症、现代医学放弃抢救的垂死病人，凡心跳未停，一息尚存者，急投本方。1 小时起死回生，3 小时脱离险境，一昼夜转危为安。

周信有医案

医案 1（脾肾阳虚致脉迟，麻黄附子细辛汤）

患者王某，男，49 岁。

近 20 年来，脉搏跳动缓慢，每分钟 40～50 次，活动后可升至 80～90 次。曾因爬山劳累出现心慌、气短、胸闷、心前区痛等不适症状，并有逐渐加重趋势。于 1997 年 6 月 25 日以病窦综合征住进某院。入院时心率 45 次/分钟，血压 18/12kPa。心电图示：窦性心动过缓，心率 40 次/分钟，阿托品试验阳性，异常心电图。住院治疗，症有所减，于 7 月 20 日出院，但仍感心前区不适，遂前来就诊。自诉胸闷气憋，心前区隐痛，伴疲乏，畏寒，四肢麻木。舌体胖嫩，质淡紫，边尖见瘀斑点，苔白滑，脉迟涩。中医辨证属脾肾阳虚，阴寒内盛，心脉失统，血脉瘀滞。治宜扶正培本，温补脾肾，益气扶阳，祛瘀通脉。

处方：炙麻黄 9g，桂枝 9g，制附片 9g，细辛 4g，红参 9g，黄芪 30g，淫羊藿 30g，五味子 9g，当归 9g，丹参 20g，川芎 9g，炙甘草 15g。水煎服，并配服心痹舒胶囊，每服 5 粒，日服 3 次。

1997 年 8 月 1 日二诊：连续服药 10 天，自感症状减轻，但活动后仍气短，心悸，苔脉从前。守方继进 15 剂，心痹舒胶囊继服。

1997 年 8 月 18 日三诊：胸闷、气憋、心痛明显减轻，自觉心率有所增加，原方加阿胶 9g（烊化），继服 15 剂。心痹舒胶囊继服。

1997 年 9 月 4 日四诊：服药 37 剂，诸症基本消失。心电图查：正常心电图，心电轴偏 74°，心率 71 次/分钟。以后来诊随症加减，继续服药二月后，心前区不适症状全部消失。于 1997 年 10 月 16 日复查心电图：心电轴正中，正常心电图，心率 70 次/分钟。为巩固疗效，嘱患者坚持连续服药二三个月，注意生活起居调养。以后多次随访，直到现在健康状况一直良好。

（周信有. 周信有临床经验辑要. 北京：中国医药科技出版社，2000）

【诠解】 窦性心动过缓，为临床常见病，严重时称之为病态窦房结综合征。窦性心动过缓，古代中医文献中无此病名，属于中医学"心悸"、"怔忡"、"胸痹"、"脉迟"等病症范畴。《素问·痹论》云："心痹者，脉不通，烦则心下鼓"。心悸的病名首见于汉代张仲景的《伤寒杂病论》，称之为"心动悸"、"心下悸"、"惊悸"等，并提出了病因、治法等。明代王肯堂认为心悸源于虚、饮两种病因，《证治准绳》云："心悸之由，不越两种，一者虚也，二者饮也。气虚者阳气内虚，心下空虚，正气内动而为悸也。其停饮者，由水停心下，心为火而恶水，水既内停，心不自安，故为悸也。"现代诸多中医专家认为窦性心动过缓多为本虚标实，多由于年老体虚或久劳耗伤阳气，阳气衰微，鼓动无力，气机不畅，血运不利，津液不布而形成瘀血、痰饮阻滞经脉。其病机关键为气阳亏虚，病位在心，病常及肾。

本案脉来迟缓，胸闷、胸痛，伴疲乏畏寒、四肢麻木，反映了心之阳气不足，阴寒之气充盛。再结合舌脉，四诊合参，辨为怔忡，证属脾肾阳虚，阴寒内盛，心脉失统，血脉瘀滞。治宜扶正培本，温补脾肾，益气扶阳，祛瘀通脉。麻黄附子细辛汤，启用力大气雄的附子，直补心阳之虚，振奋心脏功能，为治本之道；麻黄、细辛在附子的督促之下温经散寒，以扫长空之阴霾，温煦膻宫，复苏心肺气血之功能而为佐使。加入淫羊藿以温补肾阳；红参、黄芪补气；当归、丹参、川芎活血养血祛瘀；桂枝温经通脉；五味子养阴，使全方益气温阳活血而不伤阴。本例特点益气温阳治本，活血化瘀治标，标本兼顾。

医案2（脾肾阳虚脉结代，补益脾肾温经脉）

雍某，男，50岁，兰州高压阀门厂工人。

患者于1992年8月因胸闷、气憋、心慌不安、住院治疗。心电图示：室性早搏，为二联律。经动态心电图查，24小时早搏2700多次。几年来，先后经多家医院治疗，均未有明显好转。整天心慌，心急，早搏频繁，不能正常生活。1996年5月12日来诊，症见胸部窒闷疼痛，气憋，心悸怔忡；有恐惧感，脘痞纳呆；神疲体倦，面色晦暗。舌暗淡，苔白腻，脉结代。早搏频繁，为二联律。诊系胸痹、怔忡。证属脾肾阳虚，心神不守，寒滞血瘀。西医诊为冠心病，心律失常。治以补益脾肾，温经通脉，养心安神。

药用心痹舒胶囊，每服 4 粒，日 3 次。并辅于汤剂，以基本处方加减。

处方：党参 20g，炒白术 9g，黄芪 20g，淫羊藿 20g，五味子 9g，当归 9g，丹参 20g，广地龙 20g，苦参 20g，桂枝 9g，瓜蒌 9g，生地 20g，首乌藤 20g，制附片 9g，炙甘草 6g。水煎服。

以上方药服用一周，胸部窒闷疼痛减轻，早搏明显减少，纳谷增加。半月后，胸痛未作，早搏每日 6 次左右。病人自述，这是几年来从未有过的好转情况，病人症状消失，情绪稳定。以后，心痹舒胶囊继续服用，药方略经加减服用，连续服药半年多，早搏已稳定在每天一二次左右，有时一天 1 个早搏也未出现。现在病人症状消失，体力恢复，精神乐观，已正常上班工作。

(周信有. 周信有临床经验辑要. 北京：中国医药科技出版社，2000)

【诠解】 本案患者症见胸闷痛、怔忡、面色晦暗、恐惧感为心阳虚日久，累及肾阳，心肾阳虚，心脉闭阻；脘痞纳呆、神疲体倦为脾气虚，脾失健运；再结合舌脉，四诊合参，证属怔忡，辨证为脾肾阳虚，心神不守，寒滞血瘀。本方重用黄芪、党参补气温中；附子、桂枝辛温散寒，温通心阳；当归、丹参、瓜蒌等活血宽胸；考虑该患者心脉闭阻较甚，故加用地龙以增强活血通络之力；方中生地、首乌藤养血和营，使全方益气温阳活血而不伤阴。

裘沛然医案

(心阳不振气不足，温阳益气宁心神)

吴某，男，50 岁。就诊日期：1991 年 3 月 14 日。

主诉：心悸发作 1 天。

病史：昨晚 10 点突发胸闷、心悸、气促、头晕。赴外院急诊，心电图检查提示为心房颤动。给予静脉注射西地兰，口服异搏定、复方丹参片、麝香保心丸等药，心律频数稍得缓解而回家。刻下：自觉胸闷较甚，时时欲叹息，心悸不安，怔忡不宁，精神萎顿，面色㿠白。舌质淡，舌苔薄腻，脉沉细而软。

辨治：心阳不振，心气不足，无以鼓动血液正常运行所致。故宜振心阳，补心气，行心血。

处方：熟附块 12g，川桂枝 18g，煅龙骨 30g，左牡蛎（先煎）30g，潞党参 15g，大丹参 30g，珍珠母（先煎）30g，煅磁石 30g，生地黄 30g，生蒲黄（包）15g，延胡索 24g，寸麦冬 15g，陈阿胶（另烊、冲服）9g。7 剂。

服上药过程中胸闷、心悸逐步改善，7 剂后，胸闷叹息已除，心悸怔忡消失，面色转华。

（裘沛然．裘沛然医论医案集，北京：人民卫生出版社，2011）

【诠解】 心房颤动也称为心房纤颤，简称房颤，是最常见的心律失常之一，心房有效的节律性机械性收缩丧失，心脏的排血功能受到影响，心脏的输出量降低。临床常见心悸、眩晕、胸闷、疲劳感及惊慌，大多见于器质性心脏病患者，也可见于急性感染、洋地黄中毒、纵隔肿瘤等，极少数无器质性心脏病而发生者称为特发性心房颤动。该病例即属于特发性心房颤动。患者发病后经西医急诊治疗，心率频数稍得缓解而求诊于裘老。

《素问·生气通天论》曰："阳气者，若天与日，失其所，则折寿而不彰；故天运当以日光明，是故阳因而上卫外者也。"人体阳气的盛衰，影响着脏腑官窍的生理功能和病理变化，《类经·疾病类》亦云："天之阳气，惟日为本，天无此日，则昼夜无分，四时失序，万物不彰矣。其在于人，则自表自里，自上自下，亦惟此阳气而已。人而无阳，犹天之无日，欲保天年，其可得乎？"患者初诊面色㿠白，精神萎靡乃阳气虚弱，不能温养脏腑官窍；胸闷较甚，心悸不安，怔忡不宁是心之气血亏虚，神失温养；舌淡苔薄腻，脉沉细而软乃气血虚衰之佐证。裘老给予温阳益气，养血温通之法。药用附子、桂枝温振心阳；龙骨、牡蛎、磁石、珍珠母潜镇心阳，开窍安神；党参补养心气；生地、麦冬、阿胶滋心阴，养心血；丹参、蒲黄、延胡索祛瘀通络，理气止痛。诸药合用，以达心阳振、心气足、心阴充、血行和畅之功，故诸症得以明显改善。

朱良春医案

（阳虚饮停心动缓，桂枝甘草四君瘥）

李某某，女，49 岁，干部。

1980 年 7 月 20 日初诊。

自 1971 年起患心动过缓，心率一般在 60 次/分左右，多方求治，收效不著。今年 6 月间，突然头晕目眩，心悸心慌，昏仆于地。往某医院就诊，经心电图检查：心室率 41～43 次/分。阿托品试验：即刻心率 56 次/分，8 分钟后心率递降至 43 次/分。诊为病态窦房结综合征，使用复方丹参片及益气活血、温阳通脉的中药无效。刻诊面浮肢肿，胸闷心悸，神疲乏力。心率 43 次/分，血压 148/90mmHg，苔白腻，质紫，脉细缓无力。心阳失展，瘀阻水停，治宜温阳通脉。

处方：太子参 20g，川桂枝 10g（后下），降香 8g，炙黄芪 20g，川芎 10g，当归 10g，炒白术 15g，炙甘草 5g，8 剂。

二诊：药后证情如故，此非矢不中的，乃力不及也，当进治之。上方桂枝改为 12g，加丹参 15g，嗡锣子 12g，续服 8 剂。

三诊：进温阳通脉之品，心阳略振，心动过缓之象稍有改善，心率上升至 45～47 次/分，苔薄质淡，脉细缓。前法既合，当进治之。上方桂枝改为 15g，续服 8 剂。

服此方后，心率升至 50～54 次/分，面浮肢肿消退，又将桂枝加至 18g，以上方再服 8 剂，活动后心率 64 次/分，静息仍在 50～54 次/分。续予温阳通脉，佐以养阴和络，毋使过之。

处方：太子参 30g，川桂枝 20g，川芎 10g，丹参 15g，炙黄芪 15g，降香 10g，玉竹 10g，麦门冬 8g，炙甘草 5g。

连进 20 余剂后，心率维持在 61 次/分，精神振作，更以上方 20 剂，配合蜂蜜 1kg，熬制成膏，以巩固之。

[朱良春，朱步先．方药拾贝（五）．上海中医药杂志，1982，（12）：26]

【诠解】 朱老认为，心悸的治疗首先须辨识是属于阳虚、阴虚，还是阴阳两虚，根据阴阳之偏颇，采用补而兼温，或补而兼清的治则外，还当佐以通脉之品，施治方可中的。本案患者素有心动过缓病史，多方求治而不效，即刻见面浮肢肿，胸闷心悸，神疲乏力，舌紫，苔白腻，脉细缓无力。朱老辨属心阳不振，瘀阻水停，施以温阳通脉之法。方投桂枝甘草汤合四君子汤化裁。药选桂枝、甘草合用温补心阳；四君子去淡渗之茯苓，易党参为太子参并重用之，与炙黄芪、

炒白术、炙甘草合用健脾益气，温阳利水；川芎、当归与降香合用补血活血，理
气通脉。药后如故，判为力不及也，当进治之，守前方而桂枝用量加至12g，并
佐以丹参活血通脉。药后心阳略振，症稍改善，连续两诊仍守前方不断加重桂枝
用量至18g，服用20余付后心率终于上升，续予温阳通脉之法，佐以养阴和络。
方投桂枝甘草汤合生脉散加减。再续进20余剂，精神振作。患者系中年女性，
加之因工作繁忙思虑日久，暗耗心之阴血阳气，遂更以上方为基础，以蜂蜜熬膏
温阳益气，养阴通脉。

朱老经验，凡冠心病、病态窦房结综合征引起之心动过缓等证属阳虚瘀阻
者，常以桂枝、黄芪、丹参、炙甘草为基本方，随症佐药。盖心阳虚者心气必
虚，故用黄芪以补气；心阳虚则营运不畅，故用丹参以养血活血；阳以阴为基，
心阳虚者必兼见心血虚，故用炙甘草以柔养，此四味共奏益气温阳通脉之功。而
其中关键又在桂枝，尤其用量需打破常规，指出"欲温通心脉，桂枝用一般计量
即可；欲复心阳，常须用大量其效始著，多与甘草相伍"。朱师用桂枝，一般从
10g开始，逐步递增，最多加至30g，服至口干舌燥时，则将已用剂量略减2～
3g，续服以资巩固。于临证当随证灵活处置，不可拘泥。

颜德馨医案

（风心病心脉瘀阻，益气温阳兼祛瘀）

郭某，女，11岁。

病史：1992年7月5日因患风湿性心脏病伴心力衰竭住某医院治疗，病情好
转后带药出院，但仍感心慌气促，胸闷乏力，经多方医治效果欠佳而来求诊。自
诉心慌胸闷，动则呼吸困难，身倦无力，四肢发凉。

检查：口唇无明显紫绀，颈静脉轻度怒张，肝颈静脉回流征阳性，心率142
次/分，心前区可闻及三级吹风样收缩期杂音，肝肋下2cm，剑突下3cm，质中。
心电图报告示P波可见切迹，ST段下降。

初诊：心悸喘促，面色暗红，舌淡边紫，苔薄白，脉弦细数。脉症合参，心
阳不振，气虚血涩，运行不畅。治拟活血化瘀，益气温阳。

方药：桃仁9g，生地12g，当归9g，红花9g，赤芍9g，柴胡4.5g，枳壳6g，牛膝9g，桔梗6g，人参6g，桂枝6g，阿胶9g（烊化），炙甘草6g，大枣5枚。7剂。

二诊：心慌气促胸闷减轻，心率减至120次/分；肝肋下1cm，剑突下3cm。质软，舌质淡，苔薄白，脉细稍数。邪实既衰，治以扶正为主，祛邪为辅。上方去桃仁、红花、桔梗，加黄芪15g，茯苓12g。7剂而安。

（颜德馨.跟名师学临床系列丛书·颜德馨.北京：中国医药科技出版社，2010）

【诠解】 颜老在治疗心血管疾病的临床中既注重阳气，强调"有一份阳气，便有一分生机"；又认为瘀血乃一身之大敌，脉为血之府，血管为血液循环的道路，心脑血管病变与血液运行正常与否有关。用瘀血学说统帅心脑血管疾病的临床，以祛瘀通脉为主，温阳扶正为辅，疗效显著。

案中患儿初诊见心悸喘促，胸闷，动则呼吸困难，身倦无力，四肢发凉等阳气不振之象；面色暗红，舌淡边紫乃为气虚血涩，运行不畅之故。脉症合参，颜老辨属心阳不振，气血不畅。施以活血化瘀，益气温阳之法。祛邪为主，扶正为辅，方投血府逐瘀汤合桂枝甘草汤化裁。肝藏血，心主血脉，血腑者，胸中也。用前者直达病所，功在祛瘀通脉，行气止痛；后者温通心阳，佐以人参、大枣、阿胶益气健脾，养血滋阴，亦可缓解攻伐之力。药后邪实既衰，诸症俱减，遂改以扶正为主，兼以祛邪，使驱邪不伤正，扶正不碍邪。

何炎燊医案

医案1（心阳式微脉结代，滋阴回阳祛痰瘀）

彭某某，男，52岁，干部。有心肌劳损，心律失常病史。1991年9月因公来东莞，以劳累过度，突然频发期前收缩继发心房颤动，西医用西地兰、心律平等药治之，虽得暂时缓解，仍反复发作，时轻时重。9月12日来诊，其人形神憔悴，面色苍白黯晦；短气，言语不相接续；稍动则头额汗出如珠，手凉震抖，心悸怔忡，头晕胸闷。脉沉细数而乱，三五不参，重按欲绝，舌胖深红，边尖色暗有少许瘀斑，苔黄腻浊。论脉乃心阴亏损，心阳式微，阴阳有不相恋之势。论舌则痰瘀郁结。从程门雪先生"时病重苔，慢病重脉"之意，予参附龙牡汤合炙甘草汤加减。

吉林人参20g，附子25g，麦冬15g，五味子10g，炙甘草15g，桂枝10g，龙骨30g，牡蛎30g，煨姜10g，大枣20g，阿胶15g。

一剂汗大减，手温；再剂心悸怔忡减，脉数不乱（心房颤动得控制），仍时有结代（早搏未止）；三剂汗全止，头晕胸闷亦除，神色转好，脉时有中止。但心烦，少寐，口干舌燥。此时心阳重振，乃撤去温药，转方以养心阴为主，益心气为辅。

吉林人参20g，麦冬15g，五味子10g，炙甘草10g，生熟地各15g，阿胶15g，枣仁15g，黄芪20g，龟板30g，龙骨30g，牡蛎30g。

此方连服10剂，诸恙悉蠲，睡安，神倦，脉仍细数，但无结代，舌苔退薄，舌质仍黯晦。善后之方以养阴益气为主，化痰祛瘀为辅。

吉林人参20g，麦冬15g，五味子10g，炙甘草10g，圆肉15g，黄芪20g，茯苓30g，半夏12g，橘皮6g，田三七6g，丹参15g（隔日1剂，常服）。

10月中，患者返回南京，元旦前托人送来书画2幅，并告知，服药后一路平安，已正常工作矣。

（何炎燊，马凤彬.何炎燊医著选集.广州：广东高等教育出版社，2002）

【诠解】 参附龙牡汤源于《伤寒论》桂甘龙牡汤，功能回阳益气，敛汗固脱，主治阳气暴脱，汗出肢冷，面色浮红，脉虚数或浮大无根。炙甘草汤（《伤寒论》）用大量炙甘草以缓急，地黄、麦冬、阿胶、麻仁补心阴，人参、桂枝、生姜、大枣补心阳，具调理阴阳，兼补气养血，是治心动悸，脉结代之名方。本例病人首诊临床表现为神衰气短，肢凉汗出，此为心阳式微之征候。单用炙甘草汤缓不济急，使用时去方中地黄、麻仁之寒，此时病人阳虚宜回阳补气，当用大温大补之品温阳复脉，故重用附子大温以振心阳，又加龙骨牡蛎之固涩，五味子之敛补，以防其外脱。二诊心阳已重振，心阴亏损比较突出，若续用温药，恐其劫阴，乃撤去附、姜、桂而还用原方之地黄、麻仁加入龟板潜心阳，黄芪固卫气，合成和平峻补之剂。

医案2（心阳式微脉瘀阻，桂枝龙牡合参附）

徐某某，女，58 岁。有 30 余年头痛病史，时发时止，一月数次。1992 年冬，觉心悸怔忡，经某院检查为冠状动脉粥样硬化性心脏病。病者自以为年老如此，不坚持治疗，迁延半载，病情日重。1993 年 8 月 2 日在家轻劳动，突然怔忡，继而昏厥，即入院救治，诊断为冠心病，Ⅱ级房室传导阻滞，为安装人工心脏起搏器后，险候虽过，病情仍重，请求用中药配合治疗。

病者神气衰惫，面色㿠白，心悸怔忡，胸翳气逆，稍动则喘促汗出，兼眩晕头痛，四肢不温。脉细而代（42 次/分），舌胖，色淡红有瘀斑。此元气大虚，心阳式微，血凝为瘀，阻塞脉络，予桂枝龙牡汤合参附丹参生脉散。

桂枝 15g，酒炒白芍 15g，炙甘草 10g，煨姜 10g，大枣 20g，龙骨 30g，牡蛎 30g，吉林人参 15g，附子 20g，麦冬 15g，五味子 15g，丹参 15g，三七 6g。

患者服药 1 剂，即觉悸稍宁，气稍顺。服 3 剂，能起床慢步而不汗出，脉细代（心率：45 次/分）。服至 6 剂，脉搏增至 52 次/分，自觉诸恙均减。惟心烦，口干，少寐，大便干结，此际心阳渐复，改用归脾汤法。

吉林人参 15g，黄芪 30g，白术 15g，茯苓 15g，炙甘草 10g，当归 20g，圆肉 20g，枣仁 20g，远志 10g，麦冬 15g，五味子 10g，丹参 15g，三七 6g。

半月后，患者脉搏 56 次/分，间有歇止，诸恙渐平，步行出院，嘱其常服归脾丸及丹田生脉糖浆。

一月后患者再来门诊，据述一切良好，能操持家务，惟数十年之头痛仍时时发作，欲求用药缓解。诊其脉 58 次/分，偶有歇止，舌瘀斑仍在，予益气聪明汤加减。

吉林人参 15g，黄芪 30g，葛根 20g，升麻 8g，白芍 20g，炙甘草 6g，蔓荆子 12g，川芎 20g，当归 25g，首乌 25g，三七 6g。

此方每周服药一两剂，头痛发作渐疏且轻。三个月后，竟不再发。

（何炎燊，马凤彬．何炎燊医著选集．广州：广东高等教育出版社，2002）

【诠解】本例患者临床表现为神气衰惫，面色㿠白，心悸怔忡，稍动则喘促汗出，四肢不温，脉细而代，舌胖，色淡红有瘀斑。四诊合参，辨证为元气大虚，心阳式微，心脉瘀阻。故以生脉散益气敛汗，气阴双补；又以桂枝汤温通经脉，加参附补气升阳，龙牡、五味子重镇安神、敛汗固脱；丹参、三七活血化瘀；炙甘草、煨姜益胃复脉；麦冬养阴生津；大枣补中益气、养血安神；白芍养血敛阴。二诊心阳渐复，则改用归脾汤，归脾汤功能健脾养心、益气补血，以治其心烦、口干、少寐、大便干结的问题。三诊以益气聪明汤加减治疗患者之头痛。

戴裕光医案

（心率快慢综合征，先投麻附细辛汤）

戴某某，男，64 岁，教授。1978 年 6 月 14 日初诊。

10 多年来经常失眠，身体疲乏无力，腰背酸痛。一年前经某医学院诊治发现心动过缓，心率 50 次/分。除服镇静安眠药外，嘱多散步，后加服冠心苏合丸、复方丹参片等。于 1975 年左右突发一次心动过速，心率 140 次/分，遂诊断为病态窦房结综合征、快慢综合征。加用中药汤剂治疗。刻诊：胸闷，心悸，发作时心慌乱，每分钟可达 140～180 次，不发时每分钟 40～49 次。气短、乏力、出汗多，腰背酸痛。舌质红，苔白腻，脉沉细而缓。此心阳虚衰，气阴两亏，拟温通心阳，补气养阴。

制附片（先煎）9g，麻黄 9g，细辛 4g，党参 30g，麦冬 12g，五味子 9g，川桂枝 12g，杭白芍 15g，炙甘草 9g，龙骨 20g，牡蛎 30g，大枣 15g，熟地 15g，川断 15g。7 剂。每日 1 剂，水煎服。

二诊（6 月 21 日）：此方连服 7 剂，感觉周身有力，心慌已减，未发心动过速，但睡眠仍不佳。前方加酸枣仁 15g，远志 4g。继服 7 剂。

此后不断调整心之阴阳，所用方剂不外生脉散、独参汤、参附汤、炙甘草汤、桂枝加桂汤、桂枝龙牡汤、真武汤、当归补血汤、五子衍宗汤等。值得注意的是此病气血、阴阳交亏，宜阴虚补阴，阳虚助阳，益心不忘助肾（阴、阳），扶正不忘潜镇。患者间断服药，每次均能取得良效。

（戴裕光. 戴裕光医案医话集. 北京：学苑出版社，2006）

【诠解】 病人长期失眠，疲乏无力，腰背酸痛是心肾气虚的临床表现；胸闷、心悸、气短乏力、汗多、舌红苔白腻、脉沉细为心气虚，心阳不足；处方以温里补益药为主，麻黄桂枝等解表药则有散寒通滞的作用，其中桂枝尚有温通经脉，助阳化气之功效，并加以安神药龙骨与牡蛎，收涩药五味子味酸收敛，味甘补益，兼涩、补之功效。二诊病人大体已愈，但睡眠仍不佳，故又加酸枣仁、远志以加强养心安神之力。

刘惠民医案

（风心病心衰卧难平，补益心肾化痰瘀）

夏某，男，50岁，1955年5月31日初诊。

病史：患心脏病已八九年，活动后即感心慌、气短。近年来症状加剧，经常咳嗽、咳血，医院检查诊为风湿性心脏病、心力衰竭、心房纤颤，曾多次应用洋地黄治疗。近日又觉心慌，气短，咳嗽，吐白色痰；时感胸闷，夜间尤甚，有时不能平卧，饮食减少。

检查：面颊潮红，舌苔白而略厚，气息短促，脉细弱结代。

辨证：心肾不足，痰饮内阻。

治法：补益心肾，蠲饮化痰。

处方：石斛6g，五味子6g，干姜3g，橘络9g，菟丝子9g，枸杞子9g，炒酸枣仁15g，柏子仁5g，远志9g，麦门冬9g，何首乌9g，桑寄生6g，炙甘草3g，麻黄1.5g，钩藤3g，灯心草1.5g。水煎两遍，分两次温服。

另用猪心（干燥）1具，朱砂18g，琥珀24g，川贝6g，共研细粉。每次3g，每日两次，蜜调服。

6月9日二诊：药后咳嗽、吐痰、心慌、气短等症均见减轻。近觉胸胁不适，舌脉同前。原方加柴胡3g，白芍6g，桔梗9g，白豆蔻5g，煎服法同前。

6月15日三诊：药后咳嗽、吐痰已基本消除，气喘减轻，胸胁已舒。舌苔薄白，脉细。拟停服汤药，改用健脾益气、补肾培元之法，配丸药继服，以资巩固。

处方：蛤蚧（去头足）两对，人参77g，冬虫夏草46g，何首乌46g，枸杞子

62g，白术 46g，鸡内金 62g，红豆蔻 37g，橘络 15g，鹿茸 15g，胆南星 31g，当归 37g，鸡胚 93g，川贝 46g，上药共研细粉，用炒酸枣仁 375g，枸杞子 250g，水煎两三遍，取浓汁，浸药粉中，干燥，再研细，水泛为小丸。每次 4.5g，日服三次。

10 月 14 日随访：服药丸至今，心跳间歇大减，气喘减轻，已能参加工作，仍在继续服药中。

（戴岐，刘振芝，靖玉仲．刘惠民医案．济南：山东科学技术出版社，1979）

【诠解】 风湿性心脏瓣膜病简称风湿性心脏病，即风心病。乃急性风湿病后遗的心瓣膜病变，受累瓣膜以二尖瓣或合并主动脉瓣最多见，临床常见呼吸困难、咳嗽、活动后心慌心悸、气短、胸闷胸痛等，后期常伴心律失常、心力衰竭、栓塞及肺部感染等并发症。本病属祖国医学中"心悸"、"怔忡"、"水肿"等范畴。病因错综复杂，然病性不离虚实，病机不外气血阴阳亏虚，心神失养或邪实内盛，扰动心神；病位在心，而与肝、脾、肾、肺关系密切。

患者年已半百，患心脏病八九年，致心阴暗耗，心阳不振；加之外受风湿之邪，合而为痹，内舍于心。心藏神，为五脏六腑之大主，主血脉，功能失常则波及他脏，终致诸症蜂起。动则气耗，且平素气血亏虚，故活动后即心慌、气短；肺宣降失常，脾失健运，气机不畅，痰湿内生则见咳嗽、胸闷、吐白色痰且饮食减少；肾阳亏虚不能纳气，则不能平卧，夜间尤甚。结合舌脉，此案辨属肺气失宣，痰湿内阻，心肾阳虚。急则治其标，当养心暖脾温肾，蠲饮化痰。药用辛散之麻黄，宣肺利水，与干姜、五味子同用共奏温肺化饮平喘之功，加橘络行气通络、化痰止咳；用枸杞子、菟丝子、何首乌、桑寄生滋养肝肾阴液，佐钩藤清肝息风；炒枣仁、柏子仁、远志养心益肝安神；灯心草与石斛、麦冬清心益肺胃；炙甘草调和诸药。另用猪心养心补血安神，朱砂、琥珀合用豁痰安神；川贝养阴润肺化痰，共奏养心肺之阴，化痰安神之功。随证化裁后，诸症缓解。

待病势控制后，缓图其本，则停服前药，改用健脾益气，补肾培元之法，化汤为丸继服，以资固本澄源。药用人参、冬虫夏草益气补肺肾，并加蛤蚧、鹿茸补肾纳气平喘；橘络、川贝合用润肺化痰，行气止咳；当归、首乌、枸杞子同用补益肝肾；白术、鸡内金、红豆蔻、鸡胚合用健脾和胃温中，消食化痰通络，佐以胆南星清热化痰。上药研粉，用自创酸枣仁流膏调和，水泛为丸长期服用，方证相应，竟愈九年重症。

程门雪医案

（胸阳不振心动悸，瓜蒌薤白丹参饮）

郑某某，女，成年。

初诊：1971 年 9 月 14 日。

心动悸，胸满闷时痛，头眩，寐不安，梦多。苔薄，脉细弦。拟瓜蒌、薤白、丹参饮加味。

薤白头三钱，瓜蒌皮三钱，紫丹参五钱，白檀香八分，广木香八分，云茯苓三钱，制半夏三钱，广陈皮一钱半，干菖蒲一钱，酒炒黄芩一钱半。

二诊：诸恙见减，原方加川桂枝五分。

（上海中医药学院编．程门雪医案．上海：上海科学技术出版社，1982）

【诠解】《金匮要略·胸痹心痛短气病脉证并治第九》篇曰："胸痹不得卧，心痛彻背者，瓜蒌薤白半夏汤主之。"乃疗痰饮壅盛，闭塞心脉，胸阳痹阻之有效方。丹参饮载于清·陈念祖《时方歌括》，主治气血瘀滞之心胃痛。此案患者心动悸，胸满闷时痛而头眩乃痰瘀阻滞，胸阳不振之象；寐不安，梦多且苔薄，脉细弦乃痰湿内蕴，心神受扰之征。治当祛痰消瘀，振奋胸阳。方投瓜蒌薤白半夏汤合丹参饮化裁，以前者逐饮降逆，后者行气活血。佐以广木香易砂仁，增强燥湿行气之功，法夏与茯苓、陈皮同用宗二陈之意，健脾祛湿，化痰行气；并伍以菖蒲化湿和胃，宁神益志；酒炒黄芩与半夏合用，清热燥湿，辛开苦降以畅气机。诸药合用，痰湿去，气血行而胸阳振，驱邪不伤正，安有不愈者乎？

张存鉴医案

（冠心病痰浊内阻，健脾化浊痰消散）

何某，男，62 岁。

近月来，胸闷、心悸、气短，日渐加重。某医院拟诊"高血压、冠心病"。

总胆固醇 7.22mmol/L，甘油三酯 2.6mmol/L。心电图提示：心肌供血不足，房颤。近日心前区闷痛加剧，伴见头晕，纳呆，口腻，喉间有痰，唇紫，舌质暗红，苔白腻，脉弦滑。此心气不足，痰浊内阻，心脉壅塞之证。治宜益气和营，健脾化浊。

药用：孩儿参 12g，丹参 15g，苦参片 9g，全瓜蒌 15g，制半夏 9g，炒白术 9g，炒枳壳 9g，炙远志 3g，生香附 9g，王不留行子 9g，地龙 9g，赤芍药 12g，炙甘草 3g，紫石英 30g（先煎），广郁金 9g，陈皮 6g，香谷芽 12g。每日 1 剂，水煎服。

上药服 7 剂，胸前区闷痛已止，纳食增进，痰浊渐化，唇紫已改善，心悸明显减轻。再宗上方续服。2 个月后复查：总胆固醇 5.88mmol/L，甘油三酯 1.7mmol/L，心电图已有明显改善。

［录自：程络新．张镜人教师重视脾胃的经验．河南中医药学刊，1995，10（2）：20 - 21］

【诠解】 患者年事已高，脏腑气血亏虚。怔忡的本虚，虽以心本脏亏虚为主，但以全身之虚、五脏六腑功能不足和失调为背景。就心气虚而言，则与脾的关系甚大，心气虚，主要表现其主血脉的功能低下，而要提高其功能，则有赖于气与血对心的濡养。脾为后天之本，气血生化之源，脾主升运，能升腾清阳，从根本上起到益气养心之效，补益心气重在健脾。调和脾胃既可以补充心之气血，又可以使痰浊瘀阻得以消散。用孩儿参补益脾胃之气是张老先生治疗心悸的经验，为避免生晒参壅塞气机，增胸闷之患。冠心病之痰浊瘀阻，当用涤痰化浊之品，这样有利于心脉的疏通，方中使用白术健脾、半夏涤痰、陈皮理气、谷芽消积，收效非同寻常。

周仲瑛医案

（房室异搏因痰瘀，温胆汤方加味宜）

鲍某某，男，50 岁。

患者近 3 个月来心中惊惕阵作，曾在某医院住院治疗近 2 个月，多项检查提示为频发房性早搏，房室逸搏，部分导联 ST - T 波改变，经服心可舒、心元胶囊，静脉滴注生脉注射液等，病情一度稍见好转而出院，但早搏仍常发作。诊见：时觉心慌，夜寐不酣，多梦早醒，动则易汗，心烦口干，饮水较多，面色油光多脂。舌质黯红，苔薄腻有黏沫，脉结而涩。辨证从心经郁热，痰瘀内阻，心神失宁着眼，治拟痰瘀同治，标本兼顾。

拟方：川黄连4g，法半夏、川芎、十大功劳叶、苏罗子各10g，石菖蒲、赤芍药、苦参各12g，煅龙骨、煅牡蛎各25g，紫丹参、熟酸枣仁各15g。每日 1 剂，水煎服。7 剂。

复诊：患者症状稍减，仍自觉心跳快，心烦寐差早醒，舌脉同前。前方加入陈皮、炒竹茹各6g。

三诊时病情显著好转，自觉心慌有时发作，但程度较前大为减轻，心中仍时有下沉感，夜寐改善，动则易汗；口干，饮水较多，食纳知味。舌质黯红，苔黄薄腻，脉细涩而数。此乃气阴两虚为本，痰热内扰，心营不畅未尽。

拟方：太子参、熟酸枣仁各15g，炙远志、炙甘草、川黄连各5g，五味子4g（杵），煅龙骨、煅牡蛎各25g，莲子心3g，紫丹参12g，十大功劳叶、大麦门冬、玉竹、苦参、法半夏各10g。

再诊时病人诸症俱平，此后多次复查心电图，未见心律失常。

[顾宁．周仲瑛辨治顽固性心律失常的经验．中医教育，2001，20（2）：55 - 56]

【诠解】 心悸一病多责之于气血阴阳亏虚，或痰饮瘀血阻滞致心神失养，心脉不畅，引起心中急剧跳动，惊慌不安，不能自主。也有因虚致实，或虚实夹杂。元代朱丹溪《丹溪心法·惊悸怔忡》提出责之虚与痰的理论。病因复杂，既有平素体形肥胖，加之喜食肥甘滋腻之品，化湿生痰生热，又因情绪不畅，痰火扰心，突发此病。

此医案患者时觉心慌，夜寐不酣，多梦早醒，动则易汗，心烦口干，饮水较多，当辨为怔忡，证属为痰火扰心，扰动心神；加之面色油光多脂，舌质黯红、苔薄腻有黏沫，脉结而涩，辨证有痰瘀交结、心脉阻滞之病机存在。故治疗上采用了痰瘀同治之法，以陈皮、半夏、竹茹、远志、石菖蒲等化痰药，与丹参、川芎、赤芍药等活血药为伍，痰化则气机调畅，有利于活血，瘀去则脉道通畅，而有助于清痰。黄连清热泻火燥湿，加用远志，宁心安神。本案久病耗气伤阴，三诊调整用药，加用滋阴益气之太子参、五味子、麦冬、玉竹，扶正补虚、养心通脉，此即"不治痰而痰化，不治瘀而瘀去"之意。

何任医案

（心肺气虚血瘀阻，血府逐瘀加桂枝）

谢某某，女，38岁。初诊，1974年9月27日。

患风湿性心脏病已二年，心悸怔忡，喘促咳嗽，胸闷窒塞，头眩肢楚。脉有间歇，神情不安，唇黯肤干，舌有青紫点纹，宜平镇祛瘀。

当归9g，柴胡4.5g，川芎4.5g，生地12g，蜜桔梗2.4g，红花6g，桃仁6g，川桂枝6g，炙草9g，枳实6g，牛膝6g，丹参9g，赤白芍各6g，生铁落30g（先煎）。七剂。

二诊（10月5日），药后神情渐安，悸喘亦显见减轻，惟脉舌依然，原方有效，宜再续进。

当归9g，生地12g，川芎4.5g，白芍9g，桃仁6g，红花6g，柴胡4.5g，枳实6g，炙甘草9g，丹参18g，牛膝6g，川桂枝6g，珍珠母30g，生铁落30g（先煎）。七剂。

（浙江中医学院老中医经验整理研究小组.何任医案.浙江中医学院，1978）

【诠解】心主血脉，当心气不足时，无力推动血液运行，从而导致心血瘀阻于脉道，所以脉呈间歇，舌有青紫；心血不足时，使得心失所养，心动不安，出现心悸、怔忡、神情不安；因为血虚无法正常发挥濡养脏腑形体官窍，出现唇暗肤干，头眩肢楚。又因心属火，肺属金，从五行相克来看，火克金，当心久病时，火乘金，累及肺受损，出现咳嗽气喘，胸闷等症。所以治法应以活血化瘀，行气以及益气为主，用血府逐瘀汤，该方既能行气分血瘀，又能解气分郁滞，而且行血而不耗血，行气而无伤阴之弊，且升降兼顾，使得气血调和。又因为心久病时，子病及母，会使得肝失条达，因此又用四逆散疏肝行气，解肝郁。再用桂枝温煦心阳，通血脉；生铁落以平逆。药后悸喘减轻，当然有待于继续再进，以达到全治。

魏雅君医案

（气血两虚痰瘀阻，补中益气合三子）

甄某，女，33岁，北京市人。首诊1997年3月2日。

主诉：心慌、胸闷气短、周身乏力1年余，加重3天。

现病史：1年来患者心慌、胸闷气短、周身乏力，近3天自感上述症状加重。现有面色苍白，头昏蒙，后背有放射性疼痛，难以平卧；腹胀痛，寐差；大便干，小便尚可，纳呆，只能进半流食。（既往有结核性胸膜炎）舌质暗，苔白腻，舌下络脉瘀滞，脉缓无力。

诊疗经过：患者于1995年12月突然呕血，色鲜红。随即在协和医院观察治疗1周后好转出院。又于1996年1月再现呕血，呈深红色，量600ml左右，血压70/30mmHg，心率160次/分。给予输血止血治疗。诊断为"门静脉、脾静脉血栓形成，肝前性门脉高压，食管胃底静脉曲张破裂出血，宫内孕32周，胎死宫内"。随即进行脾切除、血管结扎及剖宫取胎术。于1996年2月27日出院，之后患者自觉心慌、胸闷气短、体倦乏力伴有恶心，晨起咳吐痰涎。近日心电图示窦性心动过速，血红蛋白9g，血小板正常范围，血压100/60mmHg。

病机治则：气血两虚，血瘀痰阻；治宜益气养血，祛瘀化痰。

方药：补中益气汤及三子养亲汤加味。

炙黄芪30g，生晒参10g，生白术20g，陈皮10g，升麻10g，柴胡10g，当归20g，炙甘草10g，炒莱菔子15g，苏子10g，白芥子10g，丹参15g。5剂，水煎服，日2次。

二诊：1997年3月7日，患者服药后，自感心悸缓解，仍有周身乏力，寐差，食欲渐佳，余症均缓。舌质暗，苔薄白，舌下络脉瘀滞减轻，脉缓。故在原方的基础上加茯神15g，夜交藤15g，刺五加15g，红景天10g。处方如下：

炙黄芪30g，生晒参10g，生白术20g，陈皮10g，升麻10g，柴胡10g，当归

20g，炙甘草 10g，炒莱菔子 15g，苏子 10g，白芥子 10g，丹参 15g，茯神 15g，夜交藤 15g，刺五加 15g，红景天 10g。7 剂，水煎服，日 2 次。

三诊：1997 年 9 月 14 日，患者心悸、周身乏力、睡眠差的症状好转，余症基本消失。故将二诊方中的炒莱菔子、白芥子、苏子去掉，加莲子肉 20g，怀山药 20g。

炙黄芪 30g，白参 10g，生白术 20g，陈皮 10g，升麻 10g，柴胡 10g，当归 20g，炙甘草 10g，丹参 15g，茯神 15g，夜交藤 15g，刺五加 15g，红景天 10g，莲子肉 20g，怀山药 20g。14 剂，水煎服，日 2 次。

四诊：1997 年 3 月 28 日，患者药后诸症皆消，故守方不变继服 5 剂，以巩固疗效。嘱其注意休息，忌食辛辣油腻、寒凉之品。1 年后随访，患者心悸未再发作，生活如常。

（魏雅君．魏雅君医案．北京：中国中医药出版社，2009）

【诠解】 此证属气血两虚兼有血瘀痰阻。心主血，脾生血又主统血。脾虚生血不足，统摄无权，故出血；血亦能载气，血出气虚。故患者大量呕血后血液耗损，气随血脱而致气血两虚，血不养心，所以出现心慌、胸闷气短、寐差。补中益气汤补中益气，升阳举陷。此案重用炙黄芪、白参、当归以补中益气养血；生白术、甘草补气健脾，又增强黄芪补益中气之功。方中以少量升麻、柴胡升阳举陷。丹参补血活血；陈皮理气使诸药补而不滞；又用三子养亲汤去胸中之痰涎。二诊中加入茯神、夜交藤以养心安神；刺五加、红景天活血化瘀通络。

颜正华医案

（胸阳不振痰瘀阻，祛瘀化痰振胸阳）

陈某，女，65 岁。2000 年 11 月 27 日初诊。

主诉：心悸阵发 20 年。

现病史：20 年前因工作劳累自觉心中急剧跳动，惊慌不安，西医诊断为"窦性心律不齐"，一直服用西药控制病情。3 天前因天气突变而致心悸突发，服用西药症状不见缓解。现感心悸怔忡，偶发心胸疼痛，疲乏无力，颜面浮肿，口黏，纳差，胃胀不舒。大便黏滞不爽，日一行，小便可，眠差。舌暗红，苔薄白，脉沉弦。既往有高血压、冠心病、阵发性心动过速病史。

辨证：瘀血阻滞，心络闭阻。

治法：活血化瘀，理气通络。

处方：丹参30g，茯苓30g，炒枣仁（打碎）18g，远志10g，柏子仁15g，郁李仁（打碎）15g，全瓜蒌30g，陈皮10g，香附10g，苏梗10g，佛手6g，降香6g。7剂，水煎服，日1剂。

二诊：2000年12月4日。药后症状减轻。现心悸怔忡，神疲乏力，颜面浮肿；纳差，胃脘堵闷；大便频，黏而不畅，小便可。舌暗红，苔微黄腻，脉沉弦。

处方：丹参30g，茯苓30g，炒枣仁（打碎）18g，远志10g，柏子仁15g，全瓜蒌30g，陈皮10g，香附10g，苏梗10g，佛手6g，槟榔10g，薤白12g，党参12g。7剂，水煎服，日1剂。

三诊：2000年12月11日。药后症状基本消失。纳可，二便调，脉弦细，舌质暗红，苔黄腻。为巩固疗效，治以益气健脾化湿，安神定志。

处方：丹参30g，茯苓30g，炒枣仁（打碎）24g，远志10g，生龙牡（打碎，先煎）各20g，陈皮10g，砂仁（后下）5g，神曲12g，生黄芪18g，党参15g，枳壳6g，佛手6g。7剂，水煎服，日1剂。

四诊：2000年12月18日。药后心悸感基本消失。纳可，二便调，舌暗，苔黄腻，脉弦细无力。

处方：丹参30g，茯苓30g，炒枣仁（打碎）24g，远志10g，生龙牡（打碎，先煎）各20g，陈皮10g，砂仁（后下）5g，神曲12g，生黄芪18g，党参15g，枳壳6g，佛手6g，炒白术15g，泽泻15g，菟丝子15g。7剂，水煎服，日1剂。

药后诸症均释，随访半年未见复发。

（张冰，颜正华. 中国百年百名中医临床家丛书·颜正华. 北京：中国中医药出版社，2011）

【诠解】 本案患者既往有心悸病史，此次因天气突变诱发。颜老认为心悸虽以虚证居多，但仍可由虚致实，虚实夹杂。临证时当抓主证，紧随病情病机的变化，立足先驱邪后扶正与疗主证顾兼证，对其进行分期施治。

患者陈氏已过花甲之年，正气不足气血已亏显矣，初诊亦可见疲乏无力、心悸怔忡、心胸疼痛等虚弱之证候，然也有颜面浮肿、口黏、纳差、胃胀不舒、大便粘滞不爽及舌暗红，脉沉弦等痰瘀互结之象，邪实正虚兼而有之，实属虚实夹杂之候。对于虚实夹杂而邪实为主者，驱邪亦即扶正，切勿致"虚虚实实"之误，故颜老施以活血祛瘀，理气通络之法。方中以丹参、降香活血祛瘀；茯苓、陈皮健脾行气祛湿；与香附、苏梗、佛手合用理气通络，调和肝脾；全瓜蒌宽胸理气；郁李仁下气利水祛湿，畅通大便，以复气机；佐以炒枣仁、远志、柏子仁养心益肝之品。二诊症状减轻，但胃脘堵闷，大便频，苔由薄白变为黄腻，思痰瘀渐去，气机欲畅，湿热已现，乃佐以槟榔增强行气利湿，薤白行气导滞，党参健脾益气。三诊时诸症几失，唯脉弦细，舌暗红，苔黄腻等湿热之象，故颜老治以益气健脾化湿、安神定志。方中用丹参、远志、炒枣仁祛瘀养心宁肝；生龙牡重镇收敛，安神定志；茯苓、生黄芪健脾益气祛湿；神曲、陈皮、佛手、砂仁、枳壳合用疏肝和胃，调理气机。药后诸症续减，遂于四诊时继施以健脾养心，祛瘀理气，稍佐助肾之品而固本善后，病情终受控制。

李介鸣医案

（心气阳虚脉痹阻，补气温阳保元汤）

安某，男性，51岁，工人，病案号：293222。

1990年4月1日初诊。

主诉：头晕，胸闷，心跳慢7年，加重1年。

患者7年前，因头晕，胸闷憋气，心前区不适，到当地医院检查发现心跳慢，间断服用阿托品等药物，可坚持正常工作。近一年来，上述症状加重，心率最慢32次/分，一般多在40次/分，不能胜任工作而来我院内科。经查心电图示："Ⅱ度Ⅱ型房室传导阻滞，完全性右束支传导阻滞"，因不愿安装起搏器于1990年3月26日以"窦性心动过缓，Ⅱ度Ⅱ型房室传导阻滞，完全性右束支传导阻滞，冠心病，心绞痛"收入中医病房。入院时查体：血压120/80mmHg，心率：34 次/分，律齐，心脏各瓣膜区未闻及杂音；实验室检查：肝肾功能、血脂、血糖正常；超声心动图，心脏像正常。同位素心肌灌注显像：动态，左室心尖部放射性明显稀疏；静态，左室心尖部缺血性改变。心电图：室性逸搏心律；Ⅲ度房室传导阻滞；完全性右束支传导阻滞。动态心电图（Holter）：24 小时最慢心率：35 次/分，最快心率 83 次/分，日平均心率 53 次/分，窦性心动过缓；Ⅱ度Ⅱ型房室传导阻滞；完全性右束支传导阻滞；间歇性左束支传导阻滞；频发房性早搏；短阵房性心动过速；室性早搏。

现症：头晕心悸，胸闷憋气，心前区刺痛，疲乏无力。舌淡暗，苔白腻，脉沉迟。

辨证立法：心阳不振，温运无力，脉络痹阻。治宜温阳益气，活血复脉。方拟保元汤加味。

处方：炙黄芪 30g，党参 12g，桂枝 15g，炙草 10g，细辛 5g，丹参 15g，川芎 12g，枳壳 10g，红花 12g，鸡血藤 15g，赤芍 15g，生地 30g，佛手 12g。八剂，水煎服。

治疗经过：服上方八剂后，患者胸闷憋气减轻，头晕心悸，心前区刺痛等症状基本消失；心率提高到 62 次/分，律齐。即做心电图示：窦性心律，心率：60 次/分，完全性右束支传导阻滞，Ⅱ度Ⅱ型房室传导阻滞消失。后继服上方，改细辛 6g，桂枝 10g，去佛手加砂仁 6g，心率维持在 64~84 次/分之间。

4 月 19 日查房，服上方 20 剂后，胸闷憋气等症状消失，自我感觉如正常人。做心电图示：完全性右束支传导阻滞消失。此后多次复查心电图均正常。

5 月 21 日（于服药后的 50 天）复查动态心电图（Holter）："24 小时最慢心率 50 次/分，最快心率 153 次/分，日平均心率：83 次/分，窦性心律，频发房性早搏，短阵房性心动过速，室性早搏，间歇性左束支传导阻滞。"治疗后与治疗前 Holter 比较，平均心率较治疗前提高 29 次/分，Ⅱ度Ⅱ型房室传导阻滞及完全性右束支传导阻滞消失。

患者于 6 月 4 日感冒，头疼，鼻塞流涕并感胸闷憋气。查体：体温 37.5℃，心率：63 次/分，复查心电图示：完全性右束支传导阻滞。经对症处理后，感冒痊愈，又继服上方 20 剂，心率维持在 60~80 次/分之间，右束支传导阻滞未能消失而出院。

出院后因长期服用中药煎剂自感不便而改服中成药：人参皂甙，每服 3 片，每日三次；复方丹参片，每次 3 片，每日三次；生脉饮每次 1 支，日服二次。门诊多次复诊心率维持在 65 ~ 75 次/分，可胜任正常工作。

1990 年 10 月 5 日因劳累心率减慢至 40 次/分，即来复诊，查心电图示：Ⅱ度Ⅱ型房室传导阻滞，又投以前方加减治疗，服药 3 剂，心率提高到 70 次/分。10 天后门诊再次复查心电图：Ⅱ度房室传导阻滞消失，嘱患者注意调摄。

（范爱平，曲家珍，李琏. 李介鸣临证验案精选. 北京：学苑出版社，1999）

【诠解】 本例患者窦性心动过缓，Ⅱ度Ⅱ型房室传导阻滞，完全性右束支传导阻滞，冠心病，心绞痛，属中医"迟脉证"，当安装永久性心脏起搏器。但患者不愿安装起搏器，病情有进行性发展和加重的风险，预后较差，应坚持服用中药治疗。中医对迟脉的理论："迟脉乃阴寒阳亏之候，为寒、为虚。"治疗迟脉当"寒者温之，虚者补之"。方中黄芪、党参、甘草补益心气；桂枝，细辛温通心阳；川芎、丹参、红花、赤芍、鸡血藤、生地活血化瘀，通其心脉；佛手、枳壳宽胸行滞，使气行则血行。全方配伍，温阳益气与活血通脉并用，能促进心脏机能恢复，解除临床症状。

胆火上扰

林佩琴医案

（肝胆火阳越失镇，先镇浮阳后和阴）

贡氏。惊悸恍惚，不饥不食，不寐，脉虚促。病因怒恐而得，胆火上冒则头眩心忡。胸脘刺痛，气结，呵欠怯冷，倏烦热多惊，皆阳越失镇，服药鲜效，总由治失其要。先镇浮阳，再议和阴。

牡蛎、龙骨俱煅研二钱，磁石一钱，柏子仁、连翘心各五分，茯神、生枣仁各二钱，三服症象大减，改用羚羊角六分，嫩桑叶三钱，熟地、枣仁、茯神、白芍各二钱，小麦一合，麦冬、半夏各钱半，数服能寐思食矣。

（《类证治裁》）

【诠解】《素问·灵兰秘典论》云："肝者，将军之官，谋略出焉；胆者，中正之官，决断出焉。"肝胆相济，勇敢乃成；谋虑不决，则变生诸证。患者病起于情志不遂，怒则肝气横逆上冲，胆与肝互为表里，肝气上逆而扰胆化热；恐则肾气失固而下泄，怒恐交作则清窍失养且受邪伤。证属肝胆火甚，上扰清窍。察服药鲜效且势急而证重，故依"急则治标"而施清肝镇肝，熄风安神之法。药用煅龙牡、磁石平肝潜阳而熄风，与柏子仁、生枣仁合用养心益肝而安神，佐以连翘心、茯神清泻三焦无形邪热而安神。药后症象大减，遂宗"缓则治本"之意，以滋阴熄风法固其本。取羚角钩藤汤之意，而药用咸寒之羚羊角，凉肝平肝熄风，并与桑叶合用增强清肝之力；芍药、熟地、枣仁、茯神合用以滋肝补肾而安神；麦冬与小麦合用则养心阴除烦，与半夏合用滋胃阴，消痰散结以畅气机。诸药合用，药证相应，则余证自除。

何任医案

（心肌炎少阳胆病，四逆散合温胆汤）

陈某某，女，29岁。

初诊，1975年4月20日。

今春一月间感呕泛，心悸怔忡，烦躁，呕恶动则明显，睡眠欠安，大便干燥，入暮嗌干，头昏，昨发热，医院诊断为心肌炎，住院已三月。

枳实6g，柴胡6g，炒白芍9g，陈皮4.5g，姜竹茹12g，姜半夏9g，瓜蒌仁9g，郁金6g，茯神12g，焦山栀6g，大枣三枚。五剂。

复诊（1975年5月6日），药后呕泛便燥等见瘥，心悸渐平，热退，嗌亦不干。尚有胸闷，睡眠欠安，晨起口苦，平时目眩而糊，以原方加减。

枳实6g，白芍9g，陈皮4.5g，姜竹茹12g，姜半夏9g，焦枣仁9g，郁金6g，合欢皮6g，生甘草6g，茯神12g，黄连1.5g，大枣9g。七剂。

三诊（1975年5月20日），口苦、咽干、目眩见除，胸闷泛恶亦减，惟睡眠欠安，头昏。

合欢皮6g，北沙参9g，茯神12g，夜交藤9g，枳实6g，白芍9g，橘红4.5g，姜竹茹12g，姜半夏9g，郁金9g，黄连1.5g，瓜蒌皮子共7.5g，焦枣仁12g。七剂。

四诊（1975年6月4日），近日感心悸怔忡，晨兴时尤明显，其他诸症亦随之波动出现，原方意增损。

炙甘草9g，北沙参9g，辰麦冬9g，辰茯神12g，枳实9g，白芍12g，姜竹茹12g，百合12g，干地黄12g，姜半夏9g，淮小麦30g，大枣9g。七剂。

五诊（1975年6月20日），药后诸症均瘥，原方再续。

6月4日方去淮小麦、大枣加丹参9g。七剂。

（浙江中医学院老中医经验整理研究小组．何任医案．浙江中医学院，1978）

【诠解】《伤寒论》说："少阳之为病，口苦咽干目眩"及"……胸胁苦满，心烦喜呕……或心下悸，身有微热。"；《千金方》温胆汤条云；"主治胆虚痰热上扰，虚烦不得眠，惊悸不安，口苦呕吐涎沫。"本例呕泛、心悸、发热、胸闷、口苦、咽干、目眩头昏、大便干燥、心烦不眠等证，此为少阳胆病。多由情志郁结，气郁痰生，痰热内扰，胆失疏泄，胃失和降所致。肝胆同宫，胆脉络头目，痰浊循经上扰，挟胆火以上升，故口苦、咽干、目眩、头昏；肝郁则脾弱，湿聚而成痰，痰热内扰，心神不宁，故胸闷、心悸、心烦不眠；津伤肠燥，传导失司，故大便干燥而艰。方中用四逆散合温胆汤加减，以疏肝郁、清胆府、化痰开结。方中柴胡疏肝解郁；枳实消痞导滞，升清降浊；白芍、甘草和血柔肝；陈皮、半夏和胃理气，降逆止呕；瓜蒌仁化痰开结，而润肠道；竹茹清胃降逆，郁金清心宁神，利气解郁；栀子泄热除烦；黄连泄火，清心除烦，有抗心律失常的作用。

孙朝宗医案

（心气亏虚胆气郁，温胆汤方加味宜）

赵某某，男，51岁，营业员，1988年12月诊。

罹心悸、胸闷1年半，有时胸内掣痛，经某医院诊断为冠心病，中西药杂投，乍轻乍差，未得病愈。目前，不时心中悸惕不安，出虚汗，胸中憋闷，上腹经常痞胀，不欲饮食，有时晚饭后，腹胀尤甚至夜半后方消，寐劣多梦，易惊易恐，甚则如有人将捕之感。经常服丹参片以求暂缓。脉弦细，间有结脉出现，舌正，苔略黄腻。

辨证治疗：病来年余，胸闷憋气，乃为心气亏虚之形，易惊胆怯，实为胆气郁滞之象，中脘痞胀，乃胃气不降。综合观之，实为心胆气滞，胃气失和。《医学入门》指出："心与胆通，心病怔忡，宜温胆为主，胆病战栗癫狂，宜补心为主。"胆主枢机，枢机郁而不达，感召于心而心悸，感召于胃而胸闷痞胀。调胆气以正枢机，降胃气以宽胸闷，方以温胆汤方加味调之。

处方：陈皮25g，半夏25g，云苓30g，甘草10g，竹茹10g，炒枳实25g，酸枣仁40g，柏子仁10g，生代赭石25g，远志10g，炒麦芽15g，小青皮10g，生姜6片。

上药以水3杯，煮取1杯，药滓再煮，取汁1杯，今晚明晨，分温服之。

二诊：上方连服 4 剂，胃脘痞胀消失大半，胸闷显宽，舌苔黄腻消失大半，食有香味，脉来不若前甚。通盘观之，枢机启动，既有效机出现，原意毋庸更改。

处方：陈皮 25g，半夏 25g，云苓 25g，甘草 10g，竹茹 10g，炒枳实 25g，酸枣仁 30g，柏子仁 10g，生代赭石 20g，远志 10g，炒麦芽 20g，生姜片 6 片，太子参 10g。

上药以水 4 杯，文火煮取 1 杯，药滓再煮，取汁 1 杯，今晚明晨分温服之。

三诊、四诊：上药连服 5 剂，胸闷掣痛之感消失，夜寐转酣，饮食基本正常。仍不耐劳，劳则汗出多，加生龙牡各 30g，药进 3 剂，汗已敛，易惊易恐已消失大半，病已入夷，略书一小方调之善后。

陈皮 10g，半夏 10g，云苓 15g，甘草 10g，枳实 10g，麦芽 10g，当归 10g，川芎 6g，太子参 15g。

上药水煮 2 遍，取汁 2 杯，每晚睡前服 1 杯。

（孙松生，刘政．孙朝宗临证方药心得．北京：人民卫生出版社．2006）

【诠解】 心律失常之病机有虚实之分，常为虚实夹杂，本虚标实。《千金方》温胆汤条云；"主治胆虚痰热上扰，虚烦不得眠，惊悸不安。"本病心气不足为本，胆气郁滞、胃气不降为标，治宜化痰清胆养心定悸。以温胆汤理气化痰，益气养心；酸枣仁、柏子仁、远志养心安神；生代赭石重镇定悸安神；炒麦芽消食和胃。治疗上采用痰瘀同治之法，以陈皮、半夏、竹茹、远志等化痰药，与川芎、当归药等活血药为伍，痰化则气机调畅，有利于活血，瘀去则脉道通畅，而有助于清痰。方中加太子参、酸枣仁、柏子仁扶正补虚、养心通脉之治本，此即取"不治痰而痰化，不治瘀而瘀去"之意。

营卫不和

林珮琴医案

（营损及卫汗不寐，养血补气敛汗汤）

殷氏。吐红夜嗽，目眴心惕，自汗不寐，晡寒食减，脘痞不舒。脉虚芤，两寸浮，此营损及卫也。用黄精、柏子霜、生芪、炙草、杞子、枣仁、茯神、白芍、川贝、龙眼肉、小麦煎汤缓服。当晚稳寐，三剂汗收嗽定矣。又十余服，诸症俱愈。

（《类证治裁》）

【诠解】《素问·营卫生会篇》曰："人受气于谷，谷入于胃，以传与肺，五脏六腑，皆以受气，其清者为营，浊者为卫，营在脉中，卫在脉外……气血衰……五脏之气相搏，其营气衰少而卫气内伐，故昼不精，夜不瞑。"营行脉中，卫行脉外，内外相贯，并行不悖，方能调节腠理开泄及昼精夜寐。脾胃健则水谷正常化生营卫，且脾胃运化功能与营卫化生相互影响。营阴受损，濡养失职则目眴心惕、脘痞不舒；吐红、夜嗽乃营卫失职，迫血妄行之故；卫阳不固则自汗、不寐；脉虚芤、两寸浮皆为营卫虚耗之征。当施以滋营阴，助卫阳之法。药选炙甘草、龙眼肉与枣仁、白芍合用酸甘化阴，与黄精、杞子、柏子霜、小麦合用敛阴和营，补养安神；佐以甘、微温之生芪益卫固表，与茯神合用健脾补中，胃和则卧安；再加入川贝润肺止咳，清热散结。诸药合用，共奏调和营卫之功，而诸证自除。

气 阴 两 虚

孙朝宗医案

（心力衰竭病危候，大补气血急缓调）

邹某某，男，50 岁。1993 年 10 月 11 日初诊。

患心脏病已 6 年，曾 2 次病重住院抢救治疗。刻下：逢冬病进，心悸加重；四肢畏冷，呼吸迫促，面色苍白，唇青神衰，言语低微，动则汗出，不欲饮食，有时胸中掣痛彻背。舌正，苔淡白，脉细微。

辨证治疗：病来数年，血气衰微，结合诸症及脉象综合分析，实属心力衰竭，病危之危候。若非补气补血，不可为救治矣，拟《止园医话·大补气血法》急治之。

处方：大当归身 30g，红参 25g，生黄芪 20g，酸枣仁 60g，柏子仁 15g，炒白术 20g，龙眼肉 30g，甘草 15g，川芎 15g，阿胶 10g（烊化）。

上药以水 5 杯，文火煮取 1 杯半，药滓再煮，取汁 1 杯半，3 杯合，烊化阿胶，日分 2 次温服，每服兑黄酒 50g。

二诊：上方连服 3 剂，每次服药后，通身感觉暖气煦煦，微微汗出，胸背彻痛未作，精神较前振作，呼吸亦较前稳定，脉来不若前甚。方药合拍，仍步上方踵步。

处方：大当归身 30g，红参 20g，生黄芪 30g，酸枣仁 60g，柏子仁 15g，焦白术 20g，龙眼肉 30g，甘草 10g，川芎 10g，阿胶 10g（烊化），陈皮 10g。

水煮方法同上，仍兑黄酒，每次 30～50g。

三诊～五诊：三诊后，服药 5 剂，精神大振，呼吸均匀，卧寐已酣，面唇已显红润，脉来较前有力。再步上方，改为隔日服药 1 剂，每剂又加陈皮 20g，枳壳 10g，以防式补太过。四诊后，饮食增加，体力增强。仍步上方出入。

处方：大当归身 20g，红参 15g，生黄芪 20g，酸枣仁 30g，柏子仁 10g，川芎 10g，龙眼肉 20g，甘草 10g，陈皮 20g，炒枳壳 10g，云茯苓 10g。

上药以水 4 杯，文火煮取 1 杯，药滓再煮，取汁 1 杯，日分 2 次温服。

六诊：病已出险入夷，诊其脉浮中沉，均匀有力，为了巩固疗效，改服丸剂以善其后。

处方：炒柏子仁 100g，枸杞子 100g，熟地黄 80g，当归 80g，川芎 60g，麦冬 60g，云茯苓 60g，党参 60g，黄芪 50g，酸枣仁 50g，阿胶 50g，龙眼肉 50g，白术 50g，陈皮 50g，甘草 50g，远志 20g，五味子 20g，丹参 30g，生山药 50g，浮小麦 30g，龙骨 30g，牡蛎 30g，大枣肉 50g。

上药共为细末，炼蜜为丸，每丸 10g，每日服 2 次，每次 1 丸。

（孙松生，刘政．孙朝宗临证方药心得．北京：人民卫生出版社．2006）

【诠解】 本案患者反复心悸 6 年并日趋加重，以心悸动不安，畏冷，呼吸迫促，面色苍白，唇青神衰，言语低微，动则汗出，不欲饮食，有时胸中挈痛彻背，舌正苔淡白，脉细微为症状特点，体现了气虚，脉络瘀阻，气血衰微的病机。证属气血两虚，心失所养。予人参、黄芪补心脾之气；酸枣仁、柏子仁、川芎、龙眼肉宁心安神；陈皮、炒枳壳行气，使补而不滞；一味丹参，功同四物，既养血又可活血。本例实属心衰危候，治者参考《止园医话》采用了罗氏之大补气血法，缓急以调之，终使气血复生出险入夷。

程门雪医案

（心之气血阴阳虚，炙甘草汤加味良）

诸某某，男，14 岁。初诊：1958 年 7 月 7 日。

心动悸，寒热不清，脉弦，舌红。书云："左乳之下，其动应衣，宗气泄也"。拟炙甘草汤加味。

酒洗大生地四钱，潞党参一钱半，阿胶珠二钱，泡麦冬三钱，炙甘草一钱，淮小麦五钱，柏子仁三钱，川桂枝五分，炒白芍一钱半，红枣四枚。

二诊：左乳之下，其动应衣，宗气泄也。脉弦，舌红。炙甘草汤加味，续进以治。

酒洗大生地八钱，潞党参三钱，阿胶珠三钱，泡麦冬三钱，炙甘草二钱，淮小麦一两，柏子仁三钱，煅牡蛎八钱（先煎），福泽泻二钱，红枣六枚。

三诊：虚里穴动，略见轻减，形瘦色萎不华，脉象虚弦。再拟前方出入。

酒洗大生地八钱，潞党参三钱，阿胶珠三钱，泡麦冬三钱，炙甘草三钱，淮小麦一两，火麻仁三钱，煅牡蛎八钱（先煎），福泽泻二钱，红枣六枚。

四诊：虚里穴动，舌红，脉象虚弦。寒热不清，形瘦色萎，投剂以来，均见轻减。仍用炙甘草汤加桂枝龙牡法，以和营卫。

潞党参三钱，酒洗大生地八钱，阿胶珠三钱，泡麦冬三钱，炙甘草三钱，桂枝五分，炒白芍一钱半，火麻仁三钱，煅龙骨八钱（先煎），煅牡蛎八钱（先煎），福泽泻二钱，红枣六枚。

（上海中医药学院编.程门雪医案.上海：上海科学技术出版社，1982）

【诠解】 炙甘草汤载于《伤寒论》第117条，乃平素阴阳气血不足，患伤寒后复发其汗，正气不支，心脏失养的证治；与本案患者心动悸，寒热不清确属"异病同因"，均为气血阴阳亏虚，心脏失养。故用炙甘草汤法，滋阴养血，通阳复脉。遵合方治疑难之意，方投炙甘草汤化裁。炙甘草汤滋阴养血，通阳复脉；佐以柏子仁、炒白芍养心益肝安神，淮小麦、大枣合用养心健脾。连续2诊均以此随证化裁，不断缓解。观患者形瘦色萎不华，脉象虚弦，程老用"泄者敛之、镇之、复之"之法，加以桂枝龙牡法，补益心阳，潜镇安神，与养血滋阴同用更合病机。

张伯臾医案

（气阴两虚室早搏，张老早搏方调治）

张某某，女，42岁，门诊号75/3626。

一诊：1975年5月14日。早搏频发已年余，心电图示频发性室性早搏二联律，胸闷，咽干，寐短梦多，舌红，脉结代。心阴不足，气血失和，拟养心阴而调气血。

鲜万年青 30g，当归 15g，炙甘草 9g，瓜蒌 12g，薤白头 9g，广郁金 9g，黄连 3g，阿胶 9g（烊冲），麦冬 9g，杜红花 9g，磁朱丸 6g（分吞）。连服 38 剂。

二诊：1975 年 8 月 20 日。服药后早搏已少，胸闷较舒，三日前经转，早搏又有小发，口干。舌质红，苔薄，脉细结。以前亦有类似情况，每逢月经转早搏频繁，乃系经行血去，心失所养，当以养心血而调经。

鲜万年青 30g，炒当归 12g，炙甘草 9g，瓜蒌 12g，薤白头 6g，赤白芍各 6g，益母草 30g，生地 15g，麦冬 9g，川断 12g，桑寄生 12g。连服 14 剂。

三诊：1976 年 1 月 14 日。经行时和活动后早搏偶发，胸闷已舒；气短，舌红转淡，苔薄白，脉细。迭进调养心阴之剂，心阴损伤渐复，而心阳又现不足之象，当改弦易辙，拟温振心阳，理气活血之剂。

党参 15g，熟附块 9g（先煎），桂枝 6g，炙甘草 6g，当归 12g，万年青 30g，红花 6g，桃仁 9g，益母草 15g，郁金 6g，淮小麦 30g。连服 28 剂。

四诊：1976 年 3 月 3 日。早搏未发，动则气短，纳可，寐安。舌红，脉细。心阳渐振，气阴两亏，续予调补气阴，以期巩固。

万年青 30g，当归 15g，炙甘草 9g，党参 15g，麦冬 9g，五味子 6g，桃仁 9g，红花 6g，炒枣仁 9g，淮小麦 30g。连服 20 余剂。

（严世芸，郑平东，何立人．张伯臾医案．上海：上海科学技术出版社，2003）

【诠解】 早搏一症，属中医学心悸怔忡范畴。张老在《张伯臾医案》中认为，脉结代一症，病因复杂，辨虚实是关键。虚者，或心阴不足，或心阳不振，或心气亏虚，或血不养心，或气阴两亏；实者，本虚而标实也，或气滞，或血瘀，或挟痰饮，或湿蒙心窍。临床中治疗早搏有三张基本方：①万年青 15～30g，当归 15～30g，炙甘草 6～9g。②附子 9g，当归 15～30g，炙甘草 6～9g。③党参（或北沙参）15g，麦冬 9g，五味子 6～9g。其中①方为虚实通用之方，必要时可与②③方合用。如兼见虚烦难寐，可合黄连阿胶汤同用；挟痰湿者可合温胆汤、十味温胆汤、导痰汤等方；见气滞胸闷者可参入瓜蒌薤白汤类；挟饮邪者可参入真武汤、苓桂术甘汤之类；有瘀血者可据病情选入失笑散、通窍活血汤、复元活血汤方等。

本案初起表现为心阴不足，心火偏旺，气血失和，经用张老经验方、黄连阿胶汤等加减调治数月后，心火得平，心阴渐复。但随后心阳又现不足之象，遂改用附、桂、参、草之类温补心阳之品，历时三周，最后又以调补气阴而收功。

朱良春医案

（肝失调达心率快，益气养阴生脉散）

陈某某，男，23 岁，工人。

心悸怔忡，不能自持，伴有头晕胸闷。舌涩口干，舌红苔少。心率 106 次/分，早搏 4 次/分。此证为肝失调畅，气阴两亏。法当调畅肝脉，益气养阴。

药用：生地黄、生白芍、合欢皮、太子参、麦门冬、玉竹各 15g，生牡蛎 20g（先煎），十大功劳叶 12g，炙甘草 15g。每日 1 剂，水煎服。

服药 5 剂，心悸、头晕、胸闷悉减，心率降至 92 次/分，早搏偶见。原方去功劳叶，加珍珠母 20g（先煎），继续服用。

［朱良春. 太子参配合欢皮功擅调畅心脉、益气和阴. 上海中医药杂志，1984，（8）：34］

【诠解】 情志、血脉同受心肝主宰和调节，而心脏疾患的心悸怔忡、胸痹胸闷等见症，除本脏致病外，恒与肝木疏泄失司攸关，盖气滞则血瘀，心脉失畅，怔忡、惊悸作矣。因此，在治疗心脏疾患时，须心肝同治。朱老临证见于心病时，尤其是气机郁结、气阴两耗的冠心病、心肌炎、心律失常等病症，多施以心肝同治之法，而用药则首选太子参、合欢皮，随症施方，每每应手取效。

本案中患者心悸怔忡，不能自持，且伴头晕胸闷，舌涩口干，舌红少苔等为气阴两亏之征；而心率增快乃心阴不足，阴不敛阳之果。遂施以调畅肝脉，益气养阴之法。方投炙甘草汤化裁。药用炙甘草、麦门冬、生地黄、玉竹益气养阴；十大功劳叶苦寒，清虚热补虚，与牡蛎合用可潜阳滋阴；佐以甘平之合欢皮，《本经》谓能"安五脏，和心志，令人欢乐无忧"，功专宁心悦志，解郁安神。太子参其用介于党参之补、沙参之润之间，其性不温不凉，不壅不滑，确系补气生津之上品。太子参、合欢皮相伍，治疗心气不足、肝郁不达的情志病，既有疏肝解郁，两和气阴之功，而无"四逆"、"四七"辛香升散、耗气劫阴之弊；又可舒畅心脉，令心气旷达，木气疏和，疏补两济，平正中庸，则胸痹心痛即可蠲除。故药后二诊时诸证俱减，早搏偶见，心率降至92次/分，此为气阴渐复之机，遂去苦寒之十大功劳叶，加珍珠母平肝潜阳，安神魂，以资巩固。

方和谦医案

（外感诱发风心病，培中升清养气阴）

刘某，女，44岁。

患风湿性心脏病二十余年，伴心衰、房颤，因感邪而心悸加重。症见心悸气短，不能平卧，体虚羸弱，胸憋咳嗽，低热，便调。舌嫩红少津，苔腻，脉虚细缓不齐。证属气阴两虚挟感。方老常言："实人病表发其汗，虚人病表建其中"。该患者因虚挟感，仍拟培中升清、益气养阴法，以扶正祛邪。

方用：党参15g，西洋参10g，麦门冬10g，五味子5g，茯苓10g，熟地黄15g，大枣4枚，生黄芪15g，炒山药15g，陈皮6g，炙甘草10g，焦神曲6g，荆芥6g。加减服用20剂，邪祛正复，心悸症减。

[崔筱莉. 方和谦教授以培中升清法治疗疑难杂症举隅. 北京中医，1995，(5)：3-4]

【诠解】 本例病人患风心病二十多年，素体虚弱，伴心功能衰竭，心悸症状严重，发为怔忡。此由心神失养，心神动摇，悸动不安所致。心主血而脾生血，脾主运化而为气血生化之源，脾气健旺，血液化生有源，以保证气血充盈，血脉才能在脉管中运行，节律有序。正如《证治准绳·杂病·惊悸恐》曰："人之所主者心，心之所养者血，心血一虚，神气失守，失守则舍空，舍空而痰客之，此惊悸之所由发也。"

本案观之，因长期患病，久病体弱，伤及心脾，发为怔忡，又因外感使病情加重，并伴有咳嗽，低热风邪袭表之症状。方老先生认为"实人病表发其汗，虚人病表建其中"，拟培中升清、益气养阴法，以扶正祛邪。方中党参、茯苓、山药、炙草、大枣健脾培中；生黄芪益气升阳；西洋参、麦门冬、五味子、熟地育阴；荆芥升散可升举清气。诸药配合，使心气充，心阴足，而心神安宁，诸症得解。

周仲瑛医案

（阴阳失调情绪因，疏肝清心益气阴）

患者，男，26岁。

1999年10月25日初诊。

患者1年半前因劳累后感心慌不安，呈阵发性，经心电图、24小时动态心电图等检查，诊断为室性早搏。服用心律平，取效不显，早搏仍常有发作，始来求周老诊治。当时症见：时有心慌不适，心跳有停搏感，疲劳后易作；午后、傍晚时发作较频，休息后稍稳定；伴胸闷，口干，寐差，乏力，大便偏溏。舌质偏黯，苔淡黄薄腻。先从阴阳失调，气阴两虚，心神失宁调治，用桂甘龙牡汤合生脉散为主加减。治疗近2个月，心慌、早搏有所缓解，但劳累后仍易发作，并伴有嗳气、食后胃有痛感、大便溏泄等。改从心胃同病，胃气不和，心营不畅调治，用六君子汤、定志丸、交泰丸出入。病情虽有好转，但早搏仍有间作，尤以中午及黄昏后多见，仍时有燥热，心烦。又从气阴两虚，心经郁热，阴阳失调论治，选用生脉散、百合知母汤、交泰丸加减出入治疗，病情虽续有缓解，但早搏始终未能彻底控制。

细察之下，发现病情每次发作几乎都与情绪关系明显，当时症见胸闷，心慌气短，左背酸胀；头昏，疲劳，夜寐有梦，口稍干。苔薄黄，质暗红，脉小弦缓，偶有停搏。始改从肝郁不达，心火偏旺，气阴两虚，心营不畅调治。

处方：柴胡5g，赤芍药10g，炒枳壳10g，炙草3g，煅龙骨20g（先煎），煅牡蛎25g（先煎），丹参15g，苦参12g，太子参15g，大麦门冬10g，五味子5g，黄连5g，苏罗子10g，砂仁3g（后下），肉桂3g（后下），知母10g，百合12g，乌药10g。7剂，每日1剂，水煎服。

二诊（2000年6月17日）：从疏肝解郁、清心安神、益气养阴治疗以来，本周病情明显改善，临近中午未见发作。傍晚稍有不适，发时胸闷，心慌，嗳气不多，头昏梦多。苔薄黄，质红，脉小弦滑。上方加石菖蒲 6g，熟枣仁 10g，续服。

三诊（2000 年 6 月 23 日）：早搏基本稳定，但劳累仍有影响，昨心胸闷痞。苔薄，质暗，脉平调。守原法巩固，6 月 16 日方加合欢花 10g，续服。

四诊（2000 年 6 月 30 日）：病情稳定，早搏基本消失，仅过度劳累后偶有轻度发作；胸不闷，胃不胀，已无其他明显不适。舌苔淡黄，质红暗，脉小滑。

6 月 16 日方改炙甘草 5g，大麦冬 12g，加合欢花 10g。续服半月后，另用天王补心丹 2 瓶，以善后调理。之后病情完全缓解，随访至今已 8 年，未有反复。

[刘琴，郭立中. 周仲瑛"疑病多郁"学术思想初探. 环球中医药，2009，2（1）：67 - 68]

【诠解】 从病人先后求诊过程来看，症状繁杂多端，医者先后从阴阳失调，气阴两虚，心胃同病，心经郁热，心神失宁等方面进行调治，先后曾用桂甘龙牡汤、生脉散、六君子汤、定志丸、交泰丸、百合知母汤诸方加减出入，治疗半年余，有效但早搏症状未能彻底控制。后经细察，病人的早搏发作与情绪关系最为明显，加用四逆散疏肝解郁后病情明显获得缓解。故方中用四逆散加苏罗子、乌药、砂仁加强疏肝理气解郁之力于先，继用生脉散、交泰丸、百合知母汤加丹参、苦参、龙牡益气养阴，交通心肾，清心安神于后，且方中黄连、苦参、丹参清心泻火的同时，药理研究证实均有抗心律失常的作用。后又陆续加入合欢花、熟枣仁、石菖蒲进一步加强全方解郁养心安神之力。由是肝气达则气血畅，心火降则肾水升，气阴得复，心肾相交，阴阳调和，顽疾终得向愈。

李介鸣医案

（气阴两虚室早搏，自拟调心整律汤）

王某，男性，56 岁，干部，门诊病历。1992 年 3 月 25 日初诊。

主诉：阵发性心悸 20 余年，加重两个月。

患者于 1970 年始出现阵发性心悸，在合同医院查心电图为"室性早搏"，予心得安等药物口服，病情尚稳定，但每于劳累及情绪波动时诱发。近 2 月来，上述症状加重，遂来我院内科门诊，查心电图示：频发室性早搏。经予慢心律200mg口服，日四次，早搏略有减少，但不能完全控制，前来中医门诊，请李师诊治。

现症：阵阵心悸，胸闷憋气，眠差多梦，口干思饮。舌尖红，苔薄白，脉有间歇，脉细不齐。查体：心率70次/分，律不齐，早搏7次/分。

辨证立法：气阴两虚，心神失养。治宜补益气阴，养心安神。方用李师自拟调心整律汤加减。

处方：太子参20g，麦冬12g，炙草10g，五味子10g，茯苓20g，生地20g，丹参15g，炒枣仁12g，佛手12g，甘松12g，当归15g，阿胶珠10g，生龙牡各24g（先煎）。7剂，水煎服。

治疗经过：二诊（1992年4月1日）：服上方7剂，心悸减轻，自改慢心律150mg，日服四次。舌苔薄白，脉细不齐。查体心率：69次/分，律不齐，早搏5次/分。守方7剂。

三诊（1992年4月8日）：活动后仍有早搏，休息时减少，入睡好转，心悸胸闷憋气减轻，舌暗，苔薄，脉细。查体：心率：66次/分，律不齐，早搏3～4次/分。予前法，上方加党参10g。14剂。

四诊（1992年4月22日）：上方服14剂，早搏基本控制，慢心律减至100mg，日四次。近两日纳呆，不思饮食。舌淡，苔白微腻，脉细。查体：心率68次/分，律不齐，偶有早搏。上方加藿佩各10g（后下）。14剂。

五诊（1992年5月6日）：服上方14剂，早搏仅在剧烈活动后偶发。停服慢心律，诸症平稳，唯纳呆，舌苔薄白，脉细。查体：心率67次/分，律齐，复查心电图正常。前方加焦三仙各10g，消食开胃以增食欲。7剂，水煎服。

（范爱平，曲家珍，李琏．李介鸣临证验案精选．北京：学苑出版社，1999）

【诠解】 本例病案阵阵心悸，脉有间歇，眠差多梦，口干思饮，舌尖红苔薄白，脉细不齐是因为气阴两虚，血不养心，故而出现的症状。"调心整律汤"（生龙骨、生牡蛎、炙甘草、太子参、麦冬、五味子、生地、炒枣仁、远志、茯苓、琥珀末）是李介鸣老中医在炙甘草汤、归脾汤、生脉饮三方基础上加减化裁而成，有益气养心，重镇安神的作用。方中生龙骨、生牡蛎重镇安神以镇悸；炙甘草，太子参补益心气以治悸；生地、当归滋阴养血以疗悸；麦冬、五味子、炒枣仁滋补心阴以敛心神；茯苓、远志宁心健脾以安心神。方中加佛手、丹参行气活血以宽胸，阿胶珠加强滋阴补血之功。因补气补血之品较为滋腻，壅滞气机，碍脾运化故患者出现纳差食呆，舌苔白腻等中满症状，故又加藿香、佩兰芳香化湿，焦三仙健脾开胃以助运化，有心胃同治之效。

颜正华医案

（气阴两虚怔忡发，益气养阴安神志）

赵某，女，74 岁。2000 年 11 月 30 日初诊。

主诉：心悸、怔忡半年余。

现病史：半年前因情志不舒出现心悸，西药治疗后症状不见缓解，为求进一步治疗而前来就诊。现心悸怔忡，失眠，纳差，口干；自汗，盗汗，动则汗出甚；大便日 1 行。脉弦滑，舌暗红，少苔，舌下青紫。既往有冠心病、心律失常病史。

辨证：气阴两虚，心神失养。

治法：益气养阴，安神定志。

处方：生黄芪 30g，柏子仁 15g，南北沙参各 15g，麦冬 10g，丹参 30g，茯苓 30g，炒枣仁（打碎）30g，五味子 10g，炙远志 10g，生龙牡（打碎，先煎）各 30g，合欢皮 15g，夜交藤 30g。7 剂，水煎服，日 1 剂。

二诊：2000 年 12 月 7 日。服上方后，症状减轻。现失眠，心悸，自汗，盗汗，纳差，便可。舌暗红，少苔，脉弦滑数。

处方：生黄芪 30g，柏子仁 15g，南北沙参各 15g，麦冬 10g，丹参 30g，茯苓 30g，炒枣仁（打碎）30g，五味子 10g，炙远志 10g，生龙牡（打碎，先煎）各 30g，合欢皮 15g，夜交藤 30g，生谷麦芽各 15g。14 剂，水煎服，日 1 剂。

三诊：2000 年 12 月 21 日。药后症状好转。现心悸，自汗、盗汗，口干喜饮，二便调，纳可，眠安。舌红，少苔，脉滑数。上方改麦冬为 15g，柏子仁为 12g，去茯苓、炙远志、生谷麦芽，加生地、玉竹、白芍。

处方：生地 18g，玉竹 15g，麦冬 15g，南北沙参各 15g，生黄芪 30g，柏子仁 12g，白芍 15g，炒枣仁（打碎）30g，五味子 10g，生龙牡（打碎，先煎）各 30g，夜交藤 30g，丹参 30g。7 剂，水煎服，日 1 剂。

四诊：2000 年 12 月 28 日。药后症状基本消失。仍有自汗、盗汗。舌暗红，少苔，舌下青紫，脉滑数。

处方：生地 24g，玉竹 15g，麦冬 15g，南北沙参各 15g，生黄芪 30g，柏子仁 12g，白芍 15g，炒枣仁（打碎）30g，五味子 10g，生龙牡（打碎，先煎）各 30g，夜交藤 30g，丹参 30g，炒山药 15g，茯苓 30g。7 剂，水煎服，日 1 剂。

（张冰，颜正华. 中国百年百名中医临床家丛书·颜正华. 北京：中国中医药出版社，2011）

【诠解】 颜老认为心悸病位在心，但与脾、肾、肺、肝功能失调密切相关。如脾失健运，气血化生无源，子病累母致心失所养；或劳心过度，气血过于耗损，母病及子致脾失健运，二者俱可致心脾两虚而出现心悸；若肾水不足，不能上济心阴以涵养心阳，可使心火独亢而出现心悸；若肺气虚损或肺之宣降失常，气机不畅亦会波及心主血脉，致血行不畅而出现心悸；若肝血不足，母病及子，亦可见心血亏虚而出现心悸。

而关于本病的病因病机，颜老则认为虽以虚证居多，但仍可由虚致实，虚实夹杂。治疗则主张补虚泻实，调整气血，以益气养阴、祛瘀化痰为大法。而针对本病多见于中年以后人体生理功能的衰退期，多施以益气养阴、安神定志之法，随证治之。方选生脉散加减。方中西洋参益气养阴清热，五味子敛阴宁心安神，麦冬清养其心除烦，再佐以黄芪益气升阳，炒枣仁、炙远志养心安神，龙骨、牡蛎重镇安神，丹参活血养血、通心络。若心阴不足较甚者，可酌加南沙参、北沙参等滋阴之品；兼痰浊阻滞心络者，可酌加郁金、石菖蒲等化痰通络之品；而兼瘀血阻络者，酌加红花、降香等活血通络之品。

案中赵氏患者，老年女性，本已气血亏虚，复因情志不舒，气机郁滞而诱发心悸。心之气血不足，而"气为血之帅，血为气之母"，鼓动乏力则心悸、怔忡，心神失养则失眠；汗为心之液，心气虚失于固摄，则心液外泄而自汗；心阴虚不能敛阳则盗汗；脉弦滑，舌暗红少苔，乃气阴两虚兼瘀之象。初诊颜老以益气养阴、安神定志为治则，方投生脉散加减。方中重用生黄芪益气升阳；柏子仁、炒枣仁、合欢皮、夜交藤滋养心肝之阴，安神定志；南沙参、北沙参、麦冬养心胃肺三脏之阴；丹参祛瘀通脉，与炙远志、五味子同用安神定志；茯苓健脾安神；生龙牡与五味子合用重镇收敛安神。二诊时诸症好转，宗"胃不和则卧不安"之旨，遂佐以生二芽调理脾胃。至三诊诸症续减，但见口干喜饮，舌红少苔，脉滑数，此乃阳升而阴液耗伤，遂去茯苓、炙远志、生二芽，佐以生地、玉竹、白芍以益胃滋阴。药后诸症基本消失，依法守方再进以资巩固。本案前后四诊，颜老以生脉散合益胃汤为基础，随症施治而增损药物，竟愈诸症。